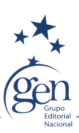

O GEN | Grupo Editorial Nacional – maior plataforma editorial brasileira no segmento científico, técnico e profissional – publica conteúdos nas áreas de ciências da saúde, exatas, humanas, jurídicas e sociais aplicadas, além de prover serviços direcionados à educação continuada e à preparação para concursos.

As editoras que integram o GEN, das mais respeitadas no mercado editorial, construíram catálogos inigualáveis, com obras decisivas para a formação acadêmica e o aperfeiçoamento de várias gerações de profissionais e estudantes, tendo se tornado sinônimo de qualidade e seriedade.

A missão do GEN e dos núcleos de conteúdo que o compõem é prover a melhor informação científica e distribuí-la de maneira flexível e conveniente, a preços justos, gerando benefícios e servindo a autores, docentes, livreiros, funcionários, colaboradores e acionistas.

Nosso comportamento ético incondicional e nossa responsabilidade social e ambiental são reforçados pela natureza educacional de nossa atividade e dão sustentabilidade ao crescimento contínuo e à rentabilidade do grupo.

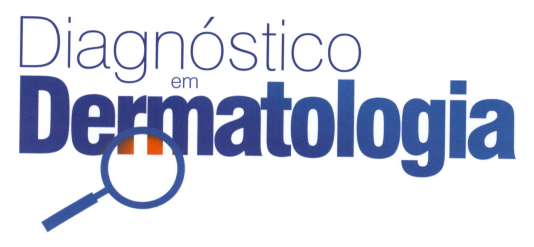

Diagnóstico em Dermatologia

Maurice Moelleken
Joachim Dissemond

Revisão Técnica
Hélio Amante Miot
Livre-docente em Dermatologia.
Professor Associado da Faculdade de Medicina da Universidade Estadual Paulista
"Júlio de Mesquita Filho" (Unesp), Botucatu/SP.

Tradução
Renate Müller

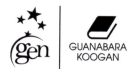

- Os autores deste livro e a editora empenharam seus melhores esforços para assegurar que as informações e os procedimentos apresentados no texto estejam em acordo com os padrões aceitos à época da publicação. Entretanto, tendo em conta a evolução das ciências, as atualizações legislativas, as mudanças regulamentares governamentais e o constante fluxo de novas informações sobre os temas que constam do livro, recomendamos enfaticamente que os leitores consultem sempre outras fontes fidedignas, de modo a se certificarem de que as informações contidas no texto estão corretas e de que não houve alterações nas recomendações ou na legislação regulamentadora.
- Data do fechamento do livro: 09/06/2023.
- Os autores e a editora se empenharam para citar adequadamente e dar o devido crédito a todos os detentores de direitos autorais de qualquer material utilizado neste livro, dispondo-se a possíveis acertos posteriores caso, inadvertida e involuntariamente, a identificação de algum deles tenha sido omitida.
- **Atendimento ao cliente:** (11) 5080-0751 | faleconosco@grupogen.com.br
- Traduzido de
BLICKDIAGNOSEN DERMATOLOGIE, FIRST EDITION
Copyright © 2021 Elsevier GmbH, Deutschland. Alle Rechte vorbehalten.
All rights reserved.
This 1st edition of Blickdiagnose Dermatologie. Die 133 wichtigsten dermatologischen Krankheitsbilder, by Maurice Moelleken and Joachim Dissemond, is published by arrangement with Elsevier GmbH, Urban & Fischer Munich.
ISBN: 978-3-437-41817-4
Esta 1ª edição de Blickdiagnosen Dermatologie. Die 133 wichtigsten dermatologischen Krankheitsbilder, de Maurice Moelleken e Joachim Dissemond, é publicada por acordo com a Elsevier GmbH, Urban & Fischer Munich.
- Direitos exclusivos para a língua portuguesa
Copyright © 2023 by
GEN | Grupo Editorial Nacional S.A.
Publicado pelo selo Editora Guanabara Koogan Ltda.
Travessa do Ouvidor, 11
Rio de Janeiro – RJ – CEP 20040-040
www.grupogen.com.br
- Reservados todos os direitos. É proibida a duplicação ou reprodução deste volume, no todo ou em parte, em quaisquer formas ou por quaisquer meios (eletrônico, mecânico, gravação, fotocópia, distribuição pela Internet ou outros), sem permissão, por escrito, do GEN | Grupo Editorial Nacional Participações S/A.
- Capa: Bruno Sales
- Imagem da capa: © AndreyPopov (iStock)
- Editoração eletrônica: Clic Editoração

Nota
Este livro foi produzido pelo GEN | Grupo Editorial Nacional, sob sua exclusiva responsabilidade. Profissionais da área da Saúde devem fundamentar-se em sua própria experiência e em seu conhecimento para avaliar quaisquer informações, métodos, substâncias ou experimentos descritos nesta publicação antes de empregá-los. O rápido avanço nas Ciências da Saúde requer que diagnósticos e posologias de fármacos, em especial, sejam confirmados em outras fontes confiáveis. Para todos os efeitos legais, a Elsevier, os autores, os editores ou colaboradores relacionados a esta obra não podem ser responsabilizados por qualquer dano ou prejuízo causado a pessoas físicas ou jurídicas em decorrência de produtos, recomendações, instruções ou aplicações de métodos, procedimentos ou ideias contidos neste livro.

- Ficha catalográfica

CIP-BRASIL. CATALOGAÇÃO NA PUBLICAÇÃO
SINDICATO NACIONAL DOS EDITORES DE LIVROS, RJ

M711d

Moelleken, Maurice
   Diagnóstico em dermatologia / Maurice Moelleken, Joachim Dissemond ; revisão técnica Hélio Amante Miot ; tradução Renate Müller. 1. ed. - Rio de Janeiro : Guanabara Koogan, 2023.
   il.

   Tradução de: Blickdiagnosen dermatologie
   Inclui índice
   ISBN 978-85-9515-977-8

   1. Dermatologia. 2. Pele - Doenças - Diagnóstico. 3. Pele - Doenças - Tratamento. I. Dissemond, Joachim. II. Miot, Hélio Amante. III. Müller, Renate. IV. Título.

23-83692

CDD: 616.5075
CDU: 616.5-071

Meri Gleice Rodrigues de Souza - Bibliotecária - CRB-7/6439

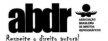

Prefácio

Prezados leitores,

Nos países de língua alemã, o campo da dermatologia é tradicionalmente muito diversificado. Além das clássicas doenças inflamatórias cutâneas, como a psoríase, o líquen rubro ou a dermatite atópica, essa especialidade médica também abrange outras condições de áreas correlacionadas, como venereologia, angiologia, alergologia, infectologia, linfologia, proctologia e andrologia, fornecendo diagnósticos e tratamentos.

Quadros patológicos que afetam a pele, sobretudo aqueles relacionados a áreas como imunologia, oncologia dermatológica, ou até mesmo a tratamento de feridas, demonstram que a dermatologia é uma área multidisciplinar relevante.

Na Alemanha, a incidência da psoríase[1] é de aproximadamente 2%; a da dermatite atópica, de 10%. Além disso, o risco de desenvolvimento de um melanoma maligno é de 1:75; o carcinoma basocelular, por exemplo, é o tumor maligno mais frequente que acomete os habitantes da Europa, cuja incidência no continente é de 200 novos casos a cada 100 mil habitantes por ano.

Assim, não é de se admirar que cerca de 15% de todos os pacientes em unidades de clínica geral na Alemanha procurem cuidados médicos quando apresentam alterações dermatológicas.

Em todas as avaliações clínicas, independentemente da área de especialização, devem ser examinadas as regiões da pele com suas eflorescências, com o auxílio de imagens.

Dessa maneira, esta obra apresenta diversas imagens, as quais provêm, em sua maioria, de um banco pertencente à clínica dermatológica da Universidade de Essen, onde são documentadas imagens de alterações cutâneas há várias décadas.

O diretor da clínica, Prof. Dr. med. Dirk Schadendorf, permitiu-nos digitalizar a imensa coleção de imagens pertencentes à clínica, autorizando-nos a usá-las neste livro. A ele, nossos profundos agradecimentos.

Em praticamente nenhuma outra área especializada da medicina o diagnóstico visual tem uma importância tão grande como na dermatologia. É avaliando a lesão em si ou sua imagem que se torna possível o encaminhamento para um diagnóstico mais preciso.

Portanto, a imagem tem uma importância fundamental no diagnóstico dermatológico, não apenas para dermatologistas em formação, mas também para todo e qualquer médico.

Para tal fim, esta obra fornece uma ideia inicial sobre os principais diagnósticos, com o apoio de imagens, podendo ser usada como um guia e/ou um auxílio para o estudo dos quadros clínicos dermatológicos mais importantes.

Essen, abril de 2021
Prof. Dr. med. Joachim Dissemond,
Dr. med. Maurice Moelleken

Introdução

Prezados leitores,

No início do estágio prático dos meus estudos de medicina, um livro-texto de dermatologia ou cartões de estudo poderiam servir como companheiros na prática clínica diária, bem como na preparação para meus exames.

No entanto, após uma breve pesquisa, percebi que não existia trabalho escrito que atendesse às minhas expectativas: o material deveria ser compacto, claro e, acima de tudo, ilustrado.

Afinal, qual especialidade médica fornece mais diagnósticos visuais do que a dermatologia?

Livros padrões podem até ser bem-detalhados, mas não são muito práticos para o dia a dia clínico. Além disso, são caros demais para muitos bolsos e frequentemente fornecem excesso de informações.

Diante disso, comecei a elaborar minhas próprias fichas dermatológicas, segundo minhas necessidades. A organização do diretório de imagens da clínica dermatológica da Universidade de Essen durante os muitos anos como estudante mostrou-se muito útil também para esse propósito.

As primeiras fichas com imagens e fatos dermatológicos mais importantes começaram a tomar forma. Durante uma conversa com o meu orientador, Prof. Dr. Joachim Dissemond, surgiu a ideia de disponibilizar os cartões para o público em geral. No entanto, o projeto demonstrou ser mais trabalhoso e demorado do que inicialmente esperado.

Em seguida, a editora Elsevier, ao perceber a lacuna no mercado, ficou imediatamente interessada, de modo que, após os primeiros rascunhos e discussões, houve uma cooperação sólida para materializar a ideia deste livro.

Editado em formato de bolso, o livro – além de trazer ensinamentos sobre as principais condições dermatológicas –, é um guia para consulta e referência. Desde o aluno durante sua preparação para provas, passando pelo médico assistente em sua formação complementar, ao clínico geral em seu consultório, este livro oferece a qualquer interessado uma visão compacta, clara e com mais de 600 imagens dos quadros clínicos dermatológicos mais importantes.

Essen, abril de 2021
Dr. med. Maurice Moelleken

---

[1]N.R.T.: De acordo com a Sociedade Brasileira de Dermatologia (SBD), a psoríase afeta cerca de 3% da população mundial, isto é, 125 milhões de pessoas, sendo 5 milhões apenas no Brasil. A prevalência média da doença é de 1,3%, variando entre 0,9 e 1,1% nas regiões Norte, Nordeste e Centro-Oeste, e 1,9% no Sul e Sudeste.

Endereços dos autores

Dr. med. Maurice Moelleken
Prof. Dr. med. Joachim Dissemond
Universitätsklinikum Essen
Abteilung für Dermatologie, Venerologie und Allergologie
Hufelandstraße 55
45147 Essen
E-mails: maurice.moelleken@uk-essen.de
joachim.dissemond@uk-essen.de

Dicas para o leitor

Este livro pode ser tanto uma **referência** para as mais importantes doenças dermatológicas quanto pode ser usado para **testar seus conhecimentos**.

Seu prático formato, bem como o *design* de suas páginas, auxiliam no seu estudo. À esquerda, nas páginas pares, estão as imagens de quadros clínicos dermatológicos, que possibilitam ativar seus conhecimentos diagnósticos prévios. A classificação sistemática da doença encontra-se à direita, nas páginas ímpares, na parte superior. Na parte inferior direita, em azul, você encontra a legenda das figuras com o diagnóstico correto.

Boa sorte em seus estudos!

Encontrou algum erro?

Prezamos por conteúdo de qualidade, com informações precisas e atualizadas. No entanto, apesar de todos os cuidados, é possível que você encontre algum erro ou que atualizações do conteúdo técnico sejam necessárias. Nesses casos, entre em contato conosco para efetuarmos a correção ou a atualização.

Além disso, somos gratos por todas as sugestões, que ajudam a melhorar nosso trabalho. Nesse sentido, encaminhe sugestões, elogios e críticas para o e-mail: faleconosco@grupogen.com.br.

Crédito das imagens

A referência à respectiva fonte da imagem encontra-se em cada ilustração, no final do texto da legenda, entre colchetes. As imagens cujas referências não estão assinaladas provêm do acervo do Hospital Universitário Essen (Fundus des Universitätsklinikums Essen), da Clínica de Dermatologia, Venereologia e Alergologia (Klinik für Dermatologie, Venerologie und Allergologie).

E422 Weston, W./Lane, A./Morelli, J.: Color Textbook of Pediatric Dermatology. Elsevier/Mosby, 4. Aufl. 2007.

E491 Mims, C./et al.: Medical Microbiology. Elsevier/Mosby, 2. Aufl. 1998.

E511 Wein, A./et al.: Campbell-Walsh Urology. Elsevier/Saunders, 9. Aufl. 2006.

E647-004 Gawkrodger, D. J.: Dermatology ICT. Elsevier, 6. Aufl. 2017.

E963 Mandell, G. L./Bennett, J. E./Dolin, R.: Mandell, Douglas, and Bennetts: Principles and Practice of Infectious Diseases. Elsevier/Churchill Livingstone, 7. Aufl. 2010.

E1041 Feather, A./Randall, D./Waterhouse, M.: Kumar and Clark´s Clinical Medicine. Elsevier, 10th ed. 2021.

G549 Cohen, B. A.: Pediatric Dermatology. Elsevier, 4. Aufl. 2013.

G888 Dinulos, J./et al.: Habif´s Clinical Dermatology. Elsevier, 7. Aufl. 2021.

J794 Centers for Disease Control and Prevention (CDC), Public Health Image Library (PHIL).

J794-006 CDC/Dr. Pirozzi.

M174 Prof. Dr. med. Gernot Rassner, Tübingen.

M349 Prof. Dr. med. Dr. h.c. Classen, München/Prof. Dr. med. Diehl, Köln/Prof. Dr. med. Dr. h.c. Kochsiek, Würzburg.

M453 Dr. méd. Axel Valet, Herborn.

M552 Prof. Dr. med. Ertan Mayatepek.

M650 Dr. med. Alperen S. Bingöl, Puhlheim.

O530 Prof. Dr. med. Dr. sci. nat. Christoph Klein, Dr. von Haunersches Kinderspital, München.

R179 Meves, A.: Intensivkurs Dermatologie. Elsevier/Urban & Fischer, 1. Aufl. 2006.

R232 Mayatepek, E./et al.: Pädiatrie. Elsevier/Urban & Fischer, 1. Aufl. 2007.

R234 Bruch, H. P./Trentz, O.: Berchtold Chirurgie. Elsevier/Urban & Fischer, 6. Aufl. 2008.

T587 Praxis Stange/Stegat, Münster.

T701 PD Dr. Annette Pohl-Koppe, München.

Sumário

1 Bases da Dermatologia, 1
1.1 ABC da dermatologia, 3
1.2 Lesões elementares, 5
1.3 Manifestações cutâneas secundárias, 7

2 Infecções Dermatológicas | Vírus, 9
2.1 Verrugas vulgares, 11
2.2 Condiloma acuminado, 13
2.3 Gengivoestomatite herpética, 15
2.4 Herpes labial, 17
2.5 Herpes genital, 19
2.6 Eczema herpético, 21
2.7 Varicela, 23
2.8 Herpes-zóster, 25
2.9 Molusco contagioso, 27
2.10 Doença mão-pé-boca, 29
2.11 Sarampo, 31
2.12 Escarlatina, 33
2.13 Rubéola, 35
2.14 Eritema infeccioso, 37
2.15 Exantema súbito, 39

3 Infecções Dermatológicas | Bactérias, 41
3.1 Impetigo contagioso, 43
3.2 Erisipela, 45
3.3 Foliculite simples, 47
3.4 Furúnculo, 49
3.5 Panarício, 51
3.6 Síndrome da pele escaldada estafilocócica, 53
3.7 Eritrasma, 55
3.8 Borreliose cutânea de Lyme, 57

4 Infecções Dermatológicas | Fungos, 59
4.1 Tínea (tinha), 61
4.2 Candidíase da mucosa bucal, 63
4.3 Pitiríase versicolor, 65

5 Infecções Dermatológicas | Infecções Sexualmente Transmissíveis (ISTs), 67
5.1 Gonorreia, 69
5.2 Sífilis, 71
5.3 Linfogranuloma venéreo, 73
5.4 Cancro mole, 75

6 Infecções Dermatológicas | Outros Patógenos, 77
6.1 Leishmaniose cutânea, 79
6.2 Pediculose, 81
6.3 Miíase, 83
6.4 Escabiose, 85
6.5 Larva *migrans* (cutânea), 87

7 Alergias e Reações de Intolerância, 89
7.1 Urticária, 91
7.2 Angioedema, 93

7.3 Intertrigo, 95
7.4 Dermatite associada à incontinência, 97
7.5 Eczema alérgico de contato, 99
7.6 Eczema atópico, 101
7.7 Eczema seborreico, 103
7.8 Prurigo simples subagudo, 105

8 Reações Medicamentosas, 107
8.1 Farmacodermia, 109
8.2 Formas graves de farmacodermia, 111

9 Doenças Inflamatórias, 113
9.1 Síndrome de Sweet, 115
9.2 Pitiríase rósea (PR), 117
9.3 Pitiríase rubra pilar (PRP), 119
9.4 Psoríase vulgar, 121
9.5 Psoríase pustulosa, 123
9.6 Síndrome uretro-óculo-sinovial, 125
9.7 Artrite psoriásica, 127
9.8 Líquen plano, 129
9.9 Doença enxerto *versus* hospedeiro, 131
9.10 Granuloma anular, 133
9.11 Necrobiose lipoídica, 135
9.12 Granulomas do cabeleireiro/ordenhador, 137

10 Doenças Cutâneas por Influências Ambientais, 139
10.1 Dermatite solar, 141
10.2 Reações fototóxicas, 143
10.3 Perniose, 145
10.4 Radiodermatite, 147

11 Dermatoses Bolhosas, 149
11.1 Epidermólise bolhosa congênita (EBC), 151
11.2 Pênfigo vulgar, 153
11.3 Penfigoide bolhoso, 155
11.4 Dermatose por IgA linear, 157
11.5 Dermatite herpetiforme, 159

12 Doenças do Tecido Conjuntivo, 161
12.1 Cicatrizes patológicas, 163
12.2 Esclerodermia circunscrita, 165
12.3 Esclerodermia sistêmica, 167
12.4 Lúpus eritematoso sistêmico (LES), 169
12.5 Lúpus eritematoso cutâneo, 171
12.6 Dermatomiosite, 173

13 Outras Doenças Hereditárias da Pele, 175
13.1 Neurofibromatoses, 177
13.2 Xeroderma pigmentoso (XP), 179
13.3 Nevo epidérmico verrucoso inflamatório linear, 181
13.4 Nevo sebáceo, 183
13.5 Hemangiomas, 185
13.6 Nevo flâmeo, 187
13.7 Síndrome de Klippel-Trénaunay, 189

X Diagnóstico em Dermatologia

13.8 Queratose pilar, 191
13.9 Disqueratose folicular, 193
13.10 Doença de Hailey-Hailey, 195

14 Angiopatias Funcionais, 197
14.1 Síndrome de Raynaud, 199
14.2 Vasculite por imunoglobulina A | Púrpura de Henoch-Schönlein, 201
14.3 Doença de Behçet, 203
14.4 Tromboangiite obliterante, 205
14.5 Pioderma gangrenoso, 207
14.6 Livedo reticular, 209
14.7 Úlcera varicosa, 211
14.8 Linfedema, 213

15 Distúrbio de Pigmentação, 215
15.1 Vitiligo, 217

16 Doenças dos Anexos Cutâneos (Fâneros), 219
16.1 Acne vulgar, 221
16.2 Acne inversa, 223
16.3 Rosácea, 225
16.4 Dermatite perioral, 227
16.5 Alopecia areata, 229
16.6 Onicocriptose, 231

17 Doenças Cutâneas Regionais e Especiais, 233
17.1 Queilite angular, 235
17.2 Leucoplasia oral, 237
17.3 Policondrite recidivante, 239
17.4 Eritema nodoso, 241
17.5 Lipomatose simétrica benigna, 243
17.6 Líquen escleroso, 245
17.7 Balanopostite, 247

18 Distúrbios Metabólicos com Manifestações Cutâneas, 249
18.1 Xantomas e xantelasmas, 251
18.2 Porfiria cutânea tardia, 253
18.3 Acrodermatite enteropática, 255

19 Tumores da Pele, 257
19.1 Cisto escrotal, 259
19.2 Miliária, 261
19.3 Queratose (ceratose) seborreica, 263
19.4 Acantose *nigricans*, 265
19.5 Carcinoma basocelular, 267
19.6 Queratose actínica, 269
19.7 Doença de Bowen, 271
19.8 Ceratoacantoma, 273
19.9 Carcinoma espinocelular, 275
19.10 Tricoepitelioma, 277
19.11 Siringoma, 279
19.12 Mancha café com leite, 281
19.13 Nevo de Ota, 283
19.14 Nevo halo, 285
19.15 Nevos melanocíticos congênitos, 287
19.16 Melanoma maligno, 289
19.17 Dermatofibrossarcoma protuberante, 293
19.18 Lipoma, 295
19.19 Carcinoma de células de Merkel, 297
19.20 Granuloma piogênico, 299
19.21 Sarcoma de Kaposi, 301
19.22 Micose fungoide, 303
19.23 Síndrome de Sézary, 305

Índice Alfabético, 307

1 Bases da Dermatologia

1.1 ABC da dermatologia, 3

1.2 Lesões elementares, 5

1.3 Manifestações cutâneas
secundárias, 7

1.1 ABC da dermatologia

Acantose	Espessamento anormal benigno do estrato espinhoso da epiderme
Atrofia	Diminuição da espessura da pele, associada a pregueamento
Bolha	Lesão elevada da pele (> 5 mm) com conteúdo líquido, que pode ser claro, seroso ou hemorrágico
Cicatriz	Área de tecido fibroso em resposta a lesões na pele (p. ex., ulceração)
Comedão (cravo)	Obstrução do folículo piloso por sebo ou queratina
Crosta	Secreção ressecada
Descamação	Formação de escamas
Despigmentação	Perda da coloração cutânea
Eczema	Inflamação cutânea não infecciosa (dermatite)
Elastose	Processo de degradação de fibras colágenas e colágenas da pele, em geral por radiação UV
Enantema	Erupção de coloração avermelhada na superfície das mucosas (p. ex., boca, faringe)
Eritema	Rubor cutâneo consequente à dilatação capilar
Eritrodermia	Vermelhidão generalizada que acomete no mínimo 90% da superfície cutânea
Erosão	Lesão elementar aberta por abrasão, defeito epidérmico, que, após a cura, não forma cicatriz (tecido fibroso)
Escama	Perda de lâminas de células epidérmicas queratinizadas consequente a alteração da queratinização da pele
Escarlatiniforme	Alterações cutâneas semelhantes às da escarlatina
Escoriação	Lesão simples na camada mais superficial da pele
Esfoliação	Descolamento do estrato córneo ou da mucosa
Exantema	Erupção cutânea (manchas, vesículas ou bolhas) geralmente avermelhada consequente a dilatação dos vasos sanguíneos ou inflamação
Fenômeno de Köbner	Irritação isomórfica, com manifestações cutâneas desencadeadas por estímulos físicos, químicos ou biológicos
Folicular	Relacionado com os folículos capilares
Halo	Alteração cutânea em forma de anel
Herpetiforme	Alterações cutâneas agrupadas (em geral, vesiculares) semelhantes as lesões causadas por alguns herpes-vírus
Hiperpigmentação	Pigmentação cutânea excessiva
Hipopigmentação	Redução da pigmentação cutânea
Ictiosiforme	Alteração cutânea descamativa, semelhante à ictiose (genodermatose de queratinização que se manifesta como ressecamento e descamação permanente e contínua)
Liquenificação	Alteração da espessura da epiderme
Liquenoide	Semelhante a líquen/líquen rubro plano
Livedo	Pele marmorizada, trama reticulada na pele
Maceração	Amolecimento das camadas cutâneas superiores
Mácula (mancha)	Lesão impalpável
Morbiliforme	Alterações cutâneas semelhantes às do sarampo
Necrose	Células ou tecidos mortos
Nódulo	Lesão sólida > 5 mm
Pápula	Formação sólida, elevada e circunscrita, ≤ 5 mm
Parafolicular	Junto ao folículo piloso
Patergia	Fenômeno de hiper-reatividade cutânea em resposta a traumatismo mínimo
Petéquia	Lesões puntiformes consequentes a hemorragia intradérmica ou submucosa
Piodermite	Infecção cutânea causada por bactérias, em geral, *Staphylococcus aureus* e *Streptococcus pyogenes*
Placa	Lesão sólida bem delimitada, palpável
Poiquilodermia	Coloração variegada com hipo e hiperpigmentação, concomitante a atrofia, telangiectasias, eritema
Prurido	Sensação incômoda que induz ao ato de coçar
Púrpura	Diversas/muitas petéquias ou hemorragias cutâneas
Pus	Secreção amarelada e viscosa composta por leucócitos ou bactérias
Pústula	Lesão elevada, circunscrita, de conteúdo líquido purulento
Queratodermia	Distúrbio de corneificação (queratinização) da pele
Queratose	Alteração circunscrita ou difusa do estrato córneo da epiderme
Rágade	Lesão caracterizada por erosão linear estreita na epiderme e na derme dos contornos dos orifícios naturais em áreas de pregas ou dobras da pele
Sinal de Nikolsky 1	Deslocamento das camadas superficiais da epiderme após pressão mecânica tangencial (ou seja, na pele aparentemente normal)
Sinal de Nikolsky 2	Deslocamento e aumento do tamanho das bolhas por pressão mecânica no sentido vertical (sinal de Asboe-Hansen)
Targetiforme	Estrutura em forma de alvo
Telangiectasia	Capilares permanentemente dilatados
Úlcera	Lesão com perda de continuidade da epiderme até a derme, que resulta em cicatriz
Urticária	Edema volátil, pápula
Verruciforme	Alteração cutânea em forma ou formato de verruga
Vesícula	Lesão elevada ≤ 5 mm com conteúdo seroso, claro ou hemorrágico
Zosteriforme	Relacionado ao dermátomo

Capítulo 1 Bases da Dermatologia

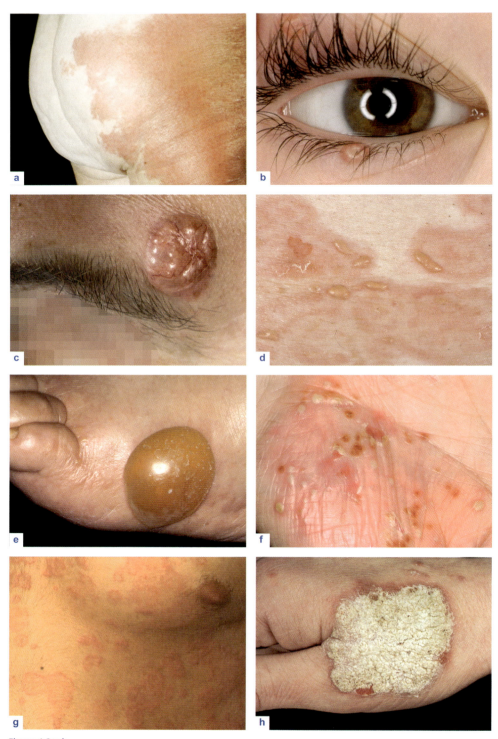

Figura 1.2 a-h

1.2 Lesões elementares

"Alterações cutâneas decorrentes de processo patológico primário".

Mácula (mancha)
- Lesão plana, sem relevo, não palpável.

Pápula
- Lesão de conteúdo sólido, elevada, circunscrita
- Tamanho: ≤ 5 mm.

Nódulo
- Lesão de conteúdo sólido, de formato arredondado
- Tamanho: > 5 mm.

Vesícula
- Lesão elevada
- Tamanho: ≤ 5 mm
- Conteúdo: claro, seroso ou hemorrágico.

Bolha
- Lesão elevada
- Tamanho: > 5 mm
- Conteúdo: claro, seroso ou hemorrágico.

Pústula
- Lesão elevada, com menos de 1 cm
- Conteúdo: pus estéril.

Urtica
- Lesão elevada, com edema e coloração vermelho-róseo
- Decorrente de edema dérmico.

Placa
- Lesão palpável, elevada em platô, bem-delimitada.

Figura 1.2

a Mácula eritematosa bem-delimitada com extensões irregulares.

b Pápula bem-delimitada, cor da pele, com o centro levemente deprimido [E422].

c Nódulo eritematoso bem-delimitado, cor da pele e liso, transpassado por teleangiectasias.

d Múltiplas vesículas bem-delimitadas, de cor eritematoso-amarelada sobre a pele eritematosa.

e Bolha castanho-amarelada bem-delimitada, com superfície visivelmente tensa.

f Múltiplas pústulas eritematosas, parcialmente erodidas.

g Múltiplas pústulas eritematosas, parcialmente confluentes.

h Placa com descamação esbranquiçada, nitidamente demarcada e com fina borda eritematosa.

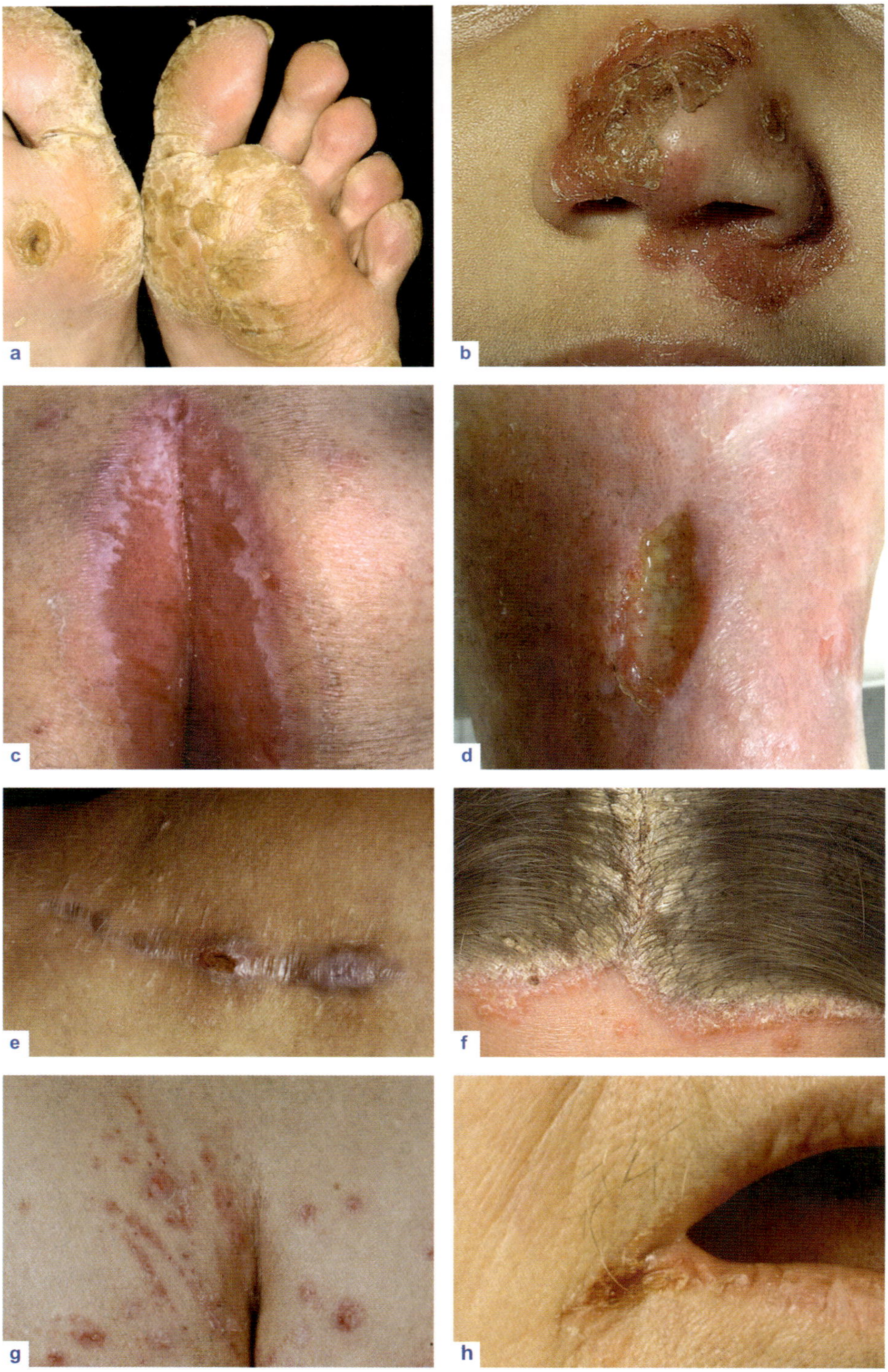

6   Capítulo 1 Bases da Dermatologia

Figura 1.3 a-h

Capítulo 1 Bases da Dermatologia   **7**

1.3 Manifestações cutâneas secundárias

"Alterações cutâneas que se originam de processos patológicos secundários ou de manipulação decorrente de manifestações cutâneas primárias".

Hiperqueratose
- Sinônimo: pele grossa
- Intensificação da espessura do estrato córneo.

Crosta
- Secreção ressecada.

Erosão
- Sinônimo: abrasão
- Defeito cutâneo que, após a cura, não deixa cicatriz.

Úlcera
- Sinônimo: ferida
- Defeito cutâneo que atinge a derme; a cura obrigatoriamente deixa cicatriz.

Cicatriz
- Fibrose (tecido de substituição rico em fibras) como resultado da cura de feridas profundas.

Pústula
- Conteúdo: pus estéril ou não.

Escama
- Queratinócitos descamados, visíveis por agregação.

Escoriação
- Defeito cutâneo superficial que atinge apenas a região superior da derme.

Rágade
- Sinônimo: fissura
- Solução de continuidade na pele mais profunda que atinge a derme.

Figura 1.3

a Hiperqueratoses planas marrom-amareladas.

b Formação de crostas sobre um eczema na região nasal.

c Erosão extensa e eritematosa.

d Úlcera bem-delimitada, recoberta por fibrina e com borda eritematosa.

e Cicatriz acinzentada, levemente elevada.

f Placas eritroescamosas com escamas branco-prateadas.

g Escoriações na região da prega anal.

h Rágade no ângulo bucal (perleche, queilite angular) com crostas.

2 Infecções Dermatológicas | Vírus

2.1 Verrugas vulgares, 11

2.2 Condiloma acuminado, 13

2.3 Gengivoestomatite herpética, 15

2.4 Herpes labial, 17

2.5 Herpes genital, 19

2.6 Eczema herpético, 21

2.7 Varicela, 23

2.8 Herpes-zóster, 25

2.9 Molusco contagioso, 27

2.10 Doença mão-pé-boca, 29

2.11 Sarampo, 31

2.12 Escarlatina, 33

2.13 Rubéola, 35

2.14 Eritema infeccioso, 37

2.15 Exantema súbito, 39

Capítulo 2 Infecções Dermatológicas | Vírus

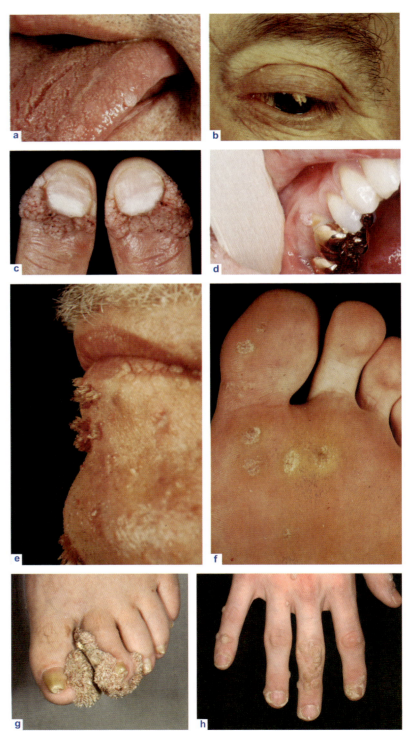

Figura 2.1 a-h

Capítulo 2 Infecções Dermatológicas | Vírus 11

2.1 Verrugas vulgares

Sinônimo: verrugas virais

Epidemiologia
- Ocorrência: mundial
  - Verrugas mais frequentes causadas por vírus
- Acometem principalmente crianças e população jovem.

Etiologia

Infecção por papilomavírus humano (**HPV**, vírus DNA)
- Principais tipos: HPV 1, 2, 4, 27, 57.

Transmissão
- Entre indivíduos
- Autoinoculação
- Tempo de incubação: várias semanas a meses.

Clínica
Manifestações cutâneas
- Lesões bem-delimitadas, cor da pele ou com pontilhado **amarelo-acinzentado** até **preto** (sangramentos), **pápulas** grosseiras com **hiperqueratoses**, **agregadas em linhas**.

Classificação
- Verrugas plantares: espessas, acometem sobretudo a planta dos pés
- Verrugas em mosaico: superficiais e agrupadas, frequentemente aumentadas em tamanho
- Verrugas planas (verrugas planas juvenis): planas, acometem sobretudo rosto e dorso da mão ou do pé
- Verrugas filiformes: crescimento filiforme, acometem as regiões palpebral, do pescoço e dos lábios.

Fatores predisponentes
- Crianças com dermatite atópica, imunodeficiência, vida sexual ativa, múltiplos parceiros sexuais.

Locais preferidos
- Pele e mucosas
  - Dedos das mãos, dorso das mãos, dedos dos pés, paroníquia, escalpo, rosto, corpo do pênis e lábios maiores do pudendo
  - Áreas submetidas a estresse mecânico (p. ex., os pés).

Complicações
- Acentuação do quadro clínico na imunodepressão.

Diagnóstico diferencial
Devem-se distinguir de: ceratoacantoma, carcinoma espinocelular (CEC), líquen rubro verrucoso, doença de Bowen, tumores glômicos, condromas e exostoses subungueais.

Diagnóstico
Anamnese e exame clínico.

Exame complementar
- Microscopia de luz refletida
  - Hemorragias puntiformes.

Tratamento
Em alguns casos, a cura é espontânea.

Tratamento tópico
- Ácido salicílico (queratólise)
- 5-fluoruracila
- Imiquimode
- Ácido tricloroacético
- Podofilotoxina.

Intervenção clínica
- *Laser*/crioterapia.

Tratamento cirúrgico
- Excisão.

Figura 2.1
a Verruga vulgar na borda lingual esquerda.

b Verruga filiforme na pálpebra superior esquerda.

c Múltiplas verrugas em mosaico nas unhas dos dedos, com paroníquia.

d Verrugas vulgares na gengiva.

e Múltiplas verrugas filiformes na região do queixo.

f Verrugas plantares na sola do pé e no hálux.

g Múltiplas verrugas filiformes no pé esquerdo desencadeadas por imunossupressão.

h Múltiplas verrugas vulgares na mão direita.

12 Capítulo 2 Infecções Dermatológicas | Vírus

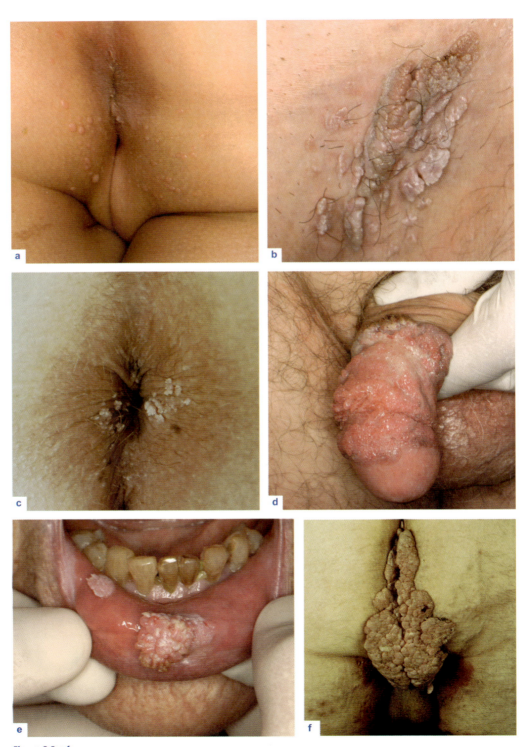

Figura 2.2 a-f

2.2 Condiloma acuminado

Sinônimo: verrugas anogenitais

Epidemiologia
- Ocorrência: IST mais frequente no mundo
- Prevalência: 1 a 2% dos adultos sexualmente ativos.

Etiologia
Geralmente ocasionado pela infecção por **HPV-6/HPV-11**
- Mais raramente, por HPV dos tipos 16, 18, 31, 45.

Transmissão
- Entre seres humanos
- Principalmente durante a relação sexual.

Clínica
Manifestações cutâneas
- Lesões vegetantes, úmidas, **brancas** ou **avermelhadas**, isoladas ou em grupos, com **aspecto em couve-flor**; por vezes, apresenta crescimento plano devido à pressão mecânica (p. ex., perianal)
  - Macerações, infecções secundárias e necroses são possíveis.

Fatores predisponentes
- Relação sexual, múltiplos parceiros sexuais, ambiente úmido, intertrigo, eczemas, imunossupressão.

Locais preferidos
- Peri/intra-anal, sob o prepúcio, glande peniana, lábios menores e maiores do pudendo, vagina, colo do útero
- Raramente ocorre manifestação extragenital (nariz, mama, axila).

Complicações
- **Condiloma gigante** (tumor de Buschke-Loewenstein)
  - Condilomas gigantes com infiltração carcinomatosa e destruição (p. ex., da uretra)
  - Pacientes imunossuprimidos são os principais afetados (p. ex., infecção pelo HIV)
- Infecções secundárias
- Raramente, torna-se maligno com transformação em carcinomas espinocelulares por HPV dos tipos 16, 18, 31, 45.

Diagnóstico diferencial
Condiloma plano anogenital (*condiloma latum*), pênfigo vegetante, carcinoma anal e pápulas perláceas penianas (PPP, angiofibroma).

Diagnóstico
Anamnese e exame clínico.

Exame complementar
- Se necessário, teste com ácido acético (3 a 5%) → a pele se torna esbranquiçada.

Histopatologia
- Para descartar degeneração maligna.

Esfregaço
- Detecção do vírus.

Tratamento
Tratamento tópico
- Imiquimode
- Ácido tricloroacético
- Podofilotoxina.

Intervenção clínica
- *Laser*

Tratamento cirúrgico
- Curetagem ou remoção cirúrgica
- Eletrodissecação.

Figura 2.2
a Condilomas acuminados perianais e perivaginais.

b Condilomas acuminados na região inguinal esquerda.

c Condilomas acuminados perianais.

d Condilomas acuminados no corpo do pênis e na glande.

e Condilomas acuminados da mucosa oral.

f Condilomas gigantes perianais (tumor de Buschke-Loewenstein).

14 Capítulo 2 Infecções Dermatológicas | Vírus

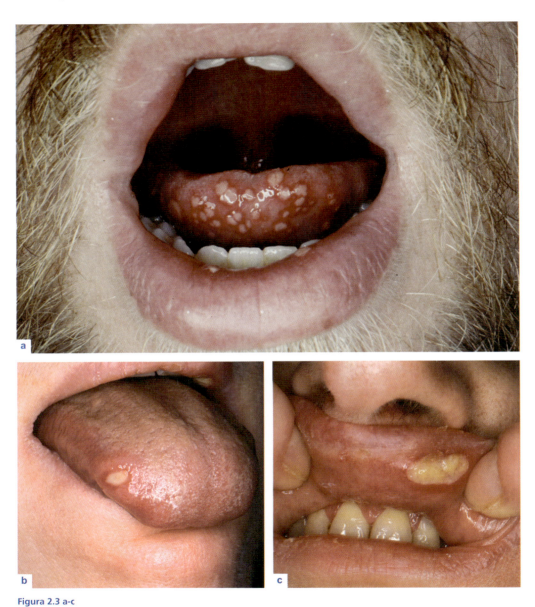

Figura 2.3 a-c

2.3 Gengivoestomatite herpética

Sinônimo: estomatite aftosa

Epidemiologia
Acomete principalmente crianças pequenas; mais rara em adultos jovens.

Etiologia
Primoinfecção por herpes-vírus humanos (HSV)
- **HSV-1** (80 a 90%)
- HSV-2 (10 a 20%).

Transmissão
- Contato direto ou infecção por perdigotos (aerossóis respiratórios)
- Tempo de incubação: 2 a 7 dias
- Eliminação do vírus: 7 a 12 dias.

Clínica
Manifestações cutâneas
- Alterações da mucosa oral com **vesículas** e **aftas** (sem acometimento das tonsilas).

Sintomatologia
- 1 a 10% sintomáticos: febre, mal-estar, vômitos, tendência a crises epilépticas, halitose, hipersalivação
- > **90% subclínicos**: sem sintomas.

Complicações
- **Aftoide de Pospischill-Feyter**
  - Forma progressiva grave com queda evidente do estado geral de saúde
  - Em caso de imunossupressão (crianças são frequentemente afetadas)
- Meningoencefalite herpética
  - Complicação rara
- Infecção bacteriana secundária.

Diagnóstico diferencial
Aftas, queilite angular, candidíase oral, impetigo contagioso, difteria e doença de Behçet.

Diagnóstico
Anamnese e exame clínico.

Esfregaço
- Detecção do vírus.

Tratamento
Tratamento tópico
- Gargarejos ou uso de pomada bucal
  - Extrato de camomila
  - Clorexidina
  - Dexpantenol
  - Lidocaína.

Tratamento sistêmico
- Aciclovir
  - Alternativa: valaciclovir, fanciclovir.
- Analgésicos conforme esquema estipulado pela Organização Mundial da Saúde (OMS).

Figura 2.3

a Gengivoestomatite herpética com alterações vesiculoaftosas das mucosas lingual e labial.

b Gengivoestomatite herpética com ulceração aftosa e fibrinosa da mucosa lingual.

c Gengivoestomatite herpética com ulceração aftosa e fibrinosa da mucosa labial.

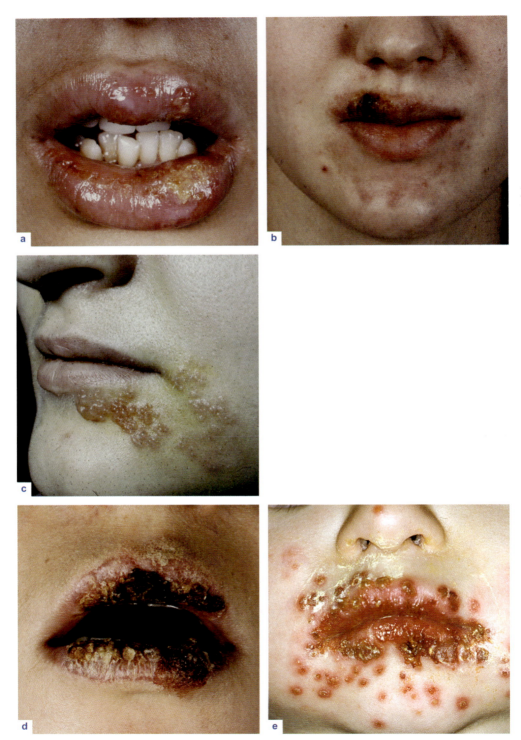

Figura 2.4 a-e

Capítulo 2 Infecções Dermatológicas | Vírus **17**

2.4 Herpes labial

Sinônimo: herpes simples labial

Epidemiologia
Prevalência: 40%.

Etiologia
Primoinfecção por HSV
- **HSV-1** (80 a 90%)
- HSV-2 (10 a 20%).

Transmissão
- Contato direto ou infecção por perdigotos (aerossóis respiratórios).

Clínica
Manifestações cutâneas
- **Vesículas** pruriginosas **agrupadas** sobre pele eritematosa, com **vermelhidão dos lábios** e da **região perioral**, além de erosões dolorosas e crostas hemorrágicas amareladas.

Classificação
- Estágio de vesículas seguido por erosões e, posteriormente, crostas melicéricas/hemorrágicas.

Sinais/sintomas associados
- Sensação de tensão, aumento da circunferência do pescoço (também linfadenopatia), **prurido**, sensação de queimação, **dor** (muitas vezes prodrômica).

Cura após 5 a 10 dias
- **Alta taxa de recidiva**
  - HSVs persistem no gânglio de Gasser do nervo trigêmeo
  - Reativação desencadeada por estresse físico ou psíquico, traumatismo, imunossupressão, cirurgias, luz UV, entre outros fatores.

Complicações
- Gengivoestomatite herpética
- Aftoide de Pospischill-Feyter
- Eczema herpético
- Infecção da córnea por HSV
- Infecções bacterianas secundárias.

Diagnóstico diferencial
Perleche (queilite angular), sífilis, herpes-zóster, traumatismo, impetigo contagioso.

Diagnóstico
Anamnese e exame clínico.

Esfregaço
- Detecção do vírus.

Histopatologia
- Camada fina de vesículas + necroses epidérmicas + células gigantes multinucleadas (teste de Tzanck positivo) + infiltrados perivasculares.

Tratamento
Tratamento tópico
- Atenção: tratamentos tópicos com ingredientes ativos são controversos.
  - Possivelmente, aciclovir, penciclovir, sulfato de zinco hidrogel, glicocorticoide, pantenol, extrato de camomila.

Tratamento sistêmico
- **Aciclovir**
  - Alternativas: valaciclovir e fanciclovir.

Figura 2.4

a Lábios superior e inferior edemaciados com bolhas, erosões e crostas (estágio de vesículas, erosões e crostas).

b Erosões hemorrágicas, parcialmente amareladas e com formação de crostas no lábio superior (estágio hemorrágico tardio).

c Vesículas claras agrupadas na região perioral (estágio precoce).

d Erosões labiais hemorrágicas e impetiginizadas (estágio crostoso hemorrágico de crostas).

e Vesículas periorais e labiais, erosões e crostas impetiginizadas (estágio de erosão e crostas).

18 Capítulo 2 Infecções Dermatológicas | Vírus

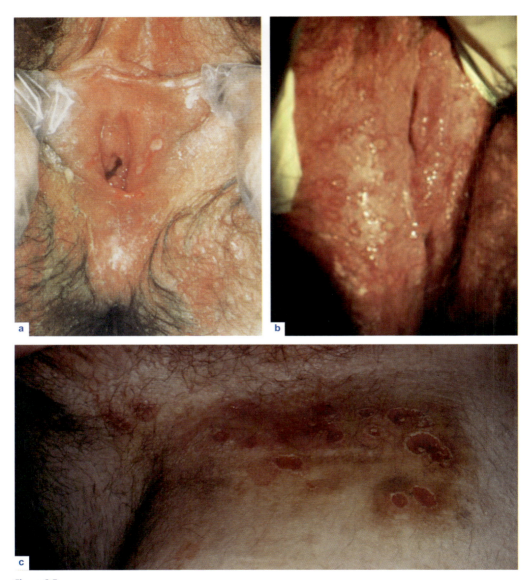

Figura 2.5 a-c

Capítulo 2 Infecções Dermatológicas | Vírus

2.5 Herpes genital

Epidemiologia
- Prevalência: 10 a 15% são portadores de HSV-2
- Homens são menos afetados que mulheres.

Etiologia

Primoinfecção por HSV
- **HSV-1** (10 a 20%)
- **HSV-2** (80 a 90%).

Transmissão
- Infecções por contato, principalmente durante o ato sexual.

Clínica
Apenas 1/3 dos pacientes são sintomáticos.

Manifestações cutâneas
- **Vesículas agrupadas** e erosões em pele/mucosa eritematosa
- Também podem ser ulcerativas, principalmente em caso de imunossupressão
  - Atenção: considerar infecção pelo HIV como a doença de base.
- **Dor**, linfadenite
- Possíveis sinais/sintomas associados: febre, mal-estar, vômitos
- São possíveis várias recidivas por ano
  - Atenção: os vírus persistem no organismo durante toda a vida
  - Reativação ocorre por estresse físico, psíquico, traumatismo, imunossupressão, cirurgias, luz UV, entre outros meios.

Subdivisões
- Vulvovaginite herpética
- Cervicite herpética
- Proctite herpética
- Uretrite herpética
- Balanopostite herpética.

Complicações
- Infecções secundárias, disúria e distúrbios miccionais
- Herpes neonatal – transmissão possível ao recém-nascido durante o parto (recomenda-se cesariana).

Diagnóstico diferencial
Infecções por fungos, sífilis.

Diagnóstico
Anamnese e exame clínico.

Esfregaço
- Detecção do vírus.

Tratamento
Tratamento sistêmico
- Na infecção primária
  - **Aciclovir**
    - Alternativas: valaciclovir, fanciclovir
- Na recidiva/profilaxia da recidiva
  - Aciclovir
  - Fanciclovir, valaciclovir.

Figura 2.5

a Múltiplas erosões genitais, parcialmente confluentes, com exsudatos branco-amarelados sobre uma base eritematosa, ocasionadas por herpes genital [E491].

b Múltiplas erosões genitais com exsudatos branco-amarelados sobre a pele eritematosa ocasionadas por herpes genital [M453].

c Múltiplas vesículas erodidas nas regiões inguinal e perigenital ocasionadas por herpes genital.

20 Capítulo 2 Infecções Dermatológicas | Vírus

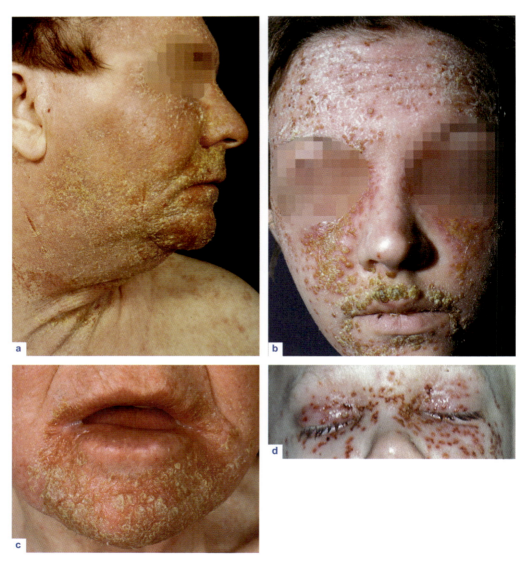

Figura 2.6 a-d

Capítulo 2 Infecções Dermatológicas | Vírus **21**

2.6 Eczema herpético

Sinônimo: eczema herpetiforme (erupção variceliforme de Kaposi)

Epidemiologia
Prevalência/incidência: desconhecidas.

Etiopatogenia
Infecção secundária por HSV
- HSV-1/-2.

Transmissão
- Infecção por contato
- Defeitos da barreira cutânea favorecem a disseminação do agente causal
  - Frequente: dermatite atópica
  - Raras: doença de Darier, doença de Hailey-Hailey.

Clínica
Manifestações cutâneas
- Vesículas pruriginosas de instalação **aguda, agrupadas** e **planas** sobre pele eritematosa, principalmente na face; em sua evolução, formam **erosões** dolorosas parcialmente confluentes, crostas amareladas/hemorrágicas, bem como **rágades**.

Classificação
- Estágio de vesículas seguido por erosões e rágades e, posteriormente, crostas melicéricas/hemorrágicas.

Sinais/sintomas associados
- Fadiga, febre, cefaleia, linfadenopatia, edema palpebral.

Fatores predisponentes
- Associação com **dermatite atópica**, doença de Darier, doença de Hailey-Hailey, micose fungoide, pitiríase rubra pilar.

Locais preferidos
- Face, pescoço, tórax.

Complicações
- Infecções secundárias, pneumonia, meningite, encefalite.

Diagnóstico diferencial
Impetigo contagioso, foliculite, varíola.

Diagnóstico
Anamnese e exame clínico
- Controlar sinais vitais
- Exame neurológico.

Esfregaço
- Detecção do vírus.

Histopatologia
- Camada fina de vesículas + necrose epidérmica + células gigantes multinucleares (teste de Tzanck positivo) + infiltrados perivasculares.

Exames de imagem
- Possivelmente, radiografia de tórax na suspeita de pneumonia.

Dados laboratoriais
- PCR elevada, leucocitose.

Tratamento
Medidas terapêuticas gerais
- Controle hidreletrolítico.

Tratamento tópico
- Aplicação tópica de desinfetantes
- Loção alba (suspensão composta por sulfato de zinco, sulfeto de potássio e água).

Tratamento sistêmico
- **Aciclovir**
  - Alternativas: valaciclovir e fanciclovir.

Figura 2.6

a Eczema herpético com crostas amareladas na metade facial direita.

b Eczema herpético com múltiplas vesículas, erosões e crostas impetiginizadas em toda a face.

c Eczema herpético com crostas impetiginizadas periorais, principalmente na região do queixo.

d Eczema herpético com múltiplas vesículas erodidas e formação de crostas nas regiões perioculares.

22 Capítulo 2 Infecções Dermatológicas | Vírus

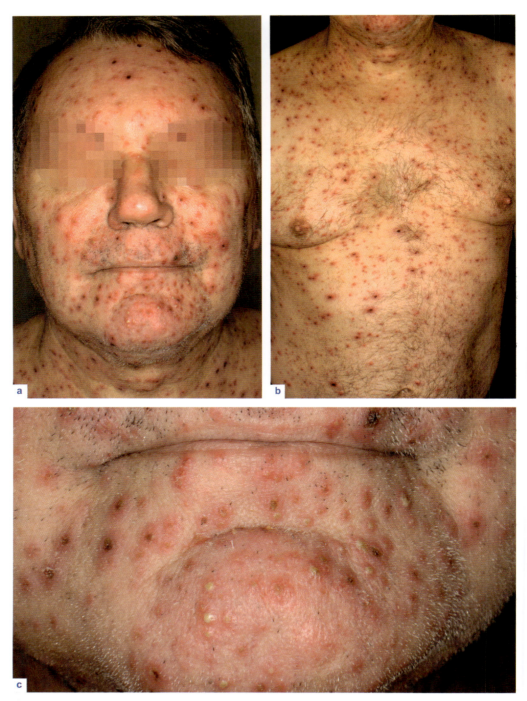

Figura 2.7 a-c

2.7 Varicela[1]

Sinônimo: catapora

Epidemiologia
Primoinfecção: 90 a 95% em pessoas com menos de 15 anos.

Taxa de mortalidade:
- Adultos: 17 a 30/100.000
- Crianças: 2/100.000.

Notificação compulsória
- No Brasil, a varicela é uma doença de notificação compulsória.[2]

Etiologia
Primoinfecção por herpes-vírus humano 3 (vírus varicela-zóster [**VZV**], herpes-vírus α)
- Imunidade vitalícia após primo-infecção, mas os vírus persistem em gânglios sensíveis
  - Reativação/infecção secundária = herpes-zóster (cobreiro).

Transmissão
- Infecção por perdigotos/infecção por contato (entrada via sistema respiratório/conjuntivas)
- Tempo de incubação: 2 semanas
- Contagiosidade alta: 1 a 2 dias antes do início da doença até a formação de crostas
- Varicela pode ser consequente a contato com paciente portador de herpes-zóster.

Clínica
Estágio prodrômico
- Febre, cefaleia, dor abdominal e mal-estar.

Estágio de vesículas do 1º ao 3º dias
- Disseminadas em todo o corpo, principalmente no couro cabeludo e no tronco, máculas eritematosas disseminadas, pápulas e ao mesmo tempo vesículas com conteúdo claro, bem como halo eritematoso perivesicular e crostas
  - "**Mapa estelar de Heubner**" (exantema polimórfico)
    - Podem estar afetadas a mucosa bucal, a laringe, as conjuntivas, os órgãos genitais externos, as mãos e os pés.

Estágio de crostas após alguns dias
- Formação de crostas e cura sem cicatrizes após 2 a 3 semanas; nas escoriações, é possível a formação de cicatrizes.

Varicela do adulto
- Primoinfecção em adultos.

Complicações
- Evoluções graves e complicadas em adultos, gestantes e crianças imunossuprimidas
- **Pneumonia da varicela-zóster** (taxa de letalidade 10%)
- Gestantes
  - **Síndrome da varicela congênita** (geralmente nas semanas gestacionais 13 a 20, risco < 1%)
    - Hipoplasia dos membros, lesões oculares e cerebrais, ulcerações cutâneas, formação de cicatrizes
  - 3º trimestre
    - Parto prematuro, aborto, taxa de letalidade materna 20 a 45%
- Cerebelite, meningoencefalite, polirradiculite do tipo Guillain-Barré, síndrome de Reye, gangrena cutânea.

Diagnóstico diferencial
Exantema causado por vírus Coxsackie, vírus ECHO[3], vírus Epstein-Barr, zóster generalizado, eczema herpético, prurido simples agudo, dermatite herpetiforme (ou doença de Duhring-Brocq), pitiríase liquenoide e varioliforme aguda, epizoonoses.

Diagnóstico
Anamnese e exame clínico são suficientes quando existe quadro clínico típico.

Com quadro histopatológico atípico ou quadro clínico pouco claro
- Detecção direta do vírus por PCR/imunofluorescência a partir do líquido vesicular/líquido cerebrospinal/secreção brônquica/EDTA – sangue
- Detecção indireta do vírus por ELISA a partir do soro (líquido cerebrospinal na suspeita de meningoencefalite)
- Radiografia torácica precoce (na suspeita de pneumonia por vírus varicela-zóster)
- Ultrassonografia durante a gestação.

Histopatologia
- Os achados são: camada fina de vesículas, necroses epidérmicas, células gigantes polinucleares (teste de Tzanck positivo) e infiltrados perivasculares.

Tratamento
Medidas terapêuticas gerais
- **Nenhum tratamento sistêmico se não houver intercorrências.**

Tratamento tópico
- Loção alba para alívio do prurido e ressecamento das lesões.

Tratamento sistêmico
- Aciclovir
  - Alternativas: valaciclovir, fanciclovir
- Anti-histamínicos (em caso de prurido).

Profilaxia
- Vacina PEP (pós-exposição)[4]
  - Imunoglobulina VZ (VZIG) em até 72 a 96 horas, sendo recomendado antes de 24 horas, também durante a gestação em mulheres com titulagem negativa para varicela.
- Vacina com vírus vivo contra varicela.
  - 1 dose entre 9 meses e 12 anos; após o 13º ano de vida, duas aplicações com intervalos de 6 semanas.

---

[1]N.R.T.: Ver calendário vacinal no *site* da Sociedade Brasileira de Imunizações. Disponível em: https://sbim.org.br/calendarios-de-vacinacao. Acesso em: 1 mar. 2023.

[2]N.R.T.: Para mais informações, acesse a Portaria GM/MS nº 1.102, de 13 de maio de 2022. Disponível em: https://bvsms.saude.gov.br/bvs/saudelegis/gm/2022/prt1102_16_05_2022.html#:~:text=1%C2%BA%20Esta%20Portaria%20disp%C3%B5e%20sobre,em%20Adultos%20(SIM%2DA). Acesso em: 27 fev. 2023.

[3]N.R.T.: Vírus ECHO é um enterovírus e ECHO é um acrônimo para entérico citopático humano órfão.

[4]N.R.T.: No Brasil, a vacinação pós-exposição é administrada em casos de comunicantes suscetíveis (pessoas sem história bem definida da doença e/ou de vacinação anterior), situações de surto (em ambiente hospitalar, áreas indígenas, creches, escolas e outras instituições) e preenchimento alguns critérios (idade ≥ 9 meses, não gestantes, imunocompetentes, sem história pregressa de reação grave à vacina contra varicela ou componente da vacina contra varicela). Disponível em: https://www.ufrgs.br/telessauders/perguntas/quando-indicar-tratamento-da-varicela-e-profilaxia-para-os-contatos. Acesso em: 24 maio 2022.

Figura 2.7

a Homem adulto com pápulas, vesículas e crostas faciais durante a varicela.

b Região ventral do tronco com pápulas, vesículas e crostas durante a varicela.

c Pústulas e vesículas com halo eritematoso durante a varicela.

24 Capítulo 2 Infecções Dermatológicas | Vírus

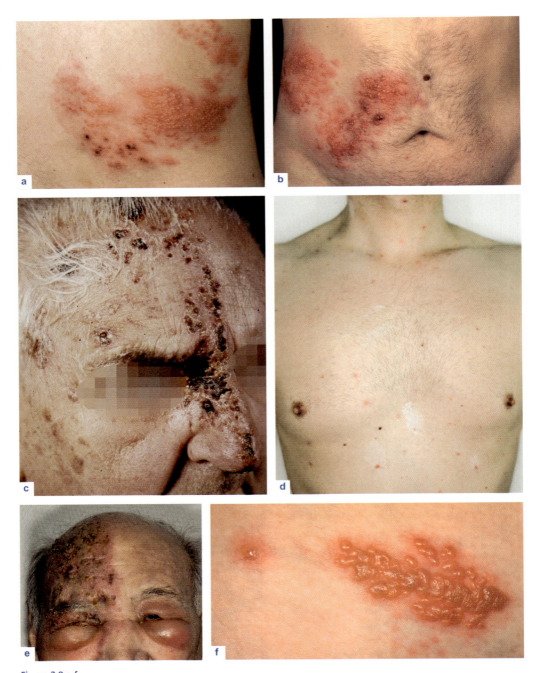

Figura 2.8 a-f

Capítulo 2 Infecções Dermatológicas | Vírus 25

2.8 Herpes-zóster

Sinônimos: cobreiro, zóster

Epidemiologia
- Incidência: 5,79/1.000 habitantes/ano
- 25% de todas as pessoas são afetadas, principalmente aquelas com mais de 50 anos.

Etiologia
Infecção secundária por herpes-vírus humano 3 (vírus varicela-zóster [**VZV**], α-herpes-vírus)
- Primoinfecção: varicela (catapora)
  - Imunidade vitalícia após primoinfecção, mas os vírus persistem em gânglios sensitivos dorsais ou cranianos
  - **Reativação** decorrente de imunossupressão, idade avançada, traumatismo, exposição à luz UV.

Clínica
Manifestações cutâneas
- **Unilaterais**, em um **dermátomo** (> 50% torácicas), com disposição **herpetiforme**, 2 a 5 mm, pequenas **vesículas pruriginosas** sobre pele eritematosa, bem como dor intensa e aguda neuralgiforme que ocorre, em parte, antes das primeiras manifestações cutâneas (inflamação do tecido nervoso)
- 7 a 10 dias: ocorre desidratação das vesículas
- 2ª à 4ª semanas: ocorre a cura
- *Zoster sine herpete*: reativação do VZV; inicialmente não há manifestação cutânea, mas com neuralgia, posteriormente aparecem manifestações cutâneas típicas.

Sinais/sintomas associados
- Febre, cansaço, mal-estar.

Fatores predisponentes
- Idade avançada, imunossupressão, encefalite autoimune (EAI), doenças linfoproliferativas, diabetes melito do tipo 1 (DM1)
  - Atenção: focar pacientes mais jovens.

Complicações
- **Zóster oftálmico**
  - Irite, uveíte, conjuntivite, ceratite, redução da capacidade visual (constatada por exame oftalmológico e controle posterior)
- **Zóster ótico**
  - Tontura e paralisia facial são possíveis
- **Neuralgia pós-herpética**
  - Após mais de 4 semanas, decorrente de diferenciação de gânglios sensíveis
- **Zóster generalizado**
  - Forma de evolução grave desencadeada a partir do dermátomo acometido, principalmente em pacientes imunossuprimidos
- Vários dermátomos acometidos/quadro acentuado por necroses, por exemplo
  - Principalmente na vigência de imunossupressão HIV/AIDS, linfomas (especialmente doença de Hodgkin), leucemia
- Superinfecções bacterianas
- Na infecção materna por varicela durante a gravidez, 1% das crianças desenvolvem zóster até o 2º ano de vida

- Meningoencefalite, angiite granulomatosa com hemiplegia contralateral, mielite com ou sem paralisia.

Diagnóstico diferencial
Infecção por HSV, eczema herpético (bolhoso), erisipela, dermatoses bolhosas autoimunes, dermatite de contato aguda pré-eruptiva/*zoster sine herpete*, lumbago, embolia pulmonar, infarto agudo do miocárdio, apendicite, enxaqueca, hérnias de disco.

Diagnóstico
Anamnese e exame clínico são suficientes quando o quadro clínico é típico.

Em caso de quadro atípico
- Detecção direta do vírus
  - PCR/imunofluorescência a partir do líquido das vesículas/líquido cerebrospinal/secreção brônquica/sangue
- Detecção indireta do vírus
  - ELISA a partir do soro (líquido cerebrospinal em caso de suspeita de meningoencefalite).
- Histopatologia
- Os achados são: camada de vesículas fina, necroses epidérmicas, células gigantes multinucleares (teste de Tzanck positivo) e infiltrados perivasculares.

Tratamento
Medidas terapêuticas gerais
- Antivírus, anti-inflamatórios, analgésicos, antissépticos e antipruriginosos.

Tratamento tópico
- Compressas antissépticas e secantes
- Neuralgia pós-herpética
  - Curativo/creme de capsaicina.

Tratamento sistêmico
- **Aciclovir**
  - Alternativas: brivudina, fanciclovir, valaciclovir
- Neuralgia pós-herpética
  - Antidepressivos
  - Opiáceos
  - Anticonvulsivos (gabapentina, pregabalina, carbamazepina, oxcarbamazepina).

Figura 2.8

a Herpes-zóster com vesículas eritematosas em distribuição segmentar torácica T9/10 dorsal.

b Herpes-zóster com vesículas eritematosas com distribuição segmentar torácica T9/10 ventral.

c Herpes-zóster hemorrágico necrosante no dermátomo V1 à direita.

d Zóster generalizado com vesículas disseminadas no tronco.

e Herpes-zóster segmentar no dermátomo V1 à direita.

f Vesículas herpetiformes na pele eritematosa.

26 Capítulo 2 Infecções Dermatológicas | Vírus

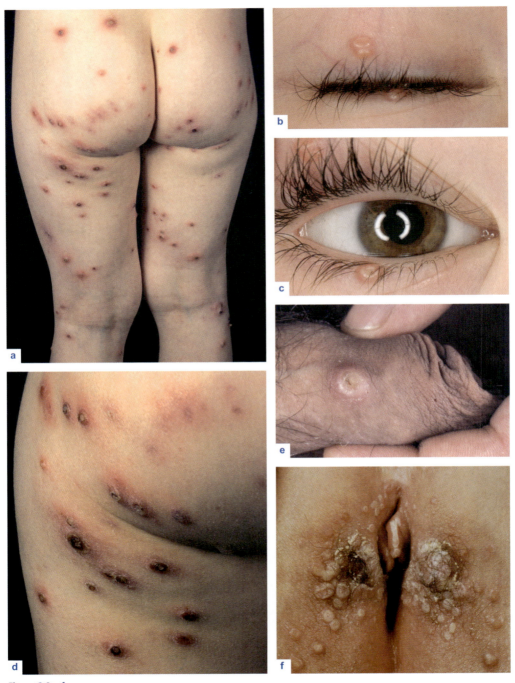

Figura 2.9 a-f

Capítulo 2 Infecções Dermatológicas | Vírus **27**

2.9 Molusco contagioso

Epidemiologia
- Prevalência: 0,1 a 1,2%
- Acomete homens e mulheres na mesma proporção, principalmente crianças.

Etiopatogenia
Vírus molusco contagioso (MCV, vírus molluscipox da família Poxviridae, a mesma do vírus da varíola, vírus DNA)
- MCV I em 95%
- MCV II/III/IV mais raramente.

Transmissão
- Entre humanos
  - Frequentemente por contato humano, vestimentas, ato sexual
- Autoinoculação
- Tempo de incubação: 2 a 7 semanas, máximo de 6 meses.

Clínica
Manifestações cutâneas
- **Pápulas isoladas/agrupadas**, geralmente múltiplas, de coloração rosa até **cor da pele**, com cerca de 0,5 a 1 cm de tamanho, às vezes com prurido, repleta de uma substância clara semelhante à cera e com **endentação central**.

Formas especiais
- *Eczema molluscatum* (área de eczematização em torno das lesões do molusco contagioso)
- Por autoinoculação de centenas de pápulas em toda a pele (principalmente na dermatite atópica)
- Molusco contagioso pediculado
  - Pedunculado
- Molusco contagioso gigante
  - > 1,5 cm.

Fatores predisponentes
- Contato com pele, vestimentas, ato sexual, piscinas, toalhas de banho
- Associado com **atopia** e **imunossupressão** (principalmente com infecção pelo HIV).

Locais preferidos
- Em todo o tegumento (principalmente no tronco).

Diagnóstico diferencial
Xantomas, xantelasmas, siringoma, milia, carcinoma basocelular (CBC), nevos, hiperplasia das glândulas sebáceas, ceratoacantoma, verrugas vulgares.

Diagnóstico
Anamnese e exame clínico.

Histopatologia
- Os achados são **corpúsculos de Henderson-Patterson**
  - Células epidérmicas de tamanho aumentado, recheadas de vírus, células epidérmicas basófilas.

Dados laboratoriais
- Exclusão de imunossupressão (principalmente infecção pelo HIV).

Tratamento
Medidas terapêuticas gerais
- Cura espontânea.

Tratamento tópico
- Desinfecção
- Com acometimento pronunciado
  - Imiquimode, cimetidina, cidofovir, 5-fluoruracila, hidróxido de potássio.

Intervenção clínica
- *Laser*/crioterapia.

Tratamento cirúrgico
- Em caso de acometimento grave
  - Curetagem.

Profilaxia
- Evitar contato com a pele
- Relações sexuais apenas com uso de preservativos.

Figura 2.9

a Múltiplas pápulas com crostas na região inferior do corpo em razão de molusco contagioso.

b, c Dois moluscos contagiosos cor da pele nas pálpebras inferior e superior.

d Múltiplos moluscos contagiosos com crostas na nádega esquerda.

e Molusco contagioso com depressão central no corpo do pênis.

f Múltiplas pápulas perivaginais agrupadas, parcialmente com crostas.

Capítulo 2 Infecções Dermatológicas | Vírus

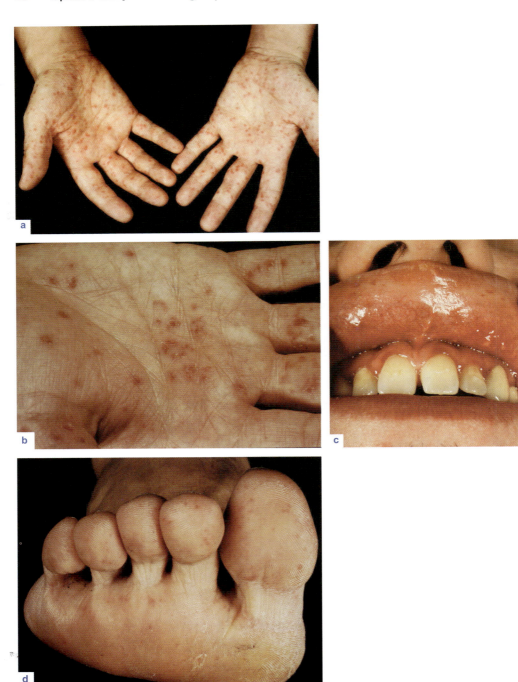

Figura 2.10 a-d

2.10 Doença mão-pé-boca

Sinônimos: falsa febre aftosa, exantema mão-pé-boca, síndrome mão-pé-boca

Epidemiologia
Acomete especialmente crianças nos meses de verão.

Etiologia
Classificação
- **Forma clássica**
  - **Vírus Coxsackie-A16** (27%)
  - Enterovírus A71 (12%)
  - Mais raramente: vírus Coxsackie-A2, -A5, -A9, -A10, -B2, -B3, -B5
- **Forma atípica**
  - Vírus Coxsackie-A6-/-A10.

Transmissão
- Entre seres humanos
- Infecção por perdigotos/contato com infectados
  - Frequentemente fecal-oral
- Tempo de incubação: 3 a 10 dias, máximo de 4 semanas.

Clínica
Forma clássica
- Dor de garganta, febre, mal-estar e manifestações gastrintestinais
- **Formação de vesículas com halo eritematoso**
  - Lábios, bochechas, mucosa lingual, palmoplantar, interdigital
  - Aftas bucais.

Forma atípica
- Dor de garganta, febre baixa, mal-estar e manifestações gastrintestinais
- **Acometimento cutâneo** extenso com pápulas, vesículas, bolhas, erosões
  - Rosto, membros, tronco, nádegas, lesões periorais
- Após 3 a 5 semanas, onicomadese (separação da placa ungueal proximal da matriz ungueal e do leito ungueal, devido à parada do crescimento da matriz ungueal).
- Cura após 8 a 12 dias
- Em mais de 80% dos casos, evolução assintomática
- Cuidado: alta contagiosidade mesmo após remissão dos sinais/sintomas, uma vez que os vírus podem ser excretados pelas fezes durante várias semanas.

Complicações (raras)
- Onicomadese, acometimento do sistema nervoso central (meningite asséptica/encefalite, paresias semelhantes à poliomielite), hipertensão pulmonar.

Diagnóstico diferencial
Forma clássica
- Varicela, herpes-zóster, doença pé-boca, herpangina com eritema multiforme.

Forma atípica
- Varicela, herpes-zóster, impetigo contagioso, eczema herpético, impetigo bolhoso, síndrome de Gianotti-Crosti.

Diagnóstico
Anamnese e exame clínico geralmente são suficientes para assegurar o diagnóstico.

Asseguramento do diagnóstico
- Detecção direta do vírus
  - PCR em conteúdo das vesículas/esfregaço coletado de garganta/sangue/amostras de fezes/líquido cerebrospinal.

Tratamento
Medidas terapêuticas gerais
- Não existe terapia específica, portanto ocorre apenas **tratamento sintomático**.

Tratamento tópico
- Lidocaína (bochechos bucais)
- Compressas antissépticas frias
- Glicocorticoides.

Tratamento sistêmico
- Antibióticos (em caso de infecções secundárias).

Figura 2.10
a Predominam vesículas erodidas em ambas as faces internas das mãos na doença mão-pé-boca.

b *Close-up* da Figura 2.10 a mostrando erosão vesicular.

c Pequenas vesículas na parte inferior dos lábios superiores na doença mão-pé-boca.

d Eritema e pápulas na planta do pé na doença mão-pé-boca.

Capítulo 2 Infecções Dermatológicas | Vírus

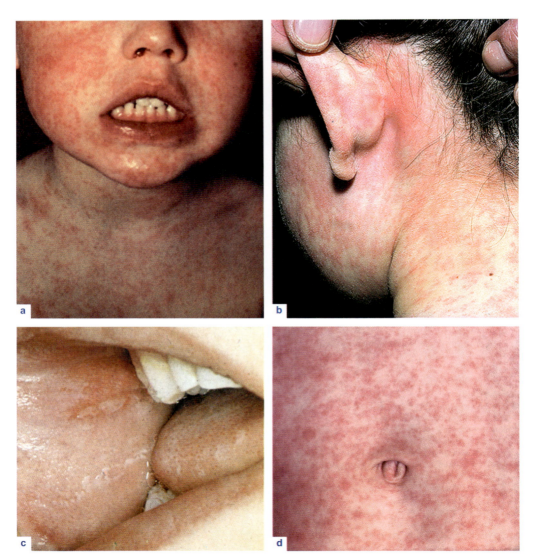

Figura 2.11 a-d

2.11 Sarampo

Epidemiologia
Aumento sazonal de casos no inverno e na primavera.

Notificação compulsória (nominal)
- Sarampo é de notificação compulsória no Brasil.[5]

Etiopatogenia

Vírus do sarampo (vírus RNA, família Paramyxoviridae)

Transmissão
- Infecção por perdigotos (aerossóis respiratórios)
- Tempo de incubação: 10 dias.

Clínica
Estágio prodrômico catarral
- Febre (< 40°C), rinite, conjuntivite, fotofobia, faringite, traqueíte, linfadenopatia
- Do 2º ao 3º dias
  - **Manchas de Koplik** junto aos dentes molares
    - Alterações brancas e puntiformes das mucosas com halo vermelho
- A partir do 3º dia
  - **Enantema** das mucosas
    - Palato, tonsilas, úvula
  - A febre diminui.

Estágio exantemático
- Do 3º ao 4º dias
  - Isolamento por 4 a 5 dias
- Mácula de cor vermelho-claro, redonda a oval, passando a vermelho-escuro a hemorrágica
  - Evolução craniocaudal
    - Começa nas regiões retroauricular e facial
    - Avança para pescoço, tronco e membros
- A febre sobe novamente
- Duração de 3 a 4 dias
- Do 6º ao 8º dias
  - A febre diminui
  - O exantema diminui em sentido craniocaudal
  - Descamação lamelar esbranquiçada.

Complicações
- Broncopneumonia, otite média, "crupe do sarampo" (laringotraqueobronquite)
- Mais raramente encefalite do sarampo, panencefalite esclerosante subaguda
- Em adultos: sonolência, fezes hemorrágicas, crises epilépticas, distúrbios circulatórios que levam a óbito.

Diagnóstico diferencial
Erupção medicamentosa, rubéola, escarlatina, tifo exantemático, sífilis (estágio secundário).

Diagnóstico
Anamnese e exame clínico.

Dados laboratoriais
- ELISA: anticorpos IgM após 3 dias e elevação dos títulos acima de dois níveis na segunda coleta de sangue após 10 a 14 dias
- Estágio prodrômico: leucocitose
- Estágio exantemático: leucopenia, neutropenia, trombocitopenia e eosinopenia.

Histopatologia
- Células de Warthin-Finkeldey – células gigantes em decorrência de replicação viral nos queratinócitos e endotélios da derme.

Tratamento
Medidas terapêuticas gerais
- Repouso no leito, reposição hidreletrolítica.

Tratamento sistêmico
- Antitérmico: paracetamol
- Acetilcisteína (mucolítico)
- Imunoglobulinas (em caso de imunossupressão, são efetivas se administradas até o 3º dia após o contato).

Profilaxia
- **Vacina tetraviral**[6]
  - 1 dose entre 11º e 15º meses de vida, 2 doses de reforço entre 15º e 23º meses de vida.

---

[5]N.R.T.: Para mais informações, acesse a Portaria GM/MS nº 1.102, de 13 de maio de 2022. Disponível em: https://bvsms.saude.gov.br/bvs/saudelegis/gm/2022/prt1102_16_05_2022.html#:~:text=1%C2%BA%20Esta%20Portaria%20disp%C3%B5e%20sobre,em%20Adultos%20(SIM%2DA). Acesso em: 27 fev. 2023.

[6]N.R.T.: Ver calendário vacinal no *site* da Sociedade Brasileira de Imunizações. Disponível em: https://sbim.org.br/calendarios-de-vacinacao. Acesso em: 1 mar. 2023.

Figura 2.11

a Exantema maculopapular no sarampo [O530].

b Exantema maculopapular retroauricular no sarampo [T701].

c Manchas de Koplik na mucosa bucal direita no sarampo [O530].

d Exantema maculopapular lívido na região periumbilical no sarampo [O530].

Capítulo 2 Infecções Dermatológicas | Vírus

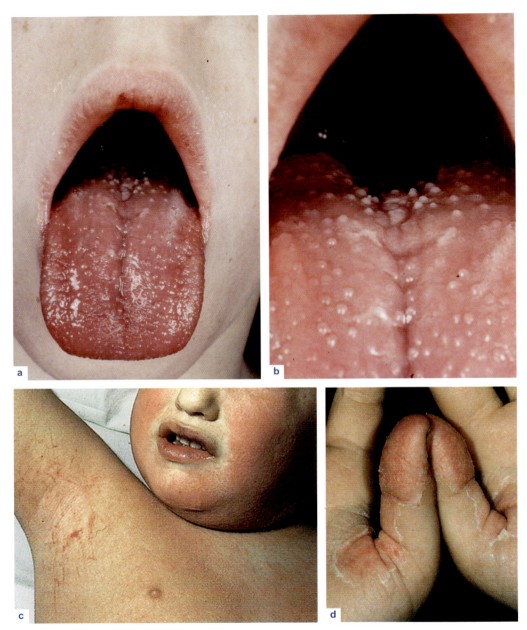

Figura 2.12 a-d

2.12 Escarlatina

Epidemiologia
- Principalmente entre 3º e 15º anos de vida
- No Brasil, a escarlatina não é doença de notificação compulsória.

Etiologia
Estreptococos β–hemolíticos do grupo A
- Raramente, estreptococos dos grupos B e C e estafilococos.

Geralmente infecção secundária
- Primoinfecções: angina, impetigo (geralmente doenças associadas com estreptococos do grupo A).

Transmissão
- Infecção por perdigotos (aerossóis respiratórios)
- Tempo de incubação: 2 a 5 dias.

Imunidade adquirida vitalícia após a infecção
- Atenção: existem quatro variantes da toxina pirogênica (eritrogênica); assim, são possíveis recorrências de escarlatina.
- Não há vacina. Contactantes portadores devem ser tratados.

Clínica
Estágio inicial
- Febre, cefaleia, dor de garganta, vômitos, taquicardia
- Faringoamigdalite, enantema extenso (palato mole), saburra lingual.

A partir do 2º dia
- **Língua em framboesa**
  - Regressão da saburra lingual com aumento de volume das tonsilas e papilas, vermelhidão da língua e das tonsilas
- Exantema irregular e mal definido, em parte com descamação da região inguinal, genital, face interna das coxas, dobras dos braços, estendendo-se ao tronco e ao rosto
  - **Fácies escarlatinosa** (vermelhidão das regiões malares poupando a região perioral)
  - **Miliária escarlatinosa** (é possível ocorrer a formação de pequenas vesículas)
  - Dermografismo branco
  - Púrpura.

Do 5º ao 7º dias
- Descolamento superficial da pele com descamação lamelar evidente, principalmente, nas mãos e nos pés
  - Prurido é possível.

Após 2 a 3 meses
- Unhas com linhas de Beau-Reil.

Complicações
- Sépticas da escarlatina
  - Com septicemia, tromboses cerebrais, angina necrosante e meningite
- Escarlatina tóxica fulminante
  - Com febre alta, crises epilépticas, sonolência e parada circulatória
- Otite, sinusite, miocardite, nefrite.

Diagnóstico diferencial
Sarampo, rubéola, exantema medicamentoso, mononucleose infecciosa, síndrome do choque tóxico, necrólise epidérmica tóxica, infecções por adenovírus/vírus Coxsackie.

Diagnóstico
Anamnese e exame clínico.

Dados laboratoriais
- PCR/teste rápido de antígeno por esfregaço da garganta
  - Em caso de resultado negativo/indefinido, deve ser feita a comprovação das bactérias por meio de cultura.

Hemoculturas
- Se houver suspeita de infecção sistêmica.

Tratamento
Medidas terapêuticas gerais
- Exclusão de nefrite e miocardite após 3 semanas.

Tratamento sistêmico
- **Penicilina V**
  - Alternativas: eritromicina, cefalosporina.

Figura 2.12

a Língua em framboesa com edema de papilas e eritema na escarlatina.

b *Close-up* da imagem da Figura 2.12 a.

c Exantema com fácies escarlatinosa e escoriações axilares na escarlatina [O530].

d Descamação cutânea com descamação lamelar evidente dos polegares na escarlatina [G888].

34 Capítulo 2 Infecções Dermatológicas | Vírus

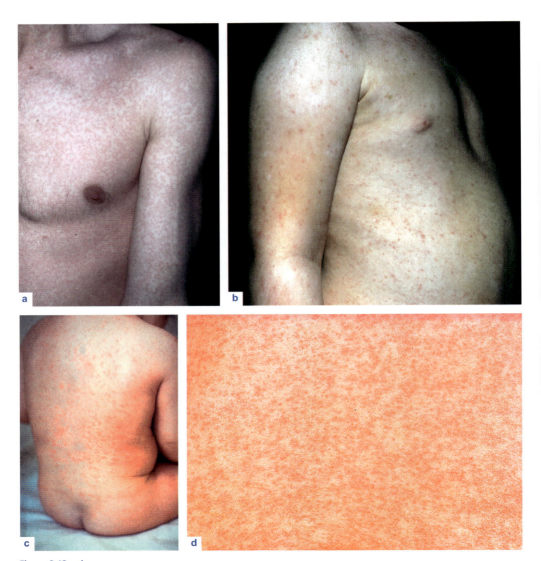

Figura 2.13 a-d

Capítulo 2 Infecções Dermatológicas | Vírus

2.13 Rubéola[7]

Epidemiologia
- Aumento sazonal da frequência na primavera
- Principalmente entre 5 e 14 anos.

Etiopatogênese
Vírus da rubéola (vírus RNA)

Transmissão
- Infecção por perdigotos
- Tempo de incubação: 2 a 3 semanas
- Infecciosidade: 7 dias antes e 7 dias após o exantema.

Clínica
Exantema maculopapular em asas de borboleta, não confluente, **vermelho-claro**
- Linfadenopatia cervical e occipital
- Febre e fraqueza generalizada
- Assintomático em 40% dos casos
- Regressão após 3 dias.

Locais preferidos
- Rosto, tronco, membros.

Complicações (raras)
- Encefalite, artralgias, artrites
- Transmissão placentária na gravidez
  - Aborto, parto prematuro, **síndrome de Gregg** (surdez, defeito cardíaco e catarata)
    - Detecção do vírus.

Diagnóstico diferencial
Sarampo, escarlatina, sífilis (estágio primário), mononucleose, exantema medicamentoso.

Diagnóstico
Anamnese e exame clínico.

Dados laboratoriais
- Aumento da titulagem, em dois níveis no teste de hemaglutinação (HAM)
- Leucopenia.

Detecção do vírus
- Possível em secreções e no líquido amniótico
- Importante na suspeita de infecção durante a gestação.

Tratamento
Medidas terapêuticas gerais
- Se não ocorrerem complicações, **não é necessário tratamento**
- Isolamento por 1 semana; na infecção por rubéola congênita, a excreção de vírus é possível durante 1 ano.

Profilaxia
- Vacina Tetraviral (vírus vivo atenuado)[8]
  - 1ª dose entre 11º e 15º meses de vida
  - 2ª dose entre 15º e 23º meses de vida
- 10% das mulheres jovens não apresentam anticorpos
  - Perigo da síndrome de Gregg (embriopatia, síndrome da rubéola congênita).

Figura 2.13

a Exantema maculopapular de cor vermelho-claro na rubéola [G888].

b Exantema maculopapular em hemitórax direito na rubéola [O530].

c Exantema maculopapular de cor vermelho-claro nas costas na rubéola [J794].

d *Close-up* de exantema maculopapular na rubéola [E1041].

[7,8]N.R.T.: Ver calendário vacinal no *site* da Sociedade Brasileira de Imunizações. Disponível em: https://sbim.org.br/calendarios-de-vacinacao. Acesso em: 1 mar. 2023.

36 Capítulo 2 Infecções Dermatológicas | Vírus

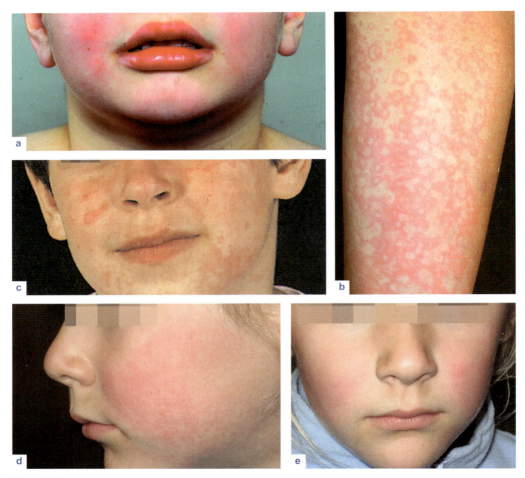

Figura 2.14 a-e

Capítulo 2 Infecções Dermatológicas | Vírus **37**

2.14 Eritema infeccioso

Sinônimo: quinta doença

Epidemiologia
- Acúmulo sazonal de casos no inverno e na primavera
- Acomete mais mulheres, principalmente crianças.

Etiopatogenia
Parvovírus B19 (vírus DNA)

Transmissão
- Infecção por gotículas
- Tempo de incubação: 4 a 14 dias
- Infecciosidade: até semanas antes do aparecimento do exantema.

Clínica
Exantema em asas de borboleta (ou **"cara esbofeteada"**) com **disseminação em guirlanda**
- Linfadenopatia
- Não acomete a mucosa
- Pode ocorrer artrite nas articulações dos dedos da mão, do pé e do joelho
- Em 80% dos casos, não há sintomas
- Regressão dos sintomas após 1 a 3 semanas.

Síndrome papulopurpúrica em "luvas e meias" (SPPLM)
- Forma rara, autolimitada após 10 a 14 dias em adultos
- Dermatite eritematopapulosa simétrica localizada principalmente nos membros com discreta sintomatologia geral
- Atenção: o mesmo agente causal (geralmente parvovírus B 19), porém com quadro clínico diferente.

Locais preferidos
- Membros, nádegas, tronco, face.

Complicações (raras)
- Em pacientes anêmicos
  - Anemia aplásica grave
- Na infecção intrauterina
  - Hidropisia fetal.

Diagnóstico diferencial
Sarampo, rubéola, escarlatina, lúpus eritematoso sistêmico (LES), erisipela, eritema exsudativo multiforme, eritema anular reumático, artrite juvenil sistêmica.

Diagnóstico
Anamnese e exame clínico.

Dados laboratoriais
- Comprovação sorológica de IgM/IgG
- PCR com comprovação do vírus.

Tratamento
Medidas terapêuticas gerais
- Tratamento desnecessário **se não houver intercorrências**
- Tratamento sintomático.

Figura 2.14

a Eritema facial em asas de borboleta ("cara esbofeteada") com palidez perioral no eritema infeccioso [R179].

b Exantema em forma de guirlanda no eritema infeccioso [R179].

c Eritema facial com palidez perioral no eritema infeccioso [M349].

d Eritema facial à esquerda com palidez perioral no eritema infeccioso [T587].

e Eritema facial em asas de borboleta ("cara esbofeteada") com palidez perioral no eritema infeccioso [T587].

38 Capítulo 2 Infecções Dermatológicas | Vírus

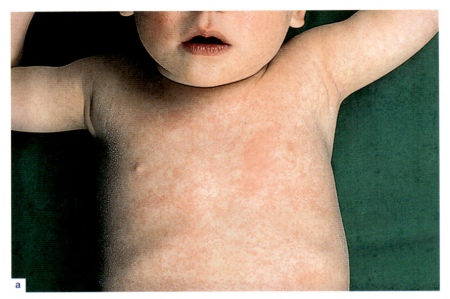

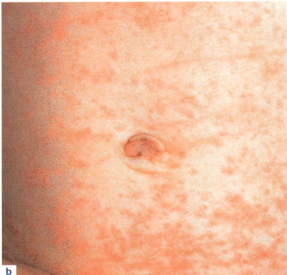

Figura 2.15 a-b

Capítulo 2 Infecções Dermatológicas | Vírus

2.15 Exantema súbito

Sinônimos: febre dos três dias, roséola infantil

Epidemiologia
Até o 3º ano de vida, 99% são soropositivos
- 24% desenvolvem sintomas.

Etiopatogenia
Herpes-vírus humano (vírus DNA)
- **HHV-6A/-6B**
- Mais raramente, HHV-7.

Transmissão
- Infecção por perdigotos
- Tempo de incubação: 1 a 2 semanas.

Imunidade pós-infecciosa com persistência latente do vírus
- Reativação possível.

Clínica
- **Febre** inicial
- Mal-estar geral
- Dor de garganta
- Diminuição da febre após 3 a 4 dias, a seguir surge o exantema.

Exantema maculopapular vermelho-claro
- Surge inicialmente no tronco e nos membros
- Geralmente poupa a face
- Linfadenopatia cervical
- Edema palpebral
- Regressão após 1 a 2 dias.

Complicações
- Hepatite, gastrenterite, meningoencefalite, fontanela tensa, crises epilépticas febris.

Diagnóstico diferencial
Sarampo, escarlatina, mononucleose infecciosa, eritema infeccioso, infecção por vírus Coxsackie.

Diagnóstico
Anamnese e exame clínico.

Dados laboratoriais
- Leucopenia
- Linfocitose e monocitose
- Comprovação sorológica de anticorpos IgM anti-HHV-6 e elevação dos títulos de IgG em quatro vezes
- PCR.

Tratamento
Medidas terapêuticas gerais
- Principalmente redução da febre e tratamento sintomático tópico.

Figura 2.15

a Exantema maculopapuloso no tronco de um lactente durante exantema súbito [M552].

b Exantema maculopapular periumbilical no exantema súbito [G549].

3 Infecções Dermatológicas | Bactérias

3.1 Impetigo contagioso, 43

3.2 Erisipela, 45

3.3 Foliculite simples, 47

3.4 Furúnculo, 49

3.5 Panarício, 51

3.6 Síndrome da pele escaldada estafilocócica, 53

3.7 Eritrasma, 55

3.8 Borreliose cutânea de Lyme, 57

42 Capítulo 3 Infecções Dermatológicas | Bactérias

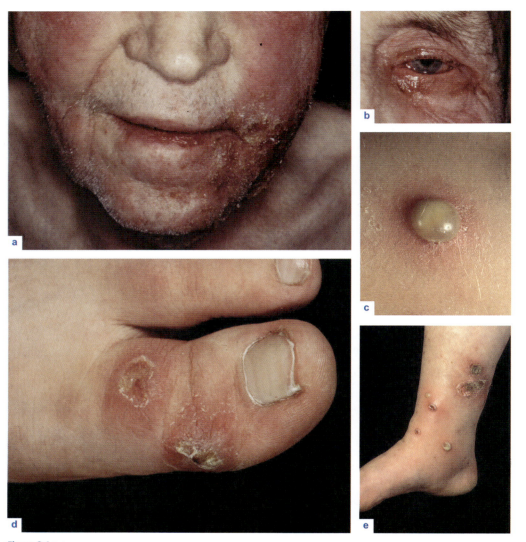

Figura 3.1 a-e

Capítulo 3 Infecções Dermatológicas | Bactérias **43**

3.1 Impetigo contagioso

Sinônimo: impetigo

Epidemiologia
- Acúmulo sazonal de casos no verão
- Principalmente em crianças.

Etiopatogenia
***Staphylococcus aureus* (*S. aureus*)** – 80%
- Toxina esfoliativa A/B (ET-A, ET-B) denominada "serinoproteases"
  - Cisão da desmogleína I e consequente formação de bolhas

Estreptococos do grupo A β-hemolíticos (20%).

Transmissão
- Contato com pele e objetos contaminados, artrópodes
- Tempo de incubação: 2 a 20 dias.

Clínica
Manifestações cutâneas
- Frequentemente bolhas/vesículas tensas sobre máculas eritematosas, evoluindo para pústulas com exsudato purulento e crostas amareladas sobre um fundo eritematoso
  - Em geral, sem formação de cicatrizes.

Locais preferidos
- Rosto e mãos.

Classificação
- Impetigo contagioso com **vesículas**
  - Mais provavelmente causado por estreptococos β-hemolíticos
  - Cobertura fina com vesículas que se rompem rapidamente
  - Exsudação e ressecamento
  - Crostas amarelas sobre fundo eritematoso
- Impetigo contagioso com **bolhas**
  - Mais provavelmente causado por *S. aureus*
  - Cobertura mais espessa com bolhas que não se rompem rapidamente
  - Bolhas claras, posteriormente purulentas
  - Exsudação e ressecamento
  - Crostas amarelas sobre fundo eritematoso
  - Possível prurido.

Complicações
- **Glomerulonefrite pós-estreptocócica aguda**, otite média

Diagnóstico diferencial
Infecção por HSV, tínea (dermatofitoses) facial, dermatite aguda tóxica/alérgica.

Diagnóstico
Anamnese e exame clínico.

Esfregaço das erosões/bolhas/vesículas
- Exame microscópico
  - Estafilococos
    - Comprovação de cocos gram-positivos em cadeia
  - Estreptococos
    - Achado de cocos gram-positivos em forma de cadeia.

- Cultura
  - Achado de estafilococos/estreptococos.

Histopatologia
- Impetigo contagioso com vesículas
  - Formação **subcorneal** de vesículas + bactérias + granulócitos (neutrófilos) e inflamação
- Impetigo contagioso com bolhas
  - Formação de bolhas **intraepidérmicas** + bactérias + granulócitos (neutrófilos) + inflamação.

Tratamento
Medidas terapêuticas gerais
- Se necessário, monitorar função renal 4 semanas após a infecção estreptocócica.

Tratamento tópico
- Antisséptico
  - Poli-hexanida, octenidina
- Antibiótico
  - Ácido fusídico.

Tratamento sistêmico
- Por exemplo, cefalosporina, clindamicina/macrolídeos.

Figura 3.1

a Bochechas eritematosas com crostas melicéricas no ângulo bucal esquerdo e no queixo, impetigo contagioso.

b Conjuntivas e pálpebras eritematosas bem como crostas melicéricas, impetigo contagioso.

c Pústulas tensas sobre fundo eritematoso, impetigo contagioso.

d Pústulas erodidas no hálux esquerdo, impetigo contagioso.

e Pústulas tensas, diversas erodidas, parcialmente cobertas de crostas sobre fundo eritematoso, impetigo contagioso.

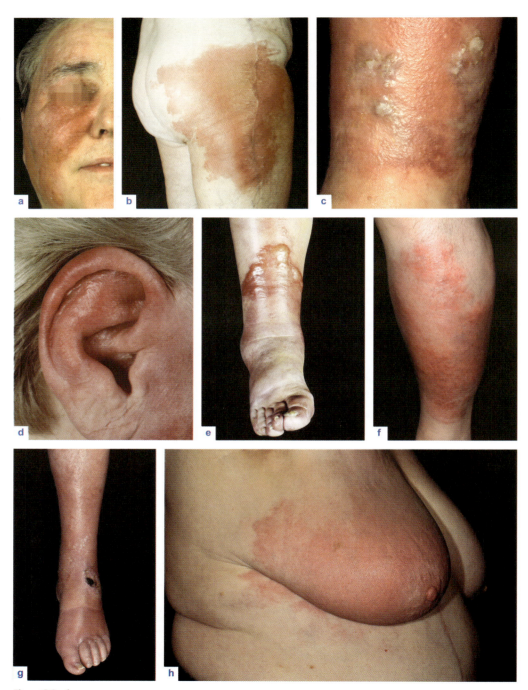

Figura 3.2 a-h

Capítulo 3 Infecções Dermatológicas | Bactérias **45**

3.2 Erisipela

Epidemiologia
- Incidência: 1/1.000 habitantes
- Principalmente dos 45 aos 55 anos.

Etiopatogênese
Estreptococos (> 90%)
- Principalmente estreptococos β-hemolíticos do grupo A, mais raramente estreptococos do grupo B, C ou G
- Infecção ao longo das fendas linfáticas através de portas de entrada
- Erosões, rágades, úlcera, tínea
- Geralmente, distanciamento espacial entre a porta de entrada e a alteração cutânea.

Clínica
Manifestações cutâneas
- **Eritema** associado à lesão cutânea elevada, **bem-delimitada** e quente à palpação
  - Dor
  - Febre e calafrios
  - Linfangite e linfadenite.
- **Erisipela crônica recidivante**
  - Decorrente de persistência da porta de entrada e/ou reativação
  - Mitigação da erisipela (evolução leve com sinais/sintomas mais brandos)
  - Linfedema persistente.

Locais preferidos
- 90% dos casos ocorrem nos membros inferiores
- 5% dos casos ocorrem nos membros superiores
- 2,5% dos casos ocorrem na face.

Complicações
- Tromboses, também trombose dos seios da face com comprometimento da órbita
- Glomerulonefrite, choque tóxico séptico, necrose, sepse.

Diagnóstico diferencial
Eczema de contato, hipodermite, fase inicial de herpes-zóster, erisipeloide, angioedema, tromboflebite, linfangite.

Diagnóstico
Anamnese e exame clínico.

Exames laboratoriais
- Proteína C reativa (PCR) elevada, velocidade de hemossedimentação (VHS) elevada, leucocitose neutrofílica.

Histopatologia
- Comprovação do edema com vasodilatação, sinais inflamatórios e possivelmente bactérias
- Atenção: na maioria das vezes não é necessário fazer biópsia.

Tratamento
Medidas terapêuticas gerais
- Repouso no leito → Atenção: é necessária tromboprofilaxia (anticoagulação)
- Proibição de falar e dieta branda/líquida em caso de comprometimento facial
- Tratamento compressivo em caso de edema (especialmente na perna)
- Higienização das portas de entrada (profilaxia de recidivas).

Tratamento sistêmico
- Na evolução não complicada
  - **Penicilina V**
- Na evolução complicada
  - Penicilina G
- Em caso de alergia à penicilina
  - Usar, por exemplo, clindamicina, claritromicina/roxitromicina.

Profilaxia
- Na erisipela crônica recidivante
  - Administração de penicilina por via oral/intramuscular.

Figura 3.2

a   Erisipela na hemiface direita.

b   Erisipela na região do quadril direito.

c   Erisipela bolhosa parcial na perna esquerda.

d   Erisipela na orelha externa direita.

e   Erisipela parcialmente bolhosa na perna direita.

f, g   Erisipela na perna e no pé esquerdos.

h   Erisipela da mama direita.

46   Capítulo 3 Infecções Dermatológicas | Bactérias

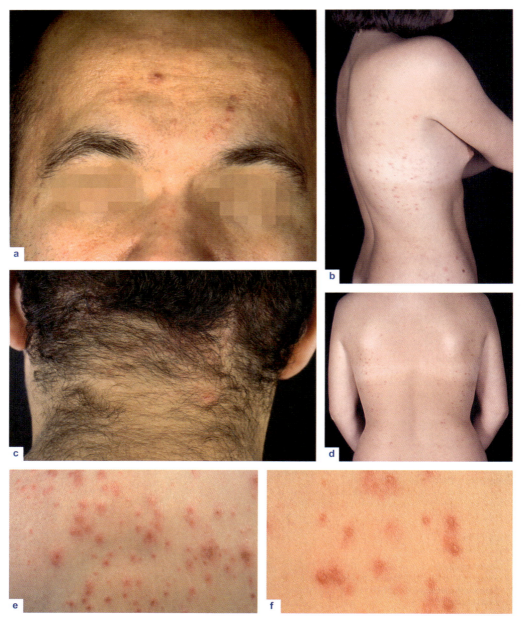

Figura 3.3 a-f

Capítulo 3 Infecções Dermatológicas | Bactérias **47**

3.3 Foliculite simples

Sinônimos: foliculite superficial, ostiofoliculite, impetigo de Bockhart, "espinha"

Epidemiologia
- Acomete principalmente jovens e homens adultos
- Homens são mais acometidos do que as mulheres.

Etiopatogenia
Inflamação dos folículos pilosos
- Folículos pilosos como porta de entrada de microrganismos
  - Principalmente **estafilococos**
  - Mais raramente outras bactérias, fungos (dermató-fitos, *Candida*), vírus (HSV), parasitas (*Demodex*).

Clínica
Manifestações cutâneas
- **Pústulas** localizadas centralmente ao redor dos folículos com um halo **eritematoso** estreito, **parcialmente confluente**
  - Cura após dias a semanas
  - **Evoluções recidivantes** durante vários anos são possíveis.

Locais preferidos
- Cabeça, nuca, axilas, região glútea, membros superiores e inferiores
  - Atenção: regiões palmares e plantares nunca são acometidas, pois não apresentam folículos pilosos.

Fatores predisponentes
- **Hiperidrose**
- **Macerações**
- Irritação mecânica (roupas)
- Irritação química (óleos, alcatrão, hidrocarbonetos halogenados)
- Microtraumatismos (pequenos cortes ao fazer a barba, prurido)
- Medicamentos imunossupressores (p. ex., glicocorticoides) e doenças que promovem imunossupressão (p. ex., diabetes melito, obesidade, HIV/AIDS).

Formas especiais
- Foliculites por oclusão
  - Principalmente sob curativos oclusivos, pomadas gordurosas
- Foliculite simples da barba
  - Foliculite da região da barba
  - Evolução crônica recidivante
- Foliculite eczematosa do vestíbulo nasal
  - Evolução crônica com rinite
  - Crostas melicéricas.

Diagnóstico diferencial
Acne vulgar, acne de contato (*acne venenata*), exantemas acneiformes, sifilide pustulosa, doenças fúngicas.

Diagnóstico
Anamnese e exame clínico.

Microbiologia
- Eventualmente, esfregaço com comprovação do agente causal e determinação da resistência a agentes antimicrobianos.

Tratamento
Medidas terapêuticas gerais
- Em casos leves, o tratamento é desnecessário
- Eliminar/evitar os fatores predisponentes.

Tratamento tópico
- Antisséptico
  - Poli-hexanida, octenidina
- Antibiótico
  - Ácido fusídico, eritromicina.

Tratamento sistêmico
- Apenas em casos de resistência terapêutica/lesões significativas
  - Antibiótico de acordo com antibiograma (p. ex., cefalexina, flucloxacilina, clindamicina).

Figura 3.3

a Foliculite simples da região da testa.

b Foliculite simples do flanco direito.

c Foliculite simples do couro cabeludo occipital.

d Foliculite simples em todo o dorso.

e, f *Close-up* de múltiplas pápulas e pústulas eritematosas.

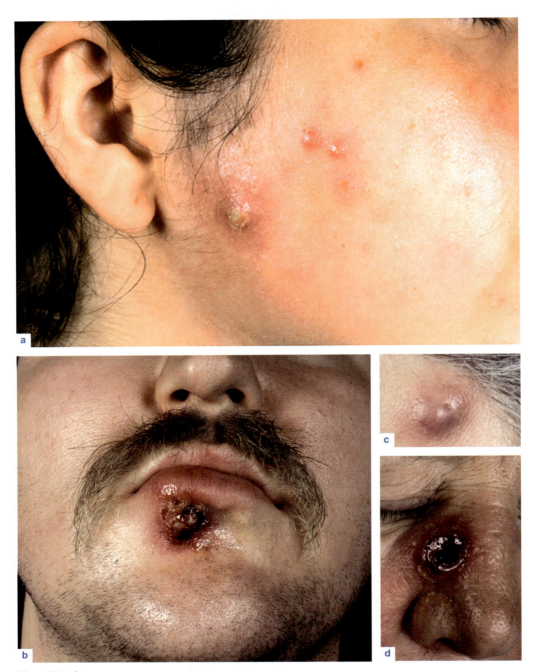

Figura 3.4 a-d

3.4 Furúnculo

Epidemiologia
Prevalência: 0,2 a 1,2/100 habitantes com idade entre 30 e 50 anos.

Etiopatogenia
Evolui de foliculite
- Mais frequentemente, infecção por contato
  - Principalmente por **S. aureus**
  - Transmitido por autoinoculação, interpessoal, mãos e objetos contaminados.

Furúnculo
- Inflamação de um folículo piloso que atinge a região subcutânea, com liquefação e formação de tecido cicatricial.

Furunculose
- Formação concomitante de múltiplos furúnculos, com evolução recidivante durante vários anos
- Muitas vezes em decorrência de S. aureus formadores de leucocidina de Panton-Valentine (LPV), por exemplo, Staphylococcus aureus meticilina-resistente contraído na comunidade (caMRSA).

Carbúnculo
- Múltiplos furúnculos confluentes com inflamação frequentemente difusa e fleimão que se estende para a fáscia.

Clínica
Manifestações cutâneas
- Folículos pilosos doloridos, com inflamação purulenta (**foliculite**) e **edema nodular**, vermelhidão local (perifoliculite) e fusão central abrangendo folículos pilosos adjacentes com formação de rolhas, bem como pus amarelado que é liberado sob compressão e crostas que se desenvolvem ao longo do tempo; o processo de resolução resulta em cicatrizes (tecido fibroso)
  - Linfadenite e febre são possíveis.

Locais preferidos
- Nádegas, pescoço, lábio superior, vestíbulo nasal, meato acústico externo, face interna das coxas.

Fatores predisponentes
- **Imunossupressão**, diabetes melito, caquexia, disproteinemias.

Complicações
- **Furunculose** (principalmente em pacientes imunossuprimidos ou com infecção por S. aureus formador de LPV (leucocidina de Panton-Valentine)
- Antraz ou carbúnculo com necrose
- **Trombose de seio venoso** (veias angulares → veias oftálmicas → seios cavernosos)
- Carbúnculo, necrose, meningite, sepse.

Diagnóstico diferencial
Foliculite simples, *kerion celsi* (forma grave de tinha da cabeça), papulose linfomatoide, miíase furunculoide, cisto epidermoide infectado, leishmaniose, ou acne inversa (hidradenite supurativa).

Diagnóstico
Anamnese e exame clínico.

Microbiologia
- Esfregaço para determinar o agente causal e a resistência aos agentes antimicrobianos.

Tratamento
Medidas terapêuticas gerais
- Elevação da parte do corpo afetada
- Proibição de falar quando o rosto está comprometido
- Evitar compressão do local
- Nenhuma manipulação feita pelo paciente.

Tratamento tópico
- Antissépticos.

Tratamento sistêmico
- Por exemplo, cefalexina, flucloxacilina, clindamicina (se houver alergia à penicilina)
- De acordo com os resultados do antibiograma (cuidado: *Staphylococcus aureus* meticilina-resistente [MRSA]).

Tratamento cirúrgico
- Se necessário, incisão cirúrgica e drenagem.

Figura 3.4

a Furúnculo com rolha central de pus no ângulo direito da mandíbula.

b Carbúnculo com lise central caudal ao lábio inferior.

c Furúnculo na delimitação entre a testa e o cabelo.

d Carbúnculo com lise central à direita do nariz.

50 Capítulo 3 Infecções Dermatológicas | Bactérias

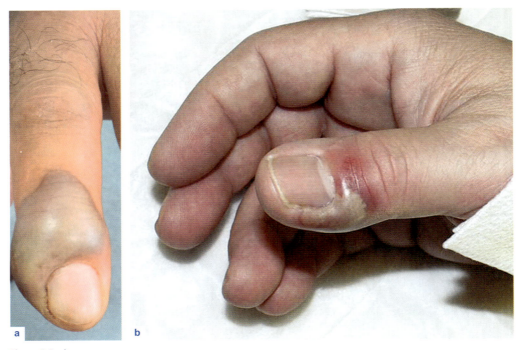

Figura 3.5 a-b

3.5 Panarício

Sinônimos: onicólise semilunar purulenta, inflamação do leito ungueal

Epidemiologia
Pode ocorrer em qualquer idade.

Etiopatogenia
Inflamação bacteriana do leito ungueal
- Principalmente por **estafilococos**
- Outros agentes causais são estreptococos, *Pseudomonas aeruginosa*, *Proteus mirabilis* e *Candida albicans*
- Mais raramente causado por HSV/medicamentos (p. ex., tratamento com agentes retinoides/antirretrovirais).

Clínica
Classificação
- **Paroníquia aguda**
  - Inflamação do leito ungueal com edema, vermelhidão, dor e alteração purulenta
    - Frequente após **lesão da cutícula** (tratamento cosmético)
  - Em geral, apenas um dígito é acometido
  - ***Bulla repens*** (estafilodermia superficial bolhosa da mão)
    - Formação de uma bolha parcialmente cheia de pus com uma cobertura firme e halo eritematoso
- **Paroníquia crônica**
  - Semelhante à paroníquia aguda, porém menos dolorosa, decorrente de ferimentos recidivantes da cutícula
  - Locais preferidos mais frequentes são o polegar e o dedo indicador.

Fatores predisponentes
- Imunossupressão, diabetes melito, procedimentos de manicure, ferimentos.

Complicações
- Onicodistrofia, onicólise
- **Panarício profundo**
  - Inflamação de camadas mais profundas da pele que pode chegar a fáscias musculares, bainhas dos tendões, ossos e articulações
- Panarício subcutâneo, tendinoso, articular, periosteal.

Diagnóstico diferencial
Unguis incarnatus (onicocriptose).

Diagnóstico
Anamnese e exame clínico.

Microbiologia
- Se necessário, esfregaço para determinação do agente causal e da resistência aos agentes antimicrobianos.

Tratamento
Medidas terapêuticas gerais
- Combate às causas
- Evitar ferimentos recidivantes das cutículas.

Tratamento tópico
- Antissépticos
- Glicocorticoides.

Tratamento sistêmico
- Nas evoluções graves
  - Por exemplo, cefalexina, clindamicina.

Tratamento cirúrgico
- Punção da bolha
- No panarício profundo
  - Incisão e drenagem.

Figura 3.5

a Bolha tensa na região do leito ungueal na presença de panarício [M650].

b Eritema, edema e formação de bolha na região do leito ungueal no panarício [R234].

52 Capítulo 3 Infecções Dermatológicas | Bactérias

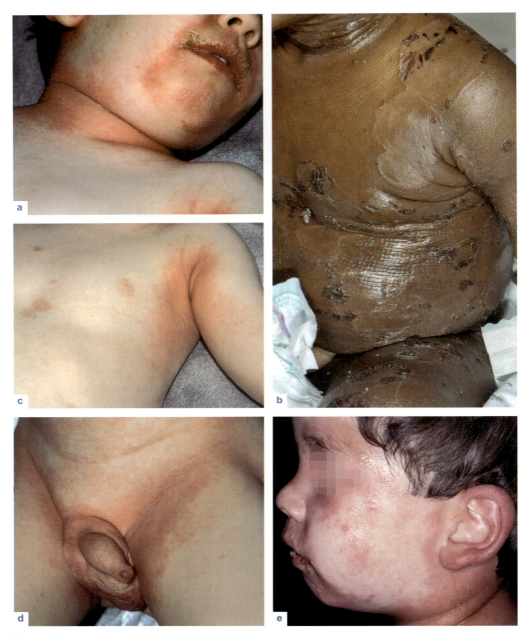

Figuras 3.6 a-e

Capítulo 3 Infecções Dermatológicas | Bactérias **53**

3.6 Síndrome da pele escaldada estafilocócica

Sinônimos: dermatite esfoliativa do recém-nascido, doença de Ritter von Rittershain, síndrome estafilogênica de Lyell

Epidemiologia
- Principalmente em lactentes e crianças com 1 a 3 anos
- Menos frequentemente, em adultos com imunodeficiência.

Etiopatogenia
S. aureus
- Produz toxinas esfoliantes (TE), como esfoliatinas A e B (serinoproteases)
- Desmogleína 1 que acarreta cisão da epiderme
- Formação intraepidérmica de bolhas sob o estrato córneo.

Clínica
Manifestações cutâneas
- **Exantema periorificial** e formação de **grandes bolhas flácidas** que se rompem facilmente após 24 a 48 horas e formam amplas erosões principalmente no tronco e nos membros
  - Epitelização deve ocorrer após 1 semana, caso contrário o risco de complicações aumenta
  - Comprometimento mínimo ou raro da mucosa (diagnóstico diferencial: necrólise epidérmica tóxica [NET])
  - Sinais/sintomas associados (comprometimento do estado geral, febre)
  - Em geral, não há formação de cicatriz.

Estágios
- Prodrômico
  - Infecções estafilocócicas (nariz, garganta, orelhas, olhos) com comprometimento do estado geral e febre após alguns dias
  - Exantema principalmente ao redor de orifícios corporais
- Eritematoso
  - Eritema doloroso, que geralmente surge na face e se dissemina principalmente para pescoço, axila e região inguinal
- Esfoliativo
  - Após horas ou dias, ocorre a formação de grandes bolhas flácidas, que se rompem facilmente, em parte com grandes erosões úmidas
- Descamativo
  - Se o tratamento for bem-sucedido, ocorre reepitelização das lesões erosivas após 10 a 14 dias, seguida por descamação lamelar fina.

Fatores predisponentes
- Conjuntivite purulenta, rinite, amigdalite, otite, faringite.

Complicações
- Pneumonia, sepse, choque hipovolêmico, falência de múltiplos órgãos.

Diagnóstico diferencial
Impetigo bolhoso com grandes bolhas, epidermólise bolhosa, NET, pênfigo sifilítico, exantemas escarlatiniformes.

Diagnóstico
Anamnese e exame clínico
- **Sinal de Nikolsky positivo.**

Microbiologia
- Esfregaço com achado de estafilococos.

Histopatologia
- Diagnóstico imediato por meio de corte criostático
- Bolhas intraepidérmicas e subcorneais no estrato granuloso sem necrose celular/sinais inflamatórios
  - (**diagnóstico diferencial**: NET, uma vez que essa forma bolhas subepidermais com cobertura necrótica eosinofílica).

Tratamento
Medidas terapêuticas gerais
- Em casos graves, tratamento intensivo e "tratamento para queimados"
  - Manejo hidreletrolítico, alimentação parenteral, tratamento da dor, proteções renal e cardíaca
- Atenção: **não há indicação para uso de glicocorticoides**, uma vez que resultaria em imunossupressão elevada, seguida de aumento do risco de infecção.

Tratamento tópico
- Antisséptico
  - Poli-hexamida, octenidina.

Tratamento sistêmico
- Por exemplo, flucloxacilina, cefalexina, cefazolina
- Na MRSA
  - Vancomicina, linezolida.

Figura 3.6

a Eritema no pescoço, bem como periorificial, como estágio eritematoso da síndrome da pele escaldada estafilocócica.

b Pele erosiva e exsudativa no hemicorpo esquerdo como estágio esfoliativo da síndrome da pele escaldada estafilocócica.

c Axila esquerda eritematosa e bolha erodida como estágio esfoliativo da síndrome da pele escaldada estafilocócica.

d Regiões genital e inguinal eritematosas como estágio esfoliativo da síndrome da pele escaldada estafilocócica.

e Face com lesões erosivas e exsudativas como estágio esfoliativo da síndrome da pele escaldada estafilocócica

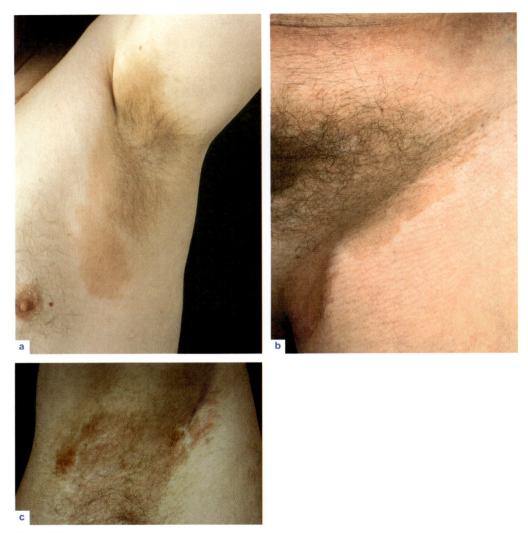

Figuras 3.7 a-c

3.7 Eritrasma

Sinônimo: doença de Baerensprung

Epidemiologia
- Prevalência: 4 a 6% (Europa), 20% (regiões tropicais)
- Acomete homens e mulheres na mesma proporção, principalmente dos 30 aos 50 anos.

Etiopatogenia
Corynebacterium minutissimum (bastonetes gram-positivos, "pseudomicose")
- Penetração na camada córnea por conta de traumatismos/macerações.

Clínica
Manifestações cutâneas
- **Máculas** geralmente assintomáticas, bem-delimitadas, **vermelho-amarronzadas** a amareladas, confluentes, medindo 5 a 10 cm, com hiperpigmentações, algumas com prurido, e que se tornam placas com descamação lamelar fina
- Atenção: **hiperpigmentação** de cor marrom (café com leite) persiste por várias semanas após a erradicação; e as **recidivas** são frequentes.

Locais preferidos
- Intertrigo, principalmente nas axilas (70 a 80%), regiões inguinal, genital e inframamária, espaços interdigitais.

Fatores predisponentes
- **Clima quente e úmido**, sudorese, hiperidrose, higiene deficitária, adiposidade, diabetes melito, imunossupressão (p. ex., infecção pelo HIV).

Complicações
- Escoriações, infecções secundárias.

Diagnóstico diferencial
Tínea inguinal, intertrigo, candidíase, pitiríase versicolor, psoríase inversa.

Diagnóstico
Anamnese e exame clínico.

Exame laboratorial
- Lâmpada de Wood
  - **Fluorescência vermelho-coral** (decorrente da porfirina nas corinebactérias).

Microbiologia
- Cultura em meio especial é possível.

Histopatologia
- Infiltrados perivasculares + achado de bactérias.

Tratamento
Medidas terapêuticas gerais
- **Limpeza minuciosa** com água e detergentes sintéticos
- Se necessário, depilar os locais acometidos
- Reduzir os fatores predisponentes.

Tratamento tópico
- Antimicóticos, por exemplo, imidazol
- Antibióticos, por exemplo, ácido fusídico, eritromicina, clindamicina.

Tratamento sistêmico
- Com infestação acentuada
  - Por exemplo, eritromicina.

Figura 3.7

a Eritrasma com máculas axilares de coloração marrom-avermelhada/hiperpigmentação.

b Eritrasma com máculas marrom-avermelhadas/hiperpigmentação na região inguinal esquerda.

c Eritrasma axilar com máculas marrom-avermelhadas e macerações.

56 Capítulo 3 Infecções Dermatológicas | Bactérias

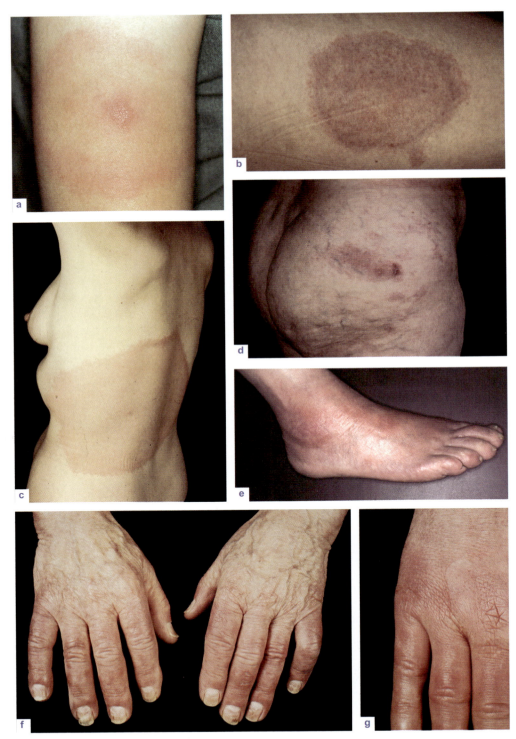

Figura 3.8 a-g

3.8 Borreliose cutânea de Lyme

Epidemiologia
- Europa Central, Escandinávia, América do Norte, Ásia
- Incidência: 100 a 200/100.000 habitantes/ano
- Doença profissional do grupo BK 3102 (atividades na agricultura, silvicultura, jardinagem ou de caça)
- Por ser doença rara em território brasileiro, caracteriza-se como **agravo inusitado**, portanto, de notificação compulsória e investigação obrigatória indicando que a população corre risco. A notificação compulsória é obrigatória a todos os profissionais de saúde: médicos-veterinários, enfermeiros, médicos, odontólogos, biólogos e outros no exercício da profissão, assim como responsáveis por organizações, estabelecimentos públicos e particulares de saúde e ensino ou qualquer outro cidadão, utilizando ficha de notificação e investigação do SINAN (Sistema Nacional de Agravos de Notificação). Essas notificações devem ser feitas à Secretaria Municipal de Saúde em no máximo 24 horas. Até o momento, não existe uma padronização técnica satisfatória para o diagnóstico laboratorial e microbiano, por se tratar de uma doença com sinais clínicos variados que podem ser confundidos com outras patologias como meningite asséptica, febre reumática, artrite reumatoide, lúpus eritematoso sistêmico.

Etiopatogenia
Borrelia burgdorferi (espiroquetas)
- Transmissão por meio de **carrapatos** (*Ixodes*), na Europa por *Ixodes ricinus*. Os carrapatos são encontrados em até cerca de 1 m de altura em plantas de florestas e campos e detectam seus hospedeiros por meio de quimiorreceptores
  - Ovos → larvas → ecdise (2×) → estágio de ninfa → animal adulto, maturidade sexual (vetores principais)
- 4 a 20% dos carrapatos apresentam *Borrelia burgdorferi*
  - Após uma picada, a probabilidade de infecção é de 5%; a probabilidade de manifestação de borreliose é de 2%.

Transmissão
- Por meio da picada e de saliva contendo *Borrelia burgdorferi*, após 12 a 24 horas
- Retirada precoce do carrapato evita a contaminação.

Clínica
Estágio I: infecção localizada precoce
- Pele com **eritema crônico migratório**, por vezes múltiplo
  - Eritema bem-delimitado que cresce em tamanho (5 a 80 cm), oval arredondado, com palidez central
  - Possível em qualquer localização, exceto na palma das mãos e nos pés
  - Podem ocorrer sensação de queimação, prurido, dor e mal-estar
  - Cura espontânea com tratamento após 1 a 4 semanas.

Estágio II: infecção precoce disseminada (após dias até semanas)
- Pele: **linfadenose cutânea benigna** (linfocitoma) = pseudolinfoma de células B, principalmente em orelha de crianças, na mama adulta, na genitália externa, na região axilar
  - Nódulo branco, macio, bem-delimitado, com 1 a 5 cm, em parte com atrofia cutânea
- Sistema nervoso: neuroborreliose = meningorradiculoneurite (Garin-Bujadoux-Bannwarth), meningite, encefalite, mielite, paresias de nervos cranianos
- Musculoesquelético: artrite de Lyme, miosite
- Coração: cardite, BAV (bloqueio atrioventricular) I-III
- Olhos: conjuntivite, irite, coriorretinite, queratite, neurite do nervo óptico.

Estágio III: manifestações crônicas (após meses a anos)
- Pele: acrodermatite crônica atrófica (doença de Herxheimer)
  - Em cerca de 10% dos pacientes não tratados

- Edema bem-delimitado, branco, de consistência mole com atrofia da pele, teleangiectasias, diferenças de pigmentação e pele ressecada local decorrente de perda de folículos pilosos, glândulas sebáceas e sudoríparas, em parte com nódulos
  - Principalmente nas faces extensoras dos membros de mulheres mais velhas, com lesões por vezes irreversíveis
- Sistema nervoso: neuropatia periférica, encefalomielite crônica, vasculite cerebral, alodinia
- Musculoesquelético: artrite crônica, fibromialgia
- Coração: miocardiopatia
- Olhos: queratite

Diagnóstico diferencial
Reação a artrópodes, erisipela, granuloma anular, tínea corporal, exantema medicamentoso, esclerodermia.

Diagnóstico
Anamnese e exame clínico
- Linfocitoma da doença de Lyme e acrodermatite crônica atrófica.

Exames laboratoriais
- Comprovação indireta do agente causal (sorologia)
  - **ELISA** e **teste molecular** (teste de confirmação)
  - **Anticorpo IgM** positivo após 3 a 6 semanas, **anticorpo IgG** positivo apenas após várias semanas
- Comprovação direta
  - Cultura a partir do líquido cerebrospinal, biópsias cutâneas, líquido sinovial, sangue (atenção: reprodução leva de 3 a 5 semanas)
  - PCR em líquido cerebrospinal, biópsias cutâneas, líquido sinovial, sangue com comprovação do DNA de *Borrelia burgdorferi*

Histopatologia
- Infiltrado mononuclear perivascular composto de linfócitos, histiócitos e plasmócitos com dilatação vascular.

Tratamento
Tratamento sistêmico
- Estágios I a III: **doxiciclina, amoxicilina**
  - Alternativas (estágios I, II): axetilcefuroxima, azitromicina
  - Atenção: na evolução não complicada durante 10 a 14 dias e na evolução complicada durante 21 dias
- Nas manifestações neurológicas tardias
  - **Ceftriaxona**
  - Alternativas: penicilina G, cefotaxima.

Profilaxia
- Usar vestimentas com mangas longas e calças compridas ao entrar em florestas e campos com vegetação alta.

Figura 3.8

a Eritema crônico migratório no braço, borreliose de Lyme.

b Eritema crônico migratório na perna, borreliose de Lyme.

c Eritema crônico migratório no flanco direito e no dorso, borreliose de Lyme.

d Acrodermatite crônica atrófica no glúteo direito, borreliose de Lyme.

e Acrodermatite crônica atrófica no pé direito, borreliose de Lyme.

f, g Acrodermatite crônica atrófica dos dedos das mãos, borreliose de Lyme.

4 Infecções Dermatológicas | Fungos

4.1 Tínea (tinha), 61

4.2 Candidíase da mucosa bucal, 63

4.3 Pitiríase versicolor, 65

Capítulo 4 Infecções Dermatológicas | Fungos

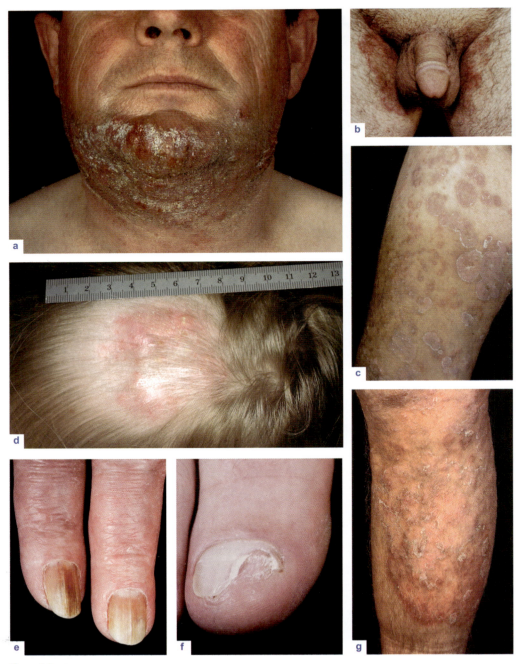

Figura 4.1 a-g

4.1 Tínea (tinha)

Sinônimos: dermatofitoses, micoses cutâneas

Epidemiologia
Prevalência: 10 a 20%.

Etiopatogenia
Fungos queratinofílicos (dermatófitos)
- Gêneros *Epidermophyton, Microsporum, Trichophyton*
  - Classificação: sistema DHS – dermatófitos, fungos leve-duriformes, bolores
- Degradação da queratina no estrato córneo, fios de cabelo/pelos, unhas, descamação.

Transmissão
- Interpessoal e entre seres humanos e animais.

Clínica
Manifestações cutâneas
- Frequentemente **placas eritematosas de forma anelar**, pouco elevadas, parcialmente **descamativas e prurigino-sas**, com tendência de cura central, com **aumento progressivo do diâmetro** das bordas.

Classificação
- Tínea do couro cabeludo
  - Acomete o couro cabeludo, inicialmente com rubor leve ou falhas no couro cabeludo e descamação lamelar fina e lesões com "pontos pretos" (acúmulo de esporos na abertura do folículo piloso)
  - Na evolução, o couro cabeludo torna-se inflamado, com pústulas foliculares e secreção purulenta
  - Os pacientes podem apresentar febre, cefaleia e linfadenopatia
  - Complicações
    - Alopecia irreversível (rara, mais comumente alopecia reversível) e superinfecção por *S. aureus*.
- **Tínea (tinha) da barba**
  - Acomete os pelos da barba com micose eritematosa inflamatória que se estende profundamente, em parte com descamação e nódulos furunculoides
  - Os pacientes podem apresentar febre, cefaleia e linfadenopatia
- **Tínea (tinha) facial/corporal**
  - Acomete a pele glabra
- **Tínea (tinha) inguinal**
  - Frequentemente, ocorre a autoinoculação quando há tínea (tinha) dos pés com lesões nas regiões genital, glútea, inframamária e axilar, prega do cotovelo, região posterior dos joelhos
- **Tínea (tinha) das mãos**
  - Inicialmente é unilateral, depois acomete frequentemente ambas as mãos, como erupção disidrosiforme com vesículas pruriginosas
- **Tínea (tinha) dos pés** (micose dos pés)
  - Forma interdigital – espaços interdigitais macerados, descamativos, pruriginosos, posteriormente com ero-sões úmidas/rágades
  - Forma escamosa hiperqueratótica – planta dos pés hi-perqueratóticas, descamativas e eritematosas
  - Forma vesicular disidrótica – plantas e dedos dos pés levemente eritematosos e pruriginosos, com vesículas
  - Forma bolhosa – formação de grandes bolhas

- **Tínea (tinha) das unhas** (onicomicose, micose da unha)
  - Acomete lâminas ungueais dos pés e das mãos, com coloração amarelada, podendo chegar à onicólise completa.

Fatores predisponentes
- Imunossupressão, diabetes melito, micose fungoide, idade avançada, predisposição genética, contato com pessoas/animais/objetos contaminados.

Diagnóstico diferencial
Eczema, psoríase vulgar, micose fungoide, pitiríase rosa, lúpus eritematoso cutâneo (LE cutâneo), parapsoríase em placas, intertrigo, eritrasma, foliculites bacterianas, foliculite por *Candida*, tuberculose cutânea coliquativa (escrofuloderma).

Diagnóstico
Anamnese e exame clínico.

Microbiologia
- Comprovação do fungo por meio de exame citológico a fresco (+ solução de hidróxido de potássio [KOH]) e cultura realizada a partir de amostras de escamas/fios de cabelo/pelos/unhas
- Dermatoscopia dos fios de cabelo na suspeita de tínea (tinha) do couro cabeludo para detectar "fios de cabelo em vírgula", o que indica alopecia.

Histopatologia
- Biópsia + coloração para fungos (p. ex., ácido periódico de Schiff [PAS] +, se necessário, reação da cadeia da polimerase.

Tratamento
Medidas terapêuticas gerais
- Em casos menos graves: tratamento tópico
- Quando não ocorre a cura: adicionar tratamento sistêmico
  - Eventualmente, tratar também o carreador assinto-mático (humano/animal).

Tratamento tópico
- Clotrimazol, miconazol, econazol, bifonazol, sertacona-zol, tioconazol, ciclopiroxolamina, naftifina, terbinafina, amorolfina
- Glicocorticoides em curto prazo para reduzir a inflamação.

Tratamento sistêmico
- Terbinafina, itraconazol, fluconazol, griseofulvina
  - Atenção: o tratamento sistêmico com antimicóticos é contraindicado para gestantes e lactantes.

Figura 4.1
a Tínea (tinha) da barba com placas erosivas descamativas.

b Tínea (tinha) inguinal.

c Tínea (tinha) corporal com placas múltiplas na coxa.

d Tínea (tinha) do couro cabeludo com alopecia inicial.

e Tínea (tinha) da unha com coloração marrom-alaranjada das unhas.

f Tínea (tinha) da unha com onicodistrofia.

g Tinea corporal com placas confluentes na perna.

62   Capítulo 4 Infecções Dermatológicas | Fungos

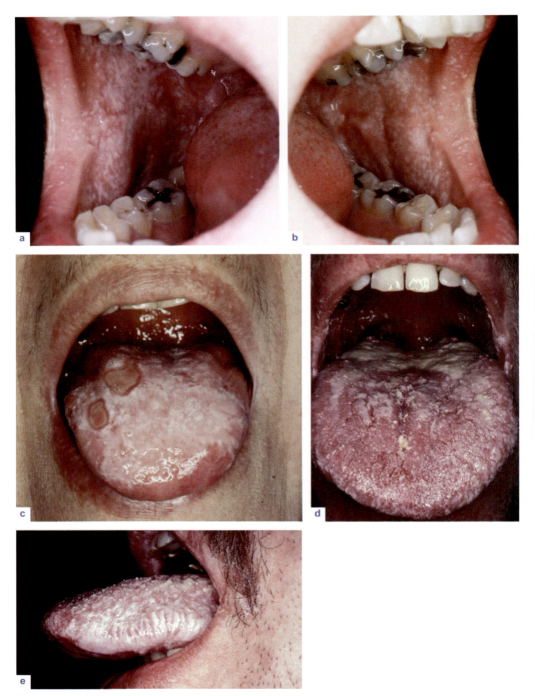

Figura 4.2 a-e

4.2 Candidíase da mucosa bucal

Sinônimo: "sapinho"

Epidemiologia
Ocorre em qualquer idade.

Etiopatogenia
Candidíase
- Principalmente por ***Candida albicans***.

Clínica
Candidíase pseudomembranosa aguda
- Placas esbranquiçadas parcialmente confluentes no palato e na mucosa das bochechas, da região lingual até o esôfago
  - As **placas** podem ser **retiradas** por meio de uma espátula (diagnóstico diferencial: leucoplaquia) sobre uma mucosa parcialmente erosiva
- Podem ocorrer distúrbios do paladar e da deglutição
- Principalmente em recém-nascidos e imunossuprimidos.

Candidíase eritematosa aguda
- Língua eritematosa com ardor, superfície brilhante e atrofia de papilas
- Geralmente, ocorre após candidíase pseudomembranosa
- Frequentemente associada com antibioticoterapia e infecção pelo HIV.

Candidíase atrófica crônica
- Também conhecida como "estomatite por dentadura", é resultado de sobrecarga mecânica no palato duro e na gengiva, com atrofia e lesão superficial de aspecto brilhante
- Possível desconforto.

Candidíase hiperplástica crônica
- Também conhecida como "leucoplaquia por *Candida*", consiste em placas brancas irregulares, principalmente na mucosa das bochechas e na língua
  - As **placas não são de fácil remoção** (diagnóstico diferencial: *candidíase pseudomembranosa aguda*)
  - Hipertrofia, atrofia, formação de edema
  - Atenção: excluir carcinoma (*in situ*).

Fatores predisponentes
- Ausência de dentes, próteses dentárias, falta de higiene bucal, abuso de nicotina
- Erosões, pênfigo vulgar, líquen rubro, imunossupressão, diabetes melito, produção deficitária de saliva.

Diagnóstico diferencial
Leucoplaquia oral, líquen plano oral, placas mucosas (sífilis, estágio secundário).

Diagnóstico
Anamnese e exame clínico.

Comprovação de fungo por meio de exame citológico a fresco e cultura.

Tratamento
Medidas terapêuticas gerais
- Higiene bucal
- Em casos leves
  - Inicialmente, tratamento tópico
- Na ausência de cura
  - Acrescentar tratamento sistêmico
  - Tratamento sistêmico precoce principalmente para pacientes imunossuprimidos.

Tratamento tópico
- Anfotericina B, nistatina, agentes azólicos

Tratamento sistêmico
- Fluconazol, itraconazol, voriconazol, posaconazol.

Figura 4.2

a, b Candidíase pseudomembranosa aguda da mucosa da cavidade bucal.

c Candidíase crônica hiperplástica, parcialmente erosiva, da língua.

d, e Candidíase crônica hiperplástica da língua.

64 Capítulo 4 Infecções Dermatológicas | Fungos

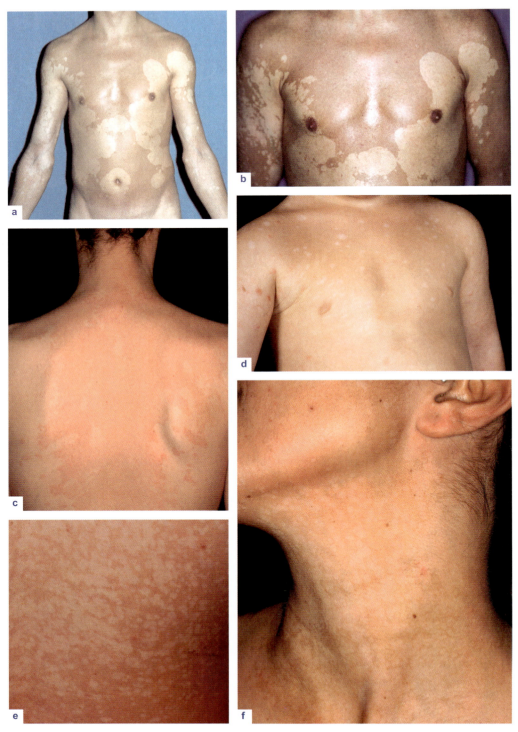

Figura 4.3 a-f

Capítulo 4 Infecções Dermatológicas | Fungos **65**

4.3 Pitiríase versicolor

Sinônimos: pitiríase flava, tínea (tinha) versicolor, "pano branco"

Epidemiologia
- Acomete principalmente adultos jovens no verão, é rara em crianças
- A evolução muitas vezes é recidivante
- Incidência: 1 a 4%
  - Em regiões tropicais, até 50% são afetados.

Etiopatogenia
Leveduras do gênero *Malassezia*
- Pouco contagiosas.

Clínica
Manifestações cutâneas
- Máculas **acastanhadas/marrons** a eritematosas, levemente pruriginosas, dependentes do tipo de pele, hipo/hiperpigmentadas, que aumentam de tamanho, em **parte confluentes**, com **descamação lamelar fina** (pitiriasiforme) quando raspadas
  - No verão, a hiperpigmentação parece ser hipopigmentada devido ao bronzeamento da pele circundante.

Fatores predisponentes
- Clima tropical, hiperidrose, desnutrição, predisposição familiar
- Curativos oclusivos, oleosidade excessiva da pele.

Complicações
- Evolução muitas vezes recidivante.

Diagnóstico diferencial
Eczema seborreico, pitiríase rósea, tínea (tinha) corporal, eritrasma, vitiligo, hiperpigmentação pós-inflamatória, morfeia, parapsoríase, micose fungoide, sífilis.

Diagnóstico
Anamnese e exame clínico.

Exame complementar
- Lâmpada de Wood
  - Fluorescência amarelada.

Microbiologia
- Comprovação direta do fungo
  - Exame citológico a fresco de fita adesiva com exame microscópico das escamas cutâneas/fungos ("espaguete com bolinhas de carne").

Histopatologia (raramente)
- Biópsia e coloração pelo ácido periódico de Schiff (PAS) para comprovar a existência de esporos e hifas no estrato córneo.

Tratamento
Medidas terapêuticas gerais
- Principalmente para melhoria do ponto de vista cosmético.

Tratamento tópico do corpo como um todo
- Imidazol/xampu de cetoconazol
- Solução de etoconazol.

Tratamento sistêmico para formas graves e recidivas
- Itraconazol
  - Alternativas: fluconazol, cetoconazol
  - Atenção: terbenafina não é efetiva, em decorrência da falta de secreção écrina pelas glândulas sudoríparas.

4

Figura 4.3

a   Pitiríase versicolor na região superior do corpo e dos braços.

b   *Close-up* da Figura 4.3 a.

c   Pitiríase versicolor na região superior das costas.

d   Pitiríase punctata na parte superior do corpo.

e, f   Pitiríase versicolor punctata.

5 Infecções Dermatológicas | Infecções Sexualmente Transmissíveis (ISTs)

5.1 Gonorreia, 69

5.2 Sífilis, 71

5.3 Linfogranuloma venéreo, 73

5.4 Cancro mole, 75

68 Capítulo 5 Infecções Dermatológicas | Infecções Sexualmente Transmissíveis (ISTs)

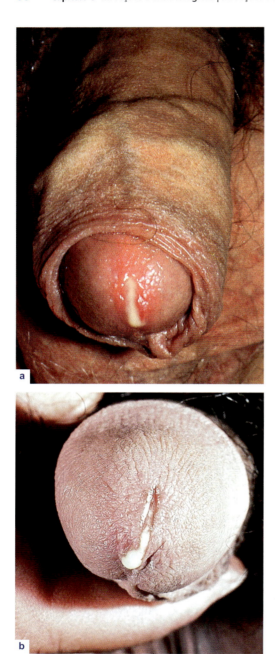

Figura 5.1 a-b

Capítulo 5 Infecções Dermatológicas | Infecções Sexualmente Transmissíveis (ISTs)

5.1 Gonorreia[1]

Sinônimo: blenorragia

Epidemiologia
Incidência: 2 a 10/100.000 habitantes/ano (segunda doença sexualmente transmissível mais frequente na Europa).

Etiopatogenia
Neisseria gonorrhoeae (diplococo gram-negativo)
- Proteínas OPA ligam-se a células cilíndricas epiteliais, danificando-as, o que impede uma reação imunológica.

Transmissão
- Principalmente durante a relação sexual
- Tempo de incubação: 1 a 14 dias.

Clínica
Até 50% dos pacientes não apresentam sintomas.

Homens
- **Uretrite gonorreica anterior com corrimento uretral e disúria**
  - Vermelhidão, edema e aderência das margens do óstio uretral externo
  - Gotejamento matinal (secreção purulenta pela manhã)
  - Balanopostite (inflamação da glande e do prepúcio)
  - Formação de abscesso das glândulas uretrais (abscesso de Littré) e do prepúcio (abscesso de Tyson-Drüsen)
  - Assintomática durante o dia
- **Uretrite gonorreica posterior** com **polaciúria** (aumento da frequência miccional) e **hematúria**
  - Formação de abscesso das glândulas bulbouretrais (glândulas de Cowper), eventualmente inflamação e estenose das glândulas de Cowper
  - Gonorreia ascendente com prostatite, funiculite, vesiculite, epididimite
  - Gonorreia retal com prurido anal, vermelhidão, dor, proctite, tenesmo, obstipação intestinal
  - Conjuntivite gonocócica do adulto com sensação de queimação, prurido, fotofobia, lacrimejamento.

Mulheres
- **Cervicite gonorreica**, frequentemente com **uretrite**, **aumento do corrimento** (branco-amarelado) e eventualmente corrimento uretral
  - Polaciúria e disúria (dor à micção)
  - Colo do útero eritematoso e edemaciado, tendendo a sangramentos leves
- Cistite bacteriana, menorragia, bartolinite, abscesso da glândula de Bartholin, metrorragia
- Gonorreia ascendente com salpingite, anexite, endometrite, pelviperitonite, peri-hepatite
- Gonorreia retal geralmente assintomática
- Conjuntivite gonocócica do adulto com sensação de queimação, prurido, fotofobia, lacrimejamento.

Gestação
Parto prematuro, corioamnionite, aborto.

Crianças
- Corrimento uretral purulento, prurido, disúria, constipação intestinal, perda de apetite e de sono
- Atenção: é importante considerar abuso sexual.

Recém-nascidos
- Conjuntivite gonocócica neonatal com edema palpebral, dores, glaucoma secundário e cegueira.

Locais preferidos
- Mucosas do sistema urogenital, do canal anal, dos ductos excretores genitais, canal cervical, e da faringe e conjuntivas.

Fatores predisponentes
- Contato sexual, múltiplos parceiros sexuais, parto vaginal (contato direto com mucosas, raramente se dá por transmissão indireta).

Complicações
- Esterilidade
- Infecção gonocócica disseminada, com febre, mono/poliartrite aguda e manifestações cutâneas vasculares
- Multidrogarresistência (MDR) decorrente de trocas de DNA e mutações.

Diagnóstico diferencial
Uretrite por *Chlamydia*, uretrite não gonocócica e não por *Chlamydia*, colpite por *Trichomonas*, micose genital, herpes genital.

Em caso de epididimite: torsão do funículo espermático, tumor testicular, orquite causada pelo vírus da caxumba.

Diagnóstico
Anamnese e exame clínico.

Microbiologia
- Esfregaço uretral/anal/faríngeo/pústula/punção articular e **reação em cadeia da polimerase** (eventualmente, exame citológico a fresco/cultura)
- Atenção: coleta após pelo menos 4 horas sem urinar.

Tratamento
- Na gonorreia não complicada
  - Ceftriaxona +azitromicina
  - 7 dias de abstinência sexual após término do tratamento e exames de controle após 14 dias
  - Exame de todos os parceiros sexuais dos últimos 2 meses.

Profilaxia
- Pomada oftalmológica de eritromicina 0,5%/pomada oftalmológica de tetraciclina 1% para crianças expostas.

---

[1]N.R.T.: No Brasil, ver o protocolo clínico e as diretrizes terapêuticas para atenção integral às pessoas com infecções sexualmente transmissíveis (ISTs) no *site* do Ministério da Saúde. Disponível em: https://www.gov.br/aids/pt-br/centrais-de-conteudo/pcdts/2022/ist/pcdt-ist-2022_isbn-1.pdf/view. Acesso em: 09 mar. 2023.

Figura 5.1

a Gota matinal junto ao óstio uretral externo com vermelhidão adjacente na gonorreia [M174].

b Gota matinal junto ao óstio uretral externo na gonorreia [E963].

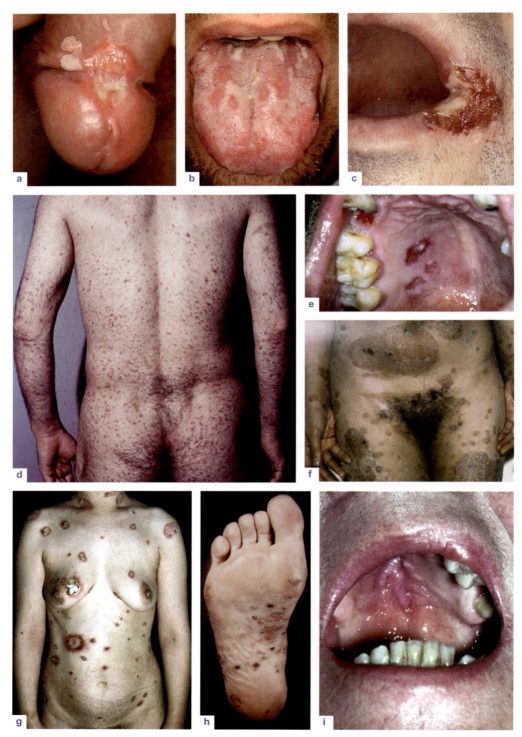

Figura 5.2 a-i

Capítulo 5 Infecções Dermatológicas | Infecções Sexualmente Transmissíveis (ISTs)

5.2 Sífilis[2]

Sinônimos: lues, cancro duro

Epidemiologia
- Ocorrência: mundial
- Incidência geral: 5,1/100.000 habitantes/ano (Europa).

Etiopatogenia
Treponema pallidum (espiroqueta em formato de saca-rolhas): patógeno humano sem reservatório animal – contaminação através de soluções de continuidade em pele/mucosas
- Tempo de incubação: 10 dias a 3 meses.

Clínica
Estágio primário (sífilis precoce) menos de 1 ano de evolução (assintomática em 15 a 30% dos casos)
- **Cancro duro** (infecção primária): pápula indolor ulcerada, marrom-eritematosa, bem-delimitada, principalmente nas regiões genital (perianal), anal e oral, com linfadenopatia/linfadenite que apresenta remissão espontânea após 3 a 10 semanas.

Estágio secundário (sífilis precoce) desenvolve-se em até 1 ano após o estágio primário ou durante a infecção primária
- **Exantema sifilítico:** exantema maculopapular, exantema psoriasiforme
- **Sífilis maligna:** ulcerações ovais papulopustulosas bem-delimitadas e crostas hemorrágicas (pênfigo sifilítico), principalmente em pacientes imunossuprimidos, com redução do estado geral de saúde; alguns sinais/sintomas são febre e artralgias
- **Roséola sifilítica** (exantema inicial): simétrico, maculopapular discreto, exantema acentuado no tronco e nos cotovelos, com 5 a 20 mm, sifilides hiperqueratóticas frequentemente também nas palmas das mãos e plantas dos pés
- **Placas mucosas:** pápulas brancas ou placas com erosões indolores/úlceras nas mucosas orofaríngea e genital
- **Condilomas planos:** pápulas de base larga, cinza-esbranquiçadas maceradas nas regiões genital, facial e interdigital
- **Hiperqueratose, paroníquias sifilíticas** (pregas ungueais), **corona veneris** (lesão papular da sífilis secundária localizada na região posterior do pescoço ou na zona marginal do escalpe), **leucodermia específica** (híper/despigmentação pós-inflamatória), **rágades infecciosas** do ângulo bucal, **tonsilite sifilítica** (tonsilas esbranquiçadas, indolores e sem febre), **alopecia difusa específica** (queda de cabelo difusa reversível), **alopecia areolar sifilítica** (perda de cabelo, de pelos da barba, pelos pubianos e sobrancelhas), **periostite sifilítica** (dor óssea).

Estágio terciário (sífilis tardia): mais de 1 ano da infecção + manifestações orgânicas
- Atenção: os pacientes não são infecciosos e não há comprovação de patógenos
- **Sifílides tuberosas:** pápulas marrons bem-delimitadas, granulomatosas, inflamatórias e indolores, parcialmente com hiper/despigmentações, ulcerações, necroses
- **Goma sifilítica:** formação de nódulos e necroses tissulares com liquefação e destruição das estruturas circundantes, como músculos e ossos, além de abóbada palatina, assoalho nasal, perfuração do septo nasal
- **Sífilis cardiovascular:** endarterite obliterante (comprometimento dos *vasa vasorum*) seguida de necrose da parede da aorta, fibrose da parede da aorta e insuficiência da valva aórtica/aneurisma da aorta/estenose dos óstios das artérias coronárias até infarto agudo do miocárdio.

Estágio quaternário (sífilis tardia) mais de 1 ano de evolução
- **Neurossífilis tardia** com *tabes dorsalis* (ataxia locomotora), meningite sifilítica, paralisia progressiva
- Atenção: neurossífilis precoce (cefaleia, meningite, meningovasculite) pode se manifestar em qualquer época dos estágios primário/secundário.

Fatores predisponentes
- Relações sexuais, múltiplos parceiros sexuais, transmissão vertical.

Complicações
- Parto prematuro, natimortos, sífilis congênita (recém-nascidos e lactentes), sífilis congênita tardia (a partir dos 3 anos)
  - Atenção: tríade de Hutchinson, consistindo em dentes incisivos anômalos, hipoacusia e ceratite parenquimatosa.

Diagnóstico diferencial
Herpes genital, cancro mole, granuloma inguinal, linfogranuloma venéreo (LGV), doença de Behçet, exantema medicamentoso, condiloma acuminado, psoríase, exantemas virais, aftas, micose fungoide.

Diagnóstico
- Anamnese e exame clínico.
- Comprovação do patógeno
  - Campo escuro/microscopia de contraste de fase, imunofluorescência direta, reação em cadeia da polimerase
- Testes treponêmicos
  - Anticorpo IgM comprovável em 2 semanas e anticorpo IgG após 4 semanas decorridas da infecção
    - Atenção: anticorpo IgG pode permanecer positivo ("cicatriz sorológica") durante toda a vida
  - EIA (ensaio imunoenzimático), teste de aglutinação do *Treponema pallidum* (**TPHA**), ensaio imunológico quimioluminescente magnético (CMIA)
- Testes não treponêmicos
  - **VDRL** (*Venereal disease research laboratory*): titulagem = atividade da doença, controle terapêutico
- Índice ITpA (*Intrathecal T. pallidum Antibody Index*) na suspeita de neurossífilis (produção intratecal de anticorpos contra *Treponema pallidum*)
  - Quociente soro/líquido cerebrospinal de títulos de anticorpos contra *Treponema pallidum*.

Tratamento
Tratamento sistêmico
- Penicilina (nenhuma resistência conhecida até hoje)
- Alternativas: doxiciclina, ceftriaxona
- Reação de Jarisch-Herxheimer
  - Reação imunológica aguda (febre, calafrios, taquicardia) autolimitada nas primeiras 24 horas após o tratamento com antibióticos, sobretudo penicilinas.

Profilaxia
- Sexo seguro, triagem durante a gestação (não existe vacina).

Figura 5.2
a Cancro duro no pênis, sífilis.

b Placas brancas na língua, sífilis.

c Ângulos infecciosos nos lábios, sífilis.

d Roséola sifilítica no dorso e nos membros superiores, sífilis

e Placas brancas no palato duro, sífilis.

f Sifilides tuberosas múltiplas com placas e hiperpigmentação, sífilis.

g Sífilis maligna com múltiplas ulcerações e formação de crostas.

h Sífilis maligna com ulcerações plantares pápulo/pustulosas.

i Transformação inicial nodular do palato duro, sífilis.

---

[2]N.R.T.: No Brasil, a sífilis (formas adquirida, congênita e em gestante) é doença de notificação compulsória (ver https://www.gov.br/saude/pt-br/composicao/svsa/notificacao-compulsoria).

Capítulo 5 Infecções Dermatológicas | Infecções Sexualmente Transmissíveis (ISTs)

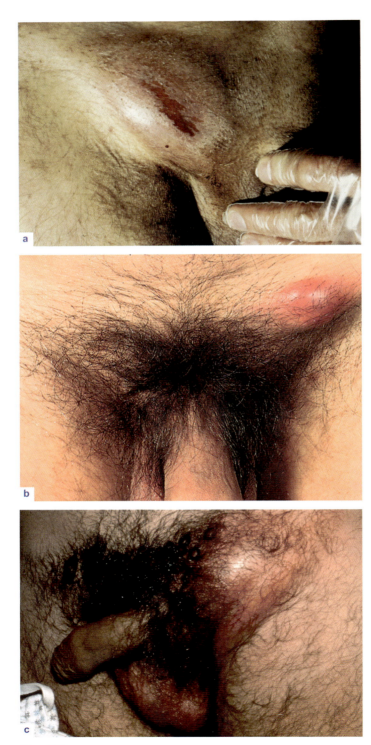

Figura 5.3 a-c

5.3 Linfogranuloma venéreo

Sinônimos: linfogranuloma inguinal, LGV, "mula"

Epidemiologia
- Acomete mais homens do que mulheres (20:1)
- Principalmente em regiões tropicais, raramente na Europa.

Etiopatogênese
Chlamydia trachomatis (obrigatoriamente intracelular)
- Biovariantes
  - Sorotipos A–C: Trachom-Biovar
  - Sorotipos D–K: infecções urogenitais por clamídia
  - **Sorotipos L1–L3**: biovariante do linfogranuloma venéreo (disseminação precoce no sangue, líquido cerebrospinal, baço)
- Formas de desenvolvimento
  - Corpos elementares: extracelulares e infecciosos; penetram na célula do hospedeiro
  - Corpo reticular: intracelular e replicativo; fase de multiplicação e destruição da célula hospedeira.

Transmissão
- Principalmente durante o ato sexual
- Tempo de incubação: 2 a 6 semanas.

Clínica
Estágio I
- 2 a 6 semanas após a infecção
- Lesão primária: pápula inflamatória → pápula vesicular → papulopústula → ulceração
- Cura espontânea após 10 a 14 dias.

Estágio II
- 24 horas após o aparecimento da lesão primária
- **Bubões**: linfonodos inflamatórios, principalmente inguinais unilaterais com rubor cutâneo e dor
  - Sulcos: retrações decorrentes de fusões de linfonodos
    - Formação de abscesso, perfuração, fístulas e formação de cicatrizes
- Leucocitose, posteriormente linfocitose
- Sinais/sintomas associados: febre, falta de apetite, perda de peso, artralgias, eritemas, exantemas, cefaleia.

Estágio III
- No decorrer dos anos
- **Elefantíase genitoanorretal ulcerosa**
  - Linfedema da genitália externa
  - Abscessos genitais/anais, fístulas, fibrose, retração e ulcerações
- **Complexo de sinais/sintomas anorretais**
  - Infecção genital
  - Sinais/sintomas anorretais: linfadenopatia, redução da luz/estenose do intestino terminal, fístulas, hemorroidas

Complicações
- Comprometimento anorretal
  - Acometimento retal com dor, sangramento, tenesmo, diarreia ou constipação intestinal
  - Diagnóstico diferencial: doença intestinal inflamatória (DII) – *diferenciação clínica impossível*
- Conjuntivite, meningoencefalite, hepatoesplenomegalia, esterilidade em mulheres.

Fatores predisponentes
- Relações sexuais, múltiplos parceiros sexuais.

Locais preferidos
- Glande do pênis, prepúcio, uretra, vulva, vagina, colo do útero, reto.

Diagnóstico diferencial
Estágio I: cancro mole, sífilis, HSV, CMV
Estágio II: HSV, sífilis, tuberculose, peste, tularemia
Estágio III: doença inflamatória intestinal, infecções.

Diagnóstico
Anamnese e exame clínico.

Microbiologia
- Reação em cadeia da polimerase/reação em cadeia da ligase (LCR)/ensaio de amplificação mediado por transcrição (TMA) após esfregaço e genotipagem específica para *Chlamydia trachomatis*
- Atenção: não é possível detectar patógeno por meio de microscopia óptica/cultura.

Tratamento
Medidas terapêuticas gerais
- Estágios I e II: antibiótico
- Estágio III: primariamente sintomático/paliativo.

Tratamento sistêmico
- Doxiciclina: Sorotipos D-K e L1-L3
- Eritromicina: Sorotipos D-K e L1-L3 na gestação
- Azitromicina: Sorotipos A-C e D-K e L1-L3, também na gestação.

Profilaxia
- Sexo protegido.

Figura 5.3

a Lesão plana e erosiva com edema da região inguinal direita, linfogranuloma venéreo.

b Tumefação eritematosa arredondada na região inguinal esquerda, linfogranuloma venéreo [M174]

c Edema eritematoso extenso da região inguinal esquerda, linfogranuloma venéreo [E511].

74 Capítulo 5 Infecções Dermatológicas | Infecções Sexualmente Transmissíveis (ISTs)

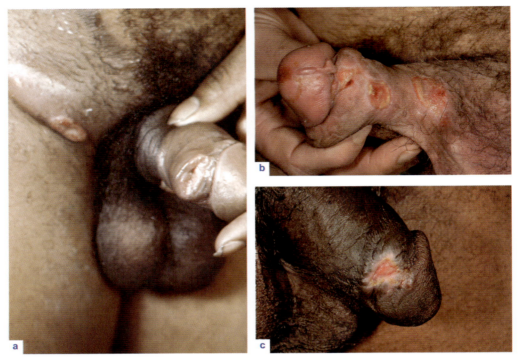

Figura 5.4 a-c

5.4 Cancro mole[3]

Sinônimos: cancro venéreo cancroide, cancro de Ducrey

Epidemiologia
- Homens são mais acometidos do que mulheres (10:1)
- Principalmente em regiões tropicais.

Etiopatogenia
Haemophilus ducreyi (bastonetes gram-negativos).

Transmissão
- Principalmente durante relações sexuais e transmissão indireta (secreções corporais, fômites)
- Tempo de incubação: 2 a 10 dias.

Clínica
Manifestação cutânea primária
- **Pápula** inflamatória eritematosa passando a **pústula** e úlcera mole **dolente** com fundo fibrinoso amarelo e bordas colabadas
  - Sem cura espontânea.

Bubão
- Após 1 a 2 semanas
- Linfadenopatia inguinal, dolorosa à palpação, com linfadenite e supuração
  - Abscesso de linfonodo, formação de fístulas, infecção e ulcerações.

Fatores predisponentes
- Relação sexual, múltiplos parceiros sexuais, microlesões na pele/mucosas.

Locais preferidos
- Prepúcio, sulco balanoprepucial, frênulo do prepúcio, glande, lábios do pudendo, região ao redor da uretra, vagina, colo do útero, comissura posterior.

Complicações
- Abscesso na raiz do pênis
- Coinfecções frequentes por *Neisseria gonorrhoeae*, *Treponema pallidum*, HIV.

Diagnóstico diferencial
Cancro duro (sífilis), HSV, linfogranuloma venéreo, úlcera por citomegalovírus (CMV), eritema multiforme, úlcera vulvar aguda, balanopostite ulcerosa, piodermia cancriforme.

Diagnóstico
Anamnese e exame clínico.

Exame citológico a fresco
- Comprovação de *Haemophilus ducreyi* por meio de coloração de Giemsa/coloração de Gram/impregnação por prata
- Baixas sensibilidade e especificidade
  - Melhoram com emprego adicional de imunofluorescência.

Comprovação por meio de cultura
- Para assegurar o diagnóstico (cresce em ágar-chocolate).

Histopatologia
- Comprovação de *Haemophilus ducreyi* por meio de coloração Giemsa/coloração de Gram/impregnação por prata de amostras da úlcera
  - Bastonetes gram-negativos (vermelhos).

Tratamento
Tratamento tópico
- Antissépticos.

Tratamento sistêmico
- Azitromicina
  - Alternativas: ceftriaxona, ciprofloxacino, eritromicina.

Tratamento cirúrgico
- Postectomia em caso de fimose
- Aspiração de pus de linfonodos muito aumentados de tamanho (bubões).

Profilaxia
- Relações sexuais protegidas
  - Atenção: os parceiros sexuais têm de ser examinados e, se necessário, tratados.

---

[3]N.R.T.: No Brasil, ver o protocolo clínico e as diretrizes terapêuticas para atenção integral às pessoas com infecções sexualmente transmissíveis (ISTs) no *site* do Ministério da Saúde. Disponível em: https://www.gov.br/aids/pt-br/centrais-de-conteudo/pcdts/2022/ist/pcdt-ist-2022_isbn-1.pdf/view. Acesso em: 09 mar. 2023.

Figura 5.4

a Ulcerações na região inguinal direita e no corpo do pênis, cancro mole [J974-006].

b Várias ulcerações bem-delimitadas no pênis, cancro mole.

c Ulceração no pênis, cancro mole.

6 Infecções Dermatológicas | Outros Patógenos

6.1 Leishmaniose cutânea, 79

6.2 Pediculose, 81

6.3 Miíase, 83

6.4 Escabiose, 85

6.5 Larva *migrans* (cutânea), 87

Capítulo 6 Infecções Dermatológicas | Outros Patógenos

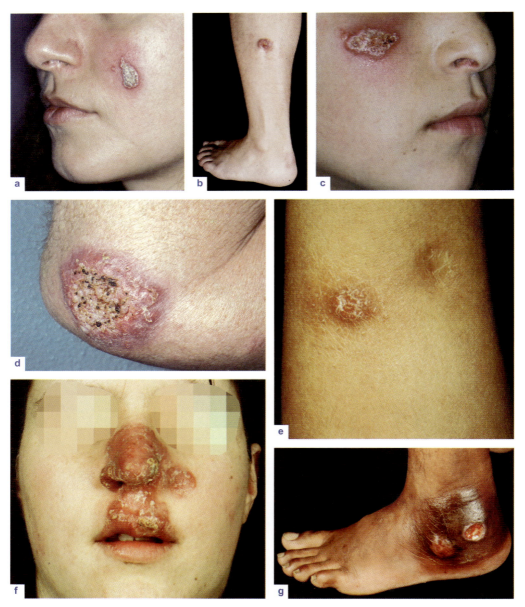

Figura 6.1 a-g

Capítulo 6 Infecções Dermatológicas | Outros Patógenos

6.1 Leishmaniose cutânea[1]

Sinônimos: leishmaniose tegumentar americana (LTA)

Epidemiologia
- Principalmente nos trópicos, nas regiões subtropicais e no Mediterrâneo[2]
- Prevalência: 12 milhões (mundialmente)
- Incidência: 1,6 milhões/ano (mundialmente).[3]

Etiopatogenia
Gênero **Leishmania** (protozoários)
- Transmissão pela picada das fêmeas de **flebotomíneos**. Esses insetos têm hábitos noturnos (do início da noite até a madrugada), com altura de voo de no máximo 3 m; raramente ocorre transmissão por transfusão de sangue/transmissão vertical
  - Forma promastigota: penetram nos fagócitos (pele), tornam-se formas amastigotas maduras intracelulares que são liberadas e infectam outras células
- Leishmaniose cutânea
  - Imunidade vitalícia específica do parasita após a cura da infecção. Os reservatórios da LTA incluem marsupiais, roedores, edentados, quirópteros e canídeos silvestres. Não há evidências científicas que comprovem a participação dos animais domésticos (cães e gatos) no ciclo de transmissão da LTA, sendo considerados hospedeiros acidentais da doença
  - Atenção: para a leishmaniose visceral, até agora não existem imunidades conhecidas.

Clínica
Manifestações cutâneas
- Semanas a meses após a picada
- **Pápula eritematosa que aumenta em tamanho** com **borda bem-definida** e **ulceração** central dolorosa
  - Nódulos cutâneos satélites na área de drenagem linfática
- Cura espontânea após 6 a 12 meses com formação de cicatriz.

Fatores predisponentes
- Férias em regiões endêmicas (dermatose de viagem), imunossupressão (p. ex., infecção pelo HIV).

Locais preferidos
- Áreas cutâneas que não estão protegidas pelas vestimentas, tais como braços, membros inferiores, cabeça, pescoço.

Formas de desenvolvimento
- Leishmaniose cutânea solitária/localizada
- Leishmaniose cutânea atípica/difusa/múltipla
- Leishmaniose cutânea recidivante
- Leishmaniose cutânea crônica (persistente/recidivante) com baixa sensibilidade
- Leishmaniose mucocutânea com grave acometimento das mucosas.

Complicações
- Reativação em caso de imunossupressão
- Superinfecções bacterianas
- Crescimento invasivo.

Diagnóstico diferencial
Micobacterioses, sífilis, infecção por estafilococos, linfomas, carcinomas espinocelulares, piodermia gangrenosa.

Diagnóstico
Anamnese e exame clínico.

Comprovação direta do agente causal por biópsia/fluido tissular
- Microscopia/cultura/reação em cadeia da polimerase
  - Reação em cadeia da polimerase /sequenciamento de DNA para diferenciar a espécie.

Histopatologia
- Infiltrado inflamatório com linfócitos, plasmócitos e histiócitos com detecção do patógeno por meio de coloração de Giemsa
- (**Diagnóstico diferencial:** *linfoma maligno de células B – a diferenciação histológica pode ser difícil*).

Tratamento
Medidas terapêuticas gerais
- Atenção: a maioria dos medicamentos sistêmicos efetivos contra a leishmaniose **não é aprovada** na Alemanha.[4] No Brasil, o tratamento é fornecido gratuitamente pelo SUS (Sistema Único de Saúde).

Tratamento tópico
- Paromomicina, antimoniais. Para a leishmaniose cutânea (LC), as novas orientações recomendam, para pacientes com 1 a 3 lesões com diâmetro ≤3 cm, o uso intralesional de antimoniais (recomendação forte) ou termoterapia (recomendação condicional).[5]

Intervenções terapêuticas
- Termo/crioterapia.

Tratamento sistêmico
- Dependente da espécie de leishmaniose e sua expressão
- Para pacientes que precisam de tratamento sistêmico, a recomendação é o uso de miltefosina (recomendação forte) ou pentamidina (recomendação condicional e somente para pacientes com lesões causadas por *L. guyanensis*).[6]

Profilaxia
- Redes de proteção contra mosquitos, quartos de dormir sempre em andares mais altos do que o primeiro andar, cobrir a pele com roupas.

Figura 6.1

a Ulceração com borda bem-definida e elevada na bochecha, leishmaniose cutânea.

b Ulceração com borda bem-definida na panturrilha, leishmaniose cutânea.

c Ulceração com borda bem-definida e elevada na bochecha, leishmaniose cutânea.

d Ulceração com borda bem-definida no antebraço, leishmaniose cutânea.

e Nódulo eritematoso com descamação no antebraço, leishmaniose cutânea.

f Edema eritematoso plano e crostas no nariz e no lábio superior, leishmaniose cutânea.

g Nódulo eritematoso inflamatório e ulceração no pé, leishmaniose cutânea.

---

[1]N.R.T.: Para mais informações, ver a 2ª edição (2022) das Diretrizes para o Tratamento das Leishmanioses nas Américas. Disponível em: https://www.gov.br/saude/pt-br/centrais-de-conteudo/publicacoes/svsa/leishmaniose/3-leishmaniose-nas-americas-recomendacoes-para-o-tratamento/view. Acesso em: 13 mar. 2023.

[2]N.R.T.: A leishmaniose cutânea é endêmica em 87 países. Em 2020, mais de 85% dos novos casos ocorreram em apenas 10 países: Afeganistão, Argélia, Brasil, Colômbia, Irã, Iraque, Líbia, Paquistão, Síria e Tunísia.

[3]N.R.T.: No Brasil, a LTA é uma doença de notificação compulsória, portanto, todo caso confirmado deve ser notificado e investigado pelos serviços de saúde, por meio da ficha de investigação padronizada pelo Sistema de Informação de Agravos de Notificação (SINAN). Disponível em: http://portalsinan.saude.gov.br/notificacoes. Acesso em: 13 mar. 2023.

[4,5,6]Para mais informações, ver as novas recomendações para o tratamento das leishmanioses nas Américas. Disponível em: https://dndial.org/releases/2022/novas-recomendacoes-para-o-tratamento-das-leishmanioses-nas-americas/. Acesso em: 27 fev. 2023.

80 **Capítulo 6** Infecções Dermatológicas | Outros Patógenos

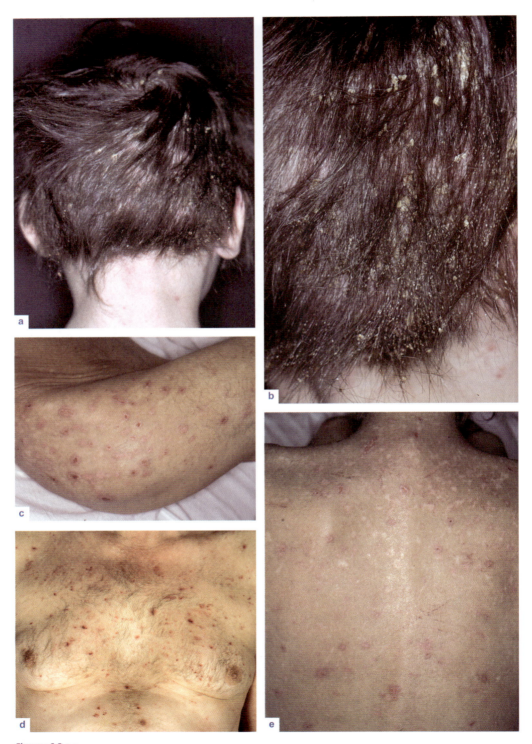

Figuras 6.2 a-e

Capítulo 6 Infecções Dermatológicas | Outros Patógenos **81**

6.2 Pediculose

Sinônimo: infestação por piolhos

Epidemiologia
Incidência: 1 a 1,5 milhão/ano.

Etiopatogenia
Ectoparasitas permanentes do ser humano
- **Piolho da cabeça** (*Pediculus humanus capitis*): transmissão entre seres humanos
- **Piolho de roupa** (*Pediculus humanus corporis*): Transmissão entre seres humanos ou por meio de tecidos/roupas
- **Piolho dos pelos pubianos** (*Phthirus pubis*): transmissão entre seres humanos ou por meio de tecidos/roupas.

As lêndeas (ovos fertilizados de piolho) ficam presas nos fios de cabelo/pelos pubianos (piolho da cabeça/piolhos pubianos)
- A eclosão das larvas ocorre após 8 dias, e a maturidade sexual depois de 2 a 3 semanas
- As larvas sugam sangue e podem ficar até uma semana sem se alimentar.

Clínica
Pediculose da cabeça
- Pápulas eritematosas, pruriginosas e urticariformes desencadeadas pela picada (eczema do piolho, principalmente na região da nuca)
- Fatores predisponentes
  - Frequentar escola, sobretudo ensino básico, cabelos longos, condições insalubres de moradia
- Locais preferidos
  - **Fios de cabelo,** principalmente retroauricular, mais raramente barba e pelos pubianos
- Complicações
  - Infecções secundárias com linfadenite e formação de abscesso.

Pediculose corporal
- Pápulas eritematosas e pruriginosas, semelhantes à urticária, com escoriações, liquenificação, cicatrizes
- Fatores predisponentes
  - Pessoas em situação de rua, regiões de guerra/pobreza
- Locais preferidos
  - **O corpo como um todo**
- Complicações
  - Transmissão via piolhos na roupa: febre maculosa (*Rickettsia prowazekii*), febre das trincheiras (*Rickettsia quintana*), febre recorrente (*Borrelia recurrentis*)
  - *Cutis vagantium* (pele de vagabundo) devido ao acometimento crônico por piolhos (encontrada principalmente em pessoas sem-teto), eczemas, impetigo, escoriações, úlceras, cicatrizes, hiperpigmentação.

Pediculose pubiana
- Mácula cerúlea por degradação de hemorragias marrom-azuladas, do tamanho de lentilhas (e prurido)
- Fatores predisponentes
  - Contato físico próximo, compartilhamento de vestimentas

- Locais preferidos
  - Área de glândulas sudoríparas apócrinas, principalmente nos pelos da *axila* ou *pubianos*
  - Em crianças, principalmente nas **sobrancelhas** e nos **cílios**.

Diagnóstico diferencial
Pediculose da cabeça: psoríase capilar (seborreica), eczema da cabeça, impetigo contagioso.

Pediculose corporal: eczema, escabiose, prurido do idoso/prurido diabético, dermatite herpetiforme.

Diagnóstico
Anamnese e exame clínico.

Pediculose da cabeça
- Comprovação direta dos piolhos/das lêndeas (ovos semelhantes a escamas colados aos cabelos) ao usar pente-fino

Pediculose corporal
- Comprovação direta de piolhos/lêndeas nas roupas.

Pediculose pubiana
- Comprovação direta de piolhos/lêndeas na região pubiana.

Tratamento
Pediculose da cabeça
- Raspagem dos pelos/cabelos, aplicação de inseticida no 1° e no 10° dias, pentear o cabelo usando água e pente-fino, controle no 17° dia, lavar as roupas em temperatura acima de 60° C
  - **Dimeticona** (polidimetilsiloxano) → efeito físico por meio de fechamento de todas as aberturas
  - Permetrina, aletrina (piretroides) ou piretrina
  - Neurotoxinas por meio de bloqueio do canal de sódio
    - Mutações pontuais podem resultar em resistência aos fármacos.

Pediculose corporal
- Lavar roupas em temperaturas superiores a 50° C.

Pitiríase
- Depilar (exceto as sobrancelhas)
- Aletrina (piretroides), butóxido de piperonila, piretrina
  - Atenção: em crianças, pode ocorrer conjuntivite tóxica irritativa quando a aplicação é feita nas sobrancelhas/nos cílios. A alternativa é retirar mecanicamente com pinça.

Figura 6.2
a Pediculose da cabeça com múltiplas lêndeas e escamas.

b *Close-up* da Figura 6.2 a.

c Múltiplas placas eritematosas, escoriadas e cicatrizadas em quadril e coxa.

d Múltiplas pápulas eritematosas e escoriadas na parte superior do corpo.

e Múltiplas escoriações e cicatrizes hipopigmentadas no dorso, pediculose corporal.

82 Capítulo 6 Infecções Dermatológicas | Outros Patógenos

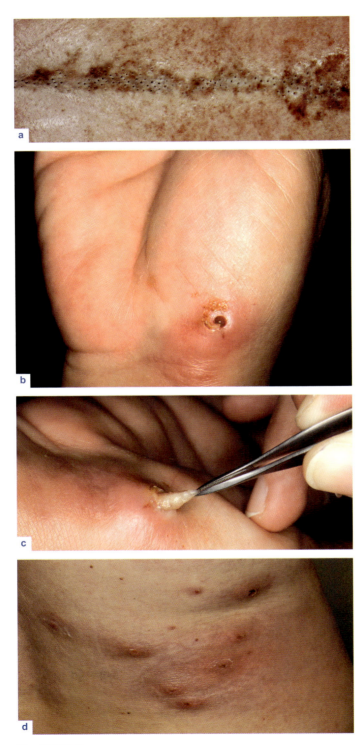

Figuras 6.3 a-d

Capítulo 6 Infecções Dermatológicas | Outros Patógenos **83**

6.3 Miíase

Sinônimo: berne

Epidemiologia

Ocorre principalmente em regiões tropicais, mas também na Europa.

Etiologia

Larvas de moscas, tais como *Dermatobia hominis* (endêmica no México tropical, na América do Sul e na América Central), *Cordylobia anthropophaga* (endêmica na África subsaariana)
- Mais frequentemente são acometidos animais domésticos e mamíferos, como bovinos, ovelhas, cavalos, cervos etc.
- Seres humanos podem ser acometidos
  - Possível infestação de seres humanos
    - Miíase externa (miíase das feridas)
    - Miíase *migrans* linear
    - Miíase furunculoide.

Clínica

Classificação
- Acometimento cutâneo
  - **Miíase externa**
    - Larvas penetram em feridas abertas
    - Larvas podem, se necessário, ser utilizadas terapeuticamente para desbridamento ("biocirurgia" com larvas de *Lucillia sericata*)
  - Miíase linear *migrans*
    - As larvas se enterram sob a pele formando túneis, como a larva *migrans*
  - Miíase furunculoide
    - As larvas penetram sob a pele formando módulos dolorosos, com ulcerações centrais e eritema circundante.

Fatores predisponentes
- Férias em regiões tropicais
- Processamento de animais selvagens abatidos (caçadores)
- Criação de animais.

Diagnóstico diferencial

Larva *migrans*, furúnculo, carbúnculo, traumatismo.

Diagnóstico

Anamnese e exame clínico
- Relato de viagem e história ocupacional.

Tratamento

Tratamento cirúrgico
- Retirada com pinça.

Tratamento tópico
- Vaselina para fechar a abertura da pele por onde as larvas respiram.

Figura 6.3

a Múltiplas aberturas cutâneas de cor escura, miíase cutânea.

b Miíase furunculoide com ulceração na palma da mão.

c Retirada de uma larva na miíase cutânea da palma da mão.

d Miíase furunculoide com ulcerações múltiplas na região lombar.

84 Capítulo 6 Infecções Dermatológicas | Outros Patógenos

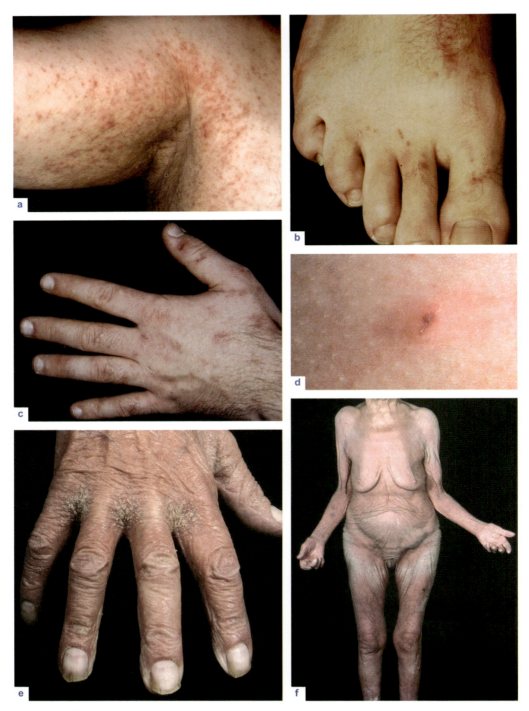

Figuras 6.4 a-f

Capítulo 6 Infecções Dermatológicas | Outros Patógenos

6.4 Escabiose

Sinônimo: sarna

Epidemiologia
Incidência: 200 a 400 milhões de casos/ano (mundialmente).

Etiopatogênese
Sarcoptes scabiei, do tipo *hominis*
- Ser humano como único hospedeiro; os ácaros sobrevivem somente cerca de 3 dias fora do ser humano
- Deposição dos ovos é intraepidérmica (2 a 3 ovos/dia)
- As fêmeas dos ácaros vivem intraepidermicamente e se acumulam no final do trajeto intraepidérmico
- Larvas, ninfas e os ácaros machos vivem sobre a pele.

Clínica
Manifestações cutâneas
- **Lesões** eritematosas, levemente elevadas, **pruriginosas**, em formato de vírgula, com alguns milímetros de comprimento que são o trajeto dos ácaros e os locais onde se acumulam, com escoriações
  - Infecção primária: o prurido começa após 3 a 6 semanas
  - Reinfecção: o prurido começa após 24 horas
  - O prurido ocorre principalmente à noite, aumentando em intensidade por causa do calor/debaixo do cobertor
  - Couro cabeludo, face, palmas das mãos e plantas dos pés em geral não são afetados em adultos, mas pode ser possível em lactentes
- Eczema generalizado
  - Como reação aos excrementos de ácaros e suas carcaças, ocorrem prurido, pápulas, escoriações, crostas
- **Eczema pós-escabiose**
  - Prurido com duração de até 4 semanas como reação aos restos intracutâneos dos ácaros.

Fatores predisponentes
- Contato corporal próximo (abraços, contato sexual)
- Campos de refugiados
- Mais raramente, por meio de tecidos e roupas.

Locais preferidos
- **Interdigital**, palmas das mãos, superfície volar das articulações das mãos, região genital.

Complicações
- **Sarna crostosa** (escabiose noruequesa)
  - Queratoses maciças acinzentadas principalmente nas articulações dos membros com eritrodermia
  - Infestação grave com muitos milhões de ácaros, especialmente em pacientes imunossuprimidos (em uso de glicocorticoides, infecção pelo HIV, linfomas, leucemias etc.)
    - Atenção: alta infecciosidade.

Diagnóstico diferencial
Eczema atópico, exantema pruriginoso, eczema de contato, tínea (tinha), psoríase.

Diagnóstico
Anamnese e exame clínico.

Exames complementares
- Comprovação direta dos ácaros e do seu trajeto por meio de dermatoscopia/extração do ácaro e microscopia óptica (luz refletida).

Tratamento
Medidas terapêuticas gerais
- Medidas de higiene
  - Lavar roupas e tecidos diariamente em temperatura acima de 50°C
  - Alternativa: deixar roupas e tecidos dentro de um saco plástico hermeticamente fechado durante 4 dias/não deixar em contato com pessoas.

Tratamento tópico
- **Creme de permetrina** a 5% a partir dos 3 anos de idade, aplicado em todo o corpo, exceto no rosto e no couro cabeludo, deixando por 8 a 12 horas
  - Se necessário, repetir após 7 dias
  - Uso possível em lactentes a partir do 3º mês de vida, mas o uso está associado à reabsorção sistêmica relevante
  - Seu uso não é preconizado para gestantes e lactantes
- Alternativas: crotamiton, benzoato de benzila
- Na escabiose crostosa, recomenda-se inicialmente queratólise e banhos com óleo para aumentar a efetividade do tratamento tópico.

Tratamento sistêmico
- **Ivermectina**
  - Se necessário, repetir o tratamento após o 7º e o 15º dias
  - Para adultos e crianças com mais de 5 anos de idade e mais de 15 kg de peso corporal
  - Contraindicada para gestantes e lactantes
  - Efeitos colaterais indesejáveis: tontura, prurido, edemas faciais.

Profilaxia
- Examinar os contactantes e, em caso de suspeita, tratar como escabiose.

Figura 6.4

a Escabiose com múltiplas máculas eritematosas e pápulas na axila.

b Escabiose com pápulas eritematosas e trajetos da escabiose no antepé.

c Escabiose com múltiplas placas eritematosas e escoriações na mão.

d Escabiose com artefato por arranhadura e rubor circundante.

e Hiperqueratoses acinzentadas da mão, escabiose crostosa.

f Hiperqueratoses acinzentadas em toda a pele, escabiose crostosa.

86 Capítulo 6 Infecções Dermatológicas | Outros Patógenos

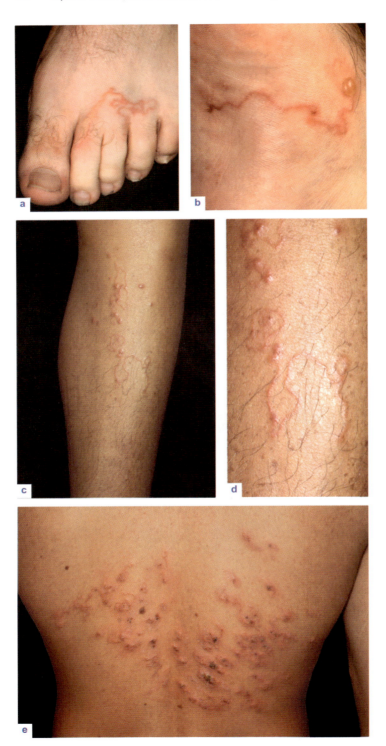

Figuras 6.5 a-e

6.5 Larva *migrans* (cutânea)

Sinônimo: bicho geográfico

Epidemiologia
Encontrada principalmente nas regiões tropicais e subtropicais.

Etiopatogênese
Filo Nematoda
- *Ancylostoma brasiliense*
- *Ancylostoma caninum*
- *Bunostomum phlebotomum*
- *Ancylostoma duodenale*: disseminação hematogênica nos órgãos → larva *migrans* visceral
- *Necator americanus*: disseminação hematogênica nos órgãos → larva migrans visceral
- Espécies de *Strongyloides*.

Ordem Diptera
- *Cordylobia anthropophaga* (mosca da África subsaariana).

Os agentes causais são encontrados nas fezes de cães e gatos, por exemplo
- Penetram através da pele intacta
- Escavam trajetos visíveis na epiderme
- Sobrevivem durante meses
- Atenção: o ser humano é um hospedeiro acidental.

Clínica
Manifestações cutâneas
- **Lesões** pruriginosas, eritematosas e edematosas semelhantes a túneis, **tortuosas**, levemente elevadas, com pápulas e papulovesículas.

Fatores predisponentes
- **Andar descalço na areia da praia**
- Trabalhos com a terra.

Locais preferidos
- Locais de contato com areia/terra, principalmente os pés.

Complicações
- Superinfecções.

Diagnóstico diferencial
Miíase (zoodermatose caracterizada por invasão da pele por larvas de moscas).

Diagnóstico
Anamnese e exame clínico: achado clínico muito típico
- Anamnese de viagem.

Histopatologia
- Se necessário, confirmar o diagnóstico por detecção direta da larva.

Tratamento
Medidas terapêuticas gerais
- Evolução autolimitante após 1 a 3 meses decorrente da morte da larva
- Indicações de terapia: prurido intenso, estresse mental, risco de superinfecção.

Tratamento tópico
- Albendazol (10%) em vaselina
  - Principalmente em crianças com menos de 15 kg de peso corporal ou menos de 6 anos.

Tratamento sistêmico
- **Ivermectina**
- **Albendazol.**

Profilaxia
- Usar sapatos adequados
- Evitar contato direto com a areia da praia.

Figura 6.5

a   Estrutura cutânea eritematosa tortuosa no antepé, larva *migrans*.

b   Estrutura eritematosa tortuosa com uma vesícula papular no começo do trajeto, larva *migrans*.

c, d   Estruturas tubulares eritematosas cutâneas tortuosas com múltiplas papulovesículas, larva *migrans*.

e   Estruturas tubulares eritematosas cutâneas tortuosas com múltiplas papulovesículas, larva *migrans* no dorso.

7 Alergias e Reações de Intolerância

7.1 Urticária, 91

7.2 Angioedema, 93

7.3 Intertrigo, 95

7.4 Dermatite associada à incontinência, 97

7.5 Eczema alérgico de contato, 99

7.6 Eczema atópico, 101

7.7 Eczema seborreico, 103

7.8 Prurigo simples subagudo, 105

90 Capítulo 7 Alergias e Reações de Intolerância

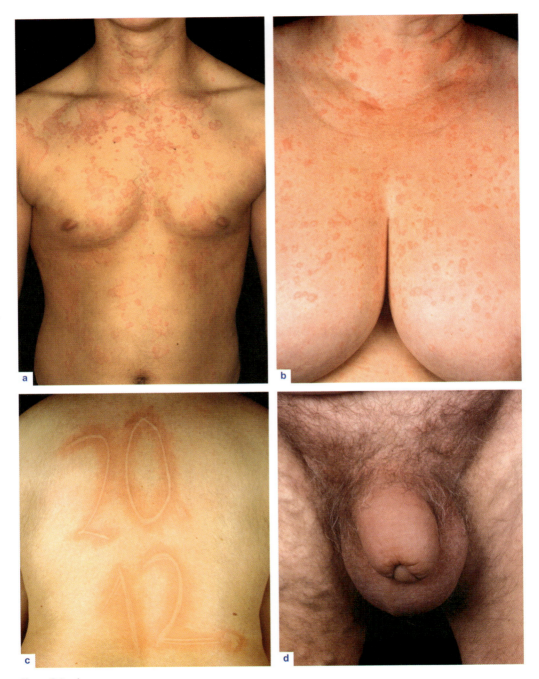

Figura 7.1 a-d

Capítulo 7 Alergias e Reações de Intolerância

7.1 Urticária

Epidemiologia
Prevalência ao longo da vida: 8 a 20%.

Etiopatogênese
Vasodilatação localizada decorrente, entre outras causas, da **liberação de histamina**
- Diretamente dos mastócitos por meio da estimulação dos receptores de IgE
- Não imunológica por meio da estimulação independente de IgE (p. ex., neurotransmissor, opiáceos, ácido acetilsalicílico, toxinas bacterianas).

Na urticária crônica, existem anticorpos IgG contra IgE e é preciso que existam receptores de IgE.

Clínica
Manifestações cutâneas
- Vasodilatação localizada aguda/crônica com **vergões (urticas) fugazes** eritematoedematosos bem-delimitados, pruriginosos e parcialmente confluentes, com halo eritematoso, que embranquecem quando comprimidos por espátula de vidro
  - **Tríade de Lewis**: eritema, edema e halo eritematoso
  - Dermografismo da urticária: provocação da urticária por irritação mecânica.

Fatores predisponentes
- **Alergias** (p. ex., alimentos, medicamentos), **pseudoalergias** (p. ex., ácido acetilsalicílico, meios de contraste), fatores **físicos** (p. ex., compressão mecânica, frio/calor), agentes **infecciosos** (p. ex., bactérias, vírus), **autoimunes** (p. ex., doença de Basedow), **paraneoplásicos** (p. ex., doenças com tumores sólidos), **psicológicos** (p. ex., estresse, depressão), **elevação da temperatura corporal, idiopática**.

Locais preferidos
- Braços, pernas, costas, tronco.

Classificação
- Urticária **espontânea**
  - **Aguda** (< 6 semanas) → por no máximo 3 semanas, o tipo mais frequente, principalmente em infecções agudas/pacientes com atopias/alergias/crianças
    - 90% autolimitada após 2 a 3 semanas sem recidivas.
  - **Crônica** (> 6 semanas, duração: 3 a 5 anos) → urticárias principalmente em mulheres (20 a 60 anos) com pseudoalergias/infecções, estresse
    - Em > 50% se associa a angioedema.
- Urticária provocada por **meios físicos**
  - Urticária por calor/frio
  - Urticária com dermografismo por fricção (latência de 1 a 10 minutos)
  - Urticária tardia por compressão (latência de 3 a 8 horas)
  - Urticária por vibrações
  - Urticária solar principalmente por luz ultravioleta (UV)
  - Urticária colinérgica decorrente de esforço físico/sudorese: múltiplos vergões (urticas) pequenos (2 a 3 mm), eventualmente com sintomas gerais
  - Urticária aquagênica provocada pelo contato com água

Complicações
- Dispneia, reações anafiláticas, com risco de choque anafilático (letal)
- Asfixia aguda com angioedema concomitante e envolvimento da língua/faringe/glote.

Diagnóstico diferencial
Vasculite urticariforme, pênfigo bolhoso, síndrome de Sweet, eritema elevado diutino (vasculite cutânea crônica rara), reações a artrópodes, picadas de insetos.

Diagnóstico
Anamnese e exame clínico
- Principalmente fatores desencadeantes (doenças, medicamentos, transtorno psicológico), ocorrência temporal, quadro clínico, sintomas
- Escore de atividade da urticária (EAU): determinação da gravidade
- Teste de controle da urticária (TCU): controle da urticária crônica.

Laboratório
- VHS/proteína C reativa, em caso de suspeita de infecção/inflamação.

Exames complementares
- Teste cutâneo por puntura (*prick test*), IgE total, testes de provocação: principalmente alergia.

Histopatologia
- Penfigoide (para excluir diagnóstico diferencial): edema dos estratos papilar e reticular da derme com dilatação venular e infiltrado perivascular na urticária, enquanto no penfigoide a epiderme está praticamente intacta e a inflamação dérmica é moderada. O infiltrado inflamatório é composto por eosinófilos, linfócitos e histiócitos.

Tratamento
Medidas terapêuticas gerais
- **Evitar e tratar fatores predisponentes**
  - Urticária espontânea aguda: 90% autolimitada após 2 a 3 semanas sem recidivas/sob uso de anti-histamínicos H1.

Tratamento sistêmico
- Anti-histamínicos H1 não sedativos
- Na evolução refratária
  - Omalizumabe (anticorpo monoclonal humanizado que bloqueia IgE)
- Na exacerbação aguda
  - Glicocorticoide.

Figura 7.1

a Urticas (vergões) eritematosas em parte confluentes no tórax, urticária.

b Múltiplas urticas (vergões) eritematosas no tórax, urticária.

c Urticária factícia desencadeada por estimulação mecânica.

d Edema da genitália masculina desencadeado por urticária.

92 Capítulo 7 Alergias e Reações de Intolerância

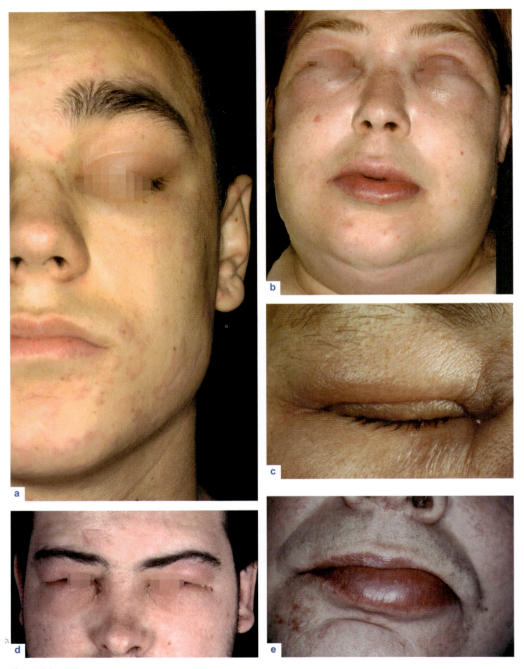

Figura 7.2 a-e

7.2 Angioedema

Sinônimos: edema de Quincke, edema angioneurótico

Epidemiologia
- Prevalência da urticária crônica recidivante: 1 a 5% → 50% com angioedema
- Prevalência de angioedema induzido por inibidor da enzima conversora de angiotensina (ECA): 0,2 a 0,7% dos pacientes tratados por causa de urticária crônica recidivante
- Prevalência do angioedema hereditário com deficiência de inibidor da C1 esterase (C1-INH): 1/50.000 habitantes
- Incidência do angioedema hereditário com deficiência de C1-INH: 1,5:100.000 habitantes/ano
- Incidência da anafilaxia grave: 1 a 3/10.000 habitantes/ano: 50% com angioedema.

Etiopatogênese
Liberação **IgE-mediada** de histamina por meio de mastócitos (alergias do tipo I).

Liberação **IgE-independente** de histamina por meio de mastócitos (pseudoalergias).

Angioedema **induzido por bradicinina** (deficiência de inibidor de C1, hereditária, medicamentosa, doenças malignas).

Clínica
Manifestações cutâneas
- Frequentemente, há edema agudo assimétrico e doloroso das camadas subcutâneas que geralmente duram de 1 a 7 dias
  - Não há vergões.

Locais preferidos
- Lábios, pálpebras, região genital, língua, glote, laringe.

Angioedema adquirido em pacientes com
- Alergias: histamina associada ou não a vergões
- Pseudoalergias: histamina associada ou não a vergões
- Urticária espontânea aguda: histamina associada ou não a vergões
- Urticária espontânea crônica: histamina associada ou não a vergões
- Urticária física: histamina associada ou não a vergões
- Urticária de contato: histamina associada ou não a vergões
- Bloqueadores da enzima conversora de angiotensina (ECA): bradicinina + sem pápulas
- Antagonistas do receptor AT-I: bradicinina sem vergões
- Deficiência de C1-INH dos tipos I/II: bradicinina sem urticas (vergões) + concentração baixa de C1-INH + atividade baixa de C1-INH + nível baixo de C4 + nível baixo de C1q.

Angioedema hereditário (AEH)
- AEH do tipo I: bradicinina sem vergões + concentração baixa de C1-INH + atividade baixa de C1-INH + nível baixo de C4
- AEH do tipo II: bradicinina sem vergões + atividade baixa de C1-INH- + nível baixo de C4
- AEH do tipo III: bradicinina sem urticas (vergões)

Complicações
- Dispneia, reação anafilática e choque anafilático (letal)
- Perigo de sufocamento agudo quando há participação da língua/faringe/glote.

Diagnóstico diferencial
Dermatite de contato aguda/fotodermatite, herpes-zóster, erisipela, queilite granulomatosa.

Diagnóstico
Anamnese e exame clínico
- Escore da atividade do angioedema para determinar a gravidade.

Histopatologia
- Edema subcutâneo com infiltrado linfocitário perivascular.

Tratamento
Medidas terapêuticas gerais
- **Tratar/evitar fatores predisponentes.**

Tratamento sistêmico
- **Anti-histamínicos H1** + glicocorticoides
- Em caso de quadro grave
  - Simpaticomiméticos β2 e eventualmente epinefrina
- No angioedema hereditário com deficiência de C1-INH
  - Concentrado de C1-INH humano (a partir de plasma humano)
  - C1-INH recombinante (conestate α)
  - Antagonista de receptor de bradicinina B2 (icatibanto)
  - Atenção: corticosteroides, anti-histamínicos e epinefrina não são efetivos!

Figura 7.2

a Edema da pálpebra esquerda e urticas na face, angioedema.

b Edema facial, principalmente da região dos olhos, angioedema.

c Edema palpebral, angioedema.

d Edema da região ocular, angioedema.

e Edema de lábio inferior, angioedema.

Capítulo 7 Alergias e Reações de Intolerância

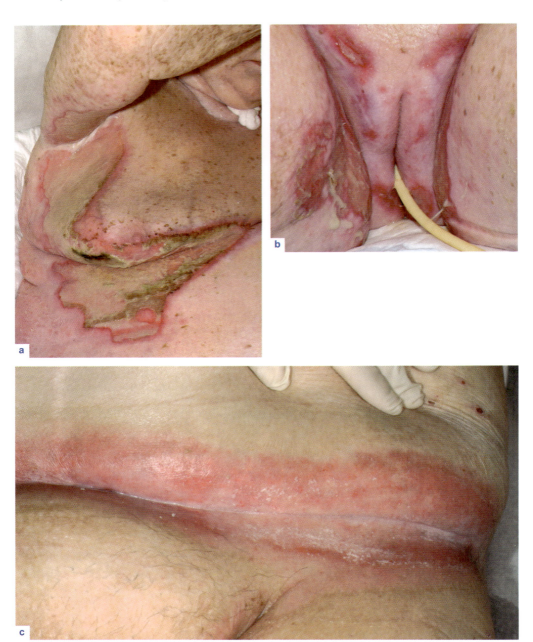

Figura 7.3 a-c

Capítulo 7 Alergias e Reações de Intolerância **95**

7.3 Intertrigo

Sinônimo: dermatite intertriginosa

Epidemiologia

Acomete principalmente pessoas mais idosas e obesas.

Etiologia

Áreas intertriginosas
- Superfícies cutâneas diretamente adjacentes e justapostas
  – Axilas, região inframamária, dobras cutâneas abdominais, região inguinal, dobras genitais, fenda interglútea, regiões interdigitais.

Fricção mecânica entre superfícies cutâneas + umidade (sudorese)
- Macerações e infecções secundárias.

Clínica

Manifestações cutâneas
- Máculas/**placas** eritematosas crônicas, **intertriginosas claramente delimitadas**, com bordas papulovesiculosas ou pustulosas, com prurido progressivo e doloroso, frequentemente **macerações** e **erosões** dolorosas, em parte ulcerações e rágades
- **Borda com pústulas e pústulas satélites, principalmente na candidíase**
- A transição para eczema intertriginoso é possível.

Sinais/sintomas associados
- Odor fétido.

Fatores predisponentes
- Eczema, obesidade, dobras cutâneas profundas, má higiene pessoal, sudorese em excesso, elevada umidade do ar ou roupas úmidas.

Locais preferidos
- Áreas intertriginosas.

Complicações
- Infecções secundárias bacterianas e micóticas
  – Mais frequentemente, candidíase (*Candida albicans*).

Diagnóstico diferencial

Dermatite associada à incontinência, psoríase inversa, candidíases, pênfigo vulgar, eczema seborreico, doença de Darier, doença de Hailey-Hailey (pênfigo crônico benigno familiar), doença de Paget.

Diagnóstico

Anamnese e exame clínico.

Tratamento

Medidas terapêuticas gerais
- Cuidados com a pele, higiene corporal
- Mobilização
- Redução do peso
- Roupas de tecidos respiráveis.

Tratamento tópico
- Glicocorticoides (ciclos curtos)
- Antissépticos
- Antimicóticos/antibióticos (nas infecções secundárias)
- Redução da umidade por meio do uso de compressas de gaze/linho, eventualmente com prata.

Figura 7.3

a Erosões planas e macerações no flanco direito e na região inframamária, intertrigo.

b Erosões planas, intertriginosas e macerações na região genital, intertrigo.

c Máculas intertriginosas planas, eritematosas e macerações na região esquerda do quadril, intertrigo.

96 Capítulo 7 Alergias e Reações de Intolerância

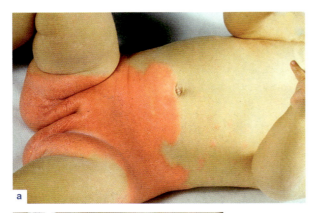

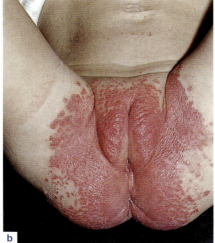

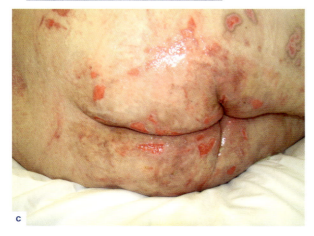

Figuras 7.4 a-c

Capítulo 7 Alergias e Reações de Intolerância 97

7.4 Dermatite associada à incontinência

Sinônimos: DAI, dermatite das fraldas (apenas em crianças)

Epidemiologia
- Lactentes a partir do 2° mês de vida (dermatite das fraldas)
- Acomete todas as faixas etárias em pessoas com incontinência fecal e/ou urinária (principalmente idosos)
- Prevalência: 14,7% (nos cuidados ambulatoriais); 3 a 40% nos lares para idosos e hospitais.

Etiopatogenia
Eczema de contato com urina e/ou fezes resulta em dermatite de contato tóxica.

Clínica
Manifestações cutâneas
- Eczemas planos, frequentemente **muito dolorosos** com bolhas, erosões e formação de crostas
  - Mais tarde, ocorre **alteração** inflamatória da pele com úlcera e sangramento no óstio uretral externo
  - Frequentemente, evolução recidivante.

Fatores predisponentes
- Absorventes inadequados e trocas infrequentes, além de higiene deficitária
- Excesso de umidade retida, enzimas digestivas, pH alto devido a urina e/ou fezes
- Maceração da pele
- Irritação mecânica
- Obesidade.

Locais preferidos
- Regiões genital e glútea, face interna das coxas.

Complicações
- Infecções secundárias bacterianas e micóticas
  - Mais frequentemente, candidíase (*Candida albicans*).

Diagnóstico diferencial
Eczema seborreico, dermatite sifilítica, miliária, candidíase, dermatite estreptocócica, úlceras de decúbito, psoríase vulgar, histiocitose de células de Langerhans.

Diagnóstico
Anamnese e exame clínico.

Esfregaço
- Se houver suspeita de bactérias e/ou infecções por fungos.

Teste alérgico
- Teste epicutâneo se houver suspeita de eczema alérgico de contato.

Tratamento
Medidas terapêuticas gerais
- **Troca frequente dos absorventes íntimos**
- Uso de absorventes mais efetivos
- Evitar potenciais alergênios de contato (preservativos, perfumes, sabonetes)
- Tratamento da diarreia
- Estimulação da continência (treinamento do assoalho pélvico e vesical, cirurgia).

Tratamento tópico
- Glicocorticoides (por curto período quando o quadro é grave)
- Antimicóticos/antibióticos (nas infecções secundárias)

Profilaxia
- Externa para proteção da barreira cutânea (ureia, vaselina, parafina, dimeticona, acrilato).

Figura 7.4

a Dermatite da fralda com eczema plano na região genital e no baixo-ventre [R232].

b Dermatite da fralda com eczema plano na região genital [M174].

c Dermatite associada à incontinência na região glútea.

Capítulo 7 Alergias e Reações de Intolerância

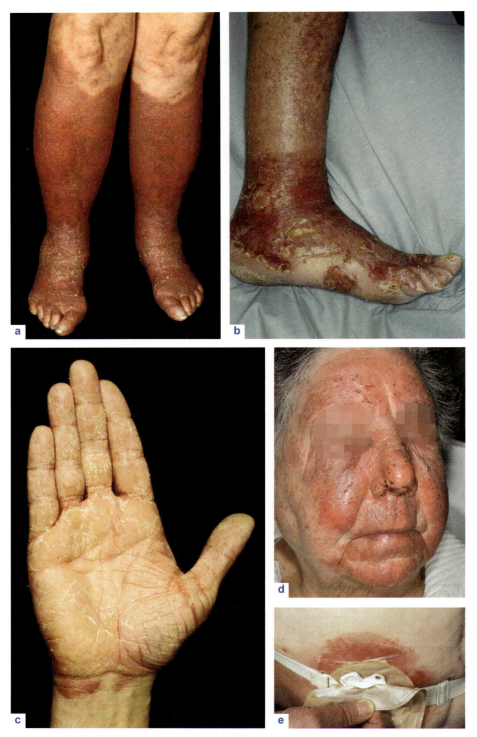

Figura 7.5 a-e

Capítulo 7 Alergias e Reações de Intolerância **99**

7.5 Eczema alérgico de contato

Sinônimo: dermatite de contato alérgica

Epidemiologia
- Prevalência: 15 a 20%
- Prevalência ao longo da vida: 15%
- Incidência: 3/1.000 habitantes/ano.

Etiopatogenia
Reação alérgica do tipo IV (reação tardia)
- Sensibilização por contato é condição obrigatória
  - Fase de indução: primeiro contato com o alergênio e seu processamento pelo sistema imunológico
  - Reação secundária: desencadeamento de reação cutânea durante um novo contato após 24 a 48 horas.

Clínica
Manifestações cutâneas
- Eczema alérgico **agudo** de contato
  - Eczemas limitados e mal definidos, pruriginosos, em parte dispersos, com papulovesículas, bolhas, erosões planas úmidas e formação de crostas
  - Polimorfia síncrona → rubor, vesículas, erosões, crostas, descamações
- Eczema alérgico **crônico** de contato
  - Pele com eczemas, seca e descamativa, com limites mal definidos, com transição para liqueinificação, hiperqueratose e rágades.

Fatores predisponentes
- Contato frequente com alergênios de contato típicos
  - Por exemplo, níquel, dicromato de potássio, fragrâncias, borracha, bálsamo do Peru, cloreto de cobalto, p-fenilenodiamina
    - Joias, cosméticos, tintas, vestuário, metais, conservantes, luvas.

Locais preferidos
- Locais de contato com potenciais alergênios.

Complicações
- Alergias cruzadas
  - Por exemplo, alergia a benzocaína, sulfonamida, neomicina, gentamicina.

Diagnóstico diferencial
Eczema de contato irritativo, eczema atópico/seborreico, erisipela, lúpus eritematoso sistêmico (LES), psoríase vulgar, líquen rubro.

Diagnóstico
Anamnese e exame clínico.

Teste alérgico
- **Teste epicutâneo**
  - Requisitos para o teste
    - Imunossupressores (p. ex., glicocorticoides/ciclosporina) podem distorcer os resultados
    - Área cutânea sem exposição recente à luz UV/tratamento tópico com glicocorticoides
    - Nenhuma alteração cutânea (p. ex., eczema) na área do teste
    - Não deve ser feito durante a gravidez
  - Atenção: nenhum controle positivo e negativo

- Teste cutâneo por puntura (*prick test*)/Teste intracutâneo
  - Se necessário, na suspeita de alergia de contato à proteína (rara).

Esfregaço
- Na suspeita de infecções bacterianas e/ou fúngicas.

Histopatologia
- Edema dos estratos papilar e reticular da derme com dilatação das vênulas e infiltrado perivascular linfocitário
  - Nos casos crônicos também há acantose, hiperqueratose e papilomatose.

Tratamento
Medidas terapêuticas gerais
- **Identificar o alergênio e evitar o contato.**

Tratamento tópico
- **Glicocorticoides.**

Intervenção clínica
- Fototerapia (radiação UV).

Tratamento sistêmico
- Glicocorticoides (por curto período em casos graves).

Figura 7.5

a Eczema alérgico de contato na perna.

b Eczema alérgico de contato no pé.

c Eczema alérgico de contato na mão direita.

d Eczema alérgico de contato no rosto.

e Eczema alérgico de contato em torno de um estoma.

100 Capítulo 7 Alergias e Reações de Intolerância

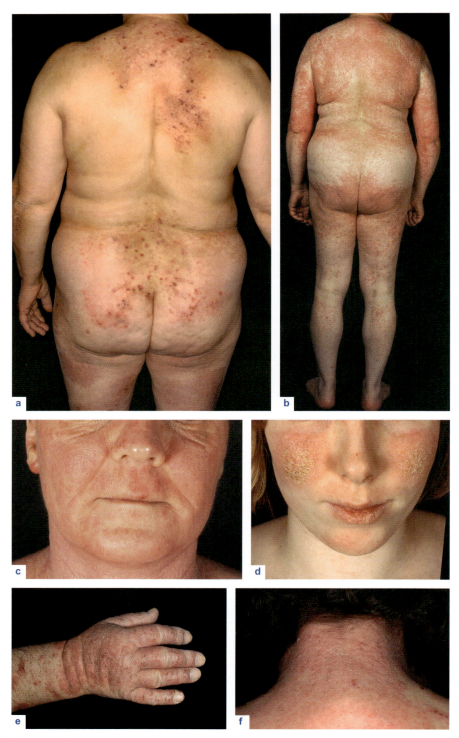

Figura 7.6 a-f

7.6 Eczema atópico

*Sinônimos: dermatite atópica, **neurodermite**, eczema endógeno*

Epidemiologia
- Prevalência: 15% se nenhum dos genitores tiver atopia
  - 60 a 80% se um dos genitores tiver atopia
- Início no primeiro ano de vida, sendo possível em qualquer faixa etária.

Etiopatogenia
Distúrbio crônico (recidivante) da **função da barreira cutânea**
- Sensibilização mediada por IgE e reações alérgicas
- Reações de hipersensibilidade (estímulos mecânicos, físicos e químicos).

Clínica
Manifestações cutâneas
- **Eczema mal definido**, pele ressecada, intensamente **pruriginosa, ocasionalmente com vesículas** intrae-pidérmicas, **escoriações,** crostas, passando de eczema exsudativo agudo para eczema crônico descamativo e liquenificado, por vezes com **nódulos de prurigo**.

Evolução
- Marcha atópica
  - Lactentes → início com eczema exsudativo, principal-mente na cabeça, face e faces extensoras dos membros
  - Crianças → eczema seco a partir do 1º ano de vida nas faces extensoras dos membros, pescoço, região inguinal
  - Adultos → rosto e mãos frequentemente acometi-dos; na evolução, rinoconjuntivite alérgica e asma
    - Os sintomas podem diminuir até a idade adulta
- Sinais de atopia
  - Xerose cutânea, rágades auriculares, desidrose, pitiríase alba, pulpite seca, eczema mamilar, per-leche, hiperlinearidade palmar, sinal de Hertoghe, prega infraorbital de Dennie-Morgan (dupla prega), áreas hiperpigmentadas e liquenificadas no pescoço ("*dirty neck*"), queratose pilar, dermografismo bran-co, acrocianose, rinite, conjuntivite, asma alérgica, crosta láctea, rinite, conjuntivite, asma alérgica, intolerância a metais, fotofobia, prurido cutâneo no calor, IgE > 150 U/mℓ, história familiar positiva
- Fatores de provocação
  - Estresse, irritação mecânica, sudorese, exposição a alergênios, frio, gravidez, infecções, doenças sistêmicas.

Fatores predisponentes
- Predisposição genética, alimentação, condições de mo-radia, alta carga ambiental/poluição, contato cutâneo com lã/produtos sintéticos, ressecamento da pele nos meses de verão e decorrente de falta de umidade no ar, abuso de álcool etc.

Locais preferidos
- Dobras corporais, cabeça, rosto, pescoço, palmas das mãos/plantas dos pés.

Complicações
- Infecções secundárias/superinfecções
  - Impetiginização (*S. aureus*), eczema herpetiforme (herpes-vírus simples), eczema *molluscatum*

(molusco contagioso), eczema *verrucatum* (HPV), dermatofitoses.

Diagnóstico diferencial
Eczema seborreico/numular, psoríase, eczema alérgico de contato, escabiose, ictiose eczematizada.

Diagnóstico
Anamnese e exame clínico
- Escore de Atopia de Erlanger, diagnóstico de alergia e determinação dos níveis de IgE (> 150 U/mℓ) como exame complementar.

Histopatologia (realizada apenas para fins de diagnóstico diferencial)
- Aguda: leve espongiose com formação de vesícu-las e edema, bem como infiltrados perivasculares linfo-histiocitários
- Crônica: hiperplasia epidérmica com hiperqueratoses e infiltrados linfocitários.

Tratamento
Medidas terapêuticas gerais
- Redução/evitar fatores de provocação (atenção: incluir componentes psicossomáticos).

Tratamento tópico
- Na exacerbação aguda
  - Glicocorticoides
- No caso de eczema subagudo
  - Inibidores da calcineurina pimecrolimo, tacrolimo, possivelmente de modo proativo.

Intervenção clínica
- Fototerapia (radiação UV).

Tratamento sistêmico
- Glicocorticoides
- No caso de prurido
  - Anti-histamínicos
- No caso de eczema grave, resistente ao tratamento
  - Ciclosporina
  - Dupilomabe (anticorpo monoclonal IgG4 recom-binante humano que bloqueia os receptores de IL-4 e IL-3)
  - Bariticinibe (inibidor das enzimas Janus quinase [JAK]).

Profilaxia
- Cuidados com a pele, pomadas à base de ureia, loções e banhos hidratantes.

Figura 7.6
a Dermatite atópica parcialmente escoriada.

b Eczema atópico generalizado.

c Eczema atópico com palidez perioral e prega infraorbital de Dennie-Morgan (dupla prega).

d Eczema atópico impetiginizado da face.

e Eczema atópico na mão direita.

f Eczema atópico na região da nuca.

102 Capítulo 7 Alergias e Reações de Intolerância

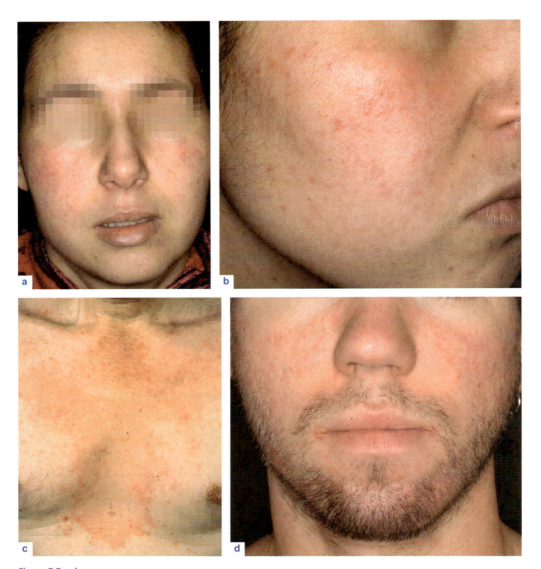

Figura 7.7 a-d

7.7 Eczema seborreico

Sinônimos: dermatite seborreica, doença de Unna

Epidemiologia
Prevalência: 3 a 10%
- Ocorre principalmente do 1° ao 3° meses de vida e dos 40 aos 50 anos.

Etiopatogenia
As causas exatas ainda são desconhecidas.
- Estado seborreico
  - Lactentes → produção de androgênio → produção de sebo
- Aumento da colonização por *Candida albicans*, *Malassezia furfur* e bactérias (estafilococos)
- Imunossupressão
  - Por exemplo, infecção pelo HIV
- Lesões dos nervos.

Clínica
Manifestações cutâneas
- **Placas inflamatórias planas, eritematosas**, com **descamação** lamelar fina, levemente amarelada e **gordurosa** e evolução crônica recidivante.

Formas evolutivas
- Eczemátide seborreica → expressão pré-eczematosa mais leve
- Eczema seborreico disseminado
- Eczema seborreico pitiriasiforme
- Blefarite crônica eczematosa
- Atenção: quando as manifestações são graves, considerar imunossupressão, inclusive infecção pelo HIV.

Fatores predisponentes
- Aumento da produção de glândulas sebáceas (lactentes, doença de Parkinson)
- Aumento da colonização por *Candida albicans*, *Malassezia furfur*, estafilococos
- Vestimentas (lã, náilon, perlon [manta acrílica])
- Imunossupressão
- Lesões dos nervos.

Locais preferidos
- Couro cabeludo, barba, costeletas, sobrancelhas, prega nasolabial, axilas, região inguinal, decote
- Atenção: não ultrapassa a linha de implantação do cabelo (diagnóstico diferencial: *psoríase*).

Diagnóstico diferencial
Psoríase vulgar, impetigo contagioso, pitiríase rósea, eczema de contato alérgico, dermatomicoses, dermatite perioral, doença de Hailey-Hailey (pênfigo crônico benigno familiar), síndrome de Sézary (linfoma cutâneo de células T).

Diagnóstico
Anamnese e exame clínico.

Histopatologia
- Apenas para fins de diagnóstico diferencial
- Acantose epidérmica com hiperqueratoses.

Tratamento
Tratamento tópico
- Antimicótico
  - Soluções com cetoconazol/clotrimazol
- Antimicrobiano
  - Sulfeto de selênio, piritionato de zinco
- Descamativo
  - Ácido salicílico
- Em caso de inflamação acentuada
  - Glicocorticoides (ciclo curto), eventualmente tacrolimo/pimecrolimo.

Tratamento sistêmico
- Com acentuada exacerbação
  - Glicocorticoides por tempo limitado
  - Se necessário, antimicótico (cetoconazol/itraconazol).

Figura 7.7

a Eczemas seborreicos iniciais com pápulas em ambas as bochechas e testa.

b *Close-up* Figura 7.7 a.

c Eczema seborreico da região torácica anterior.

d Eczema seborreico acentuado das bochechas.

104 Capítulo 7 Alergias e Reações de Intolerância

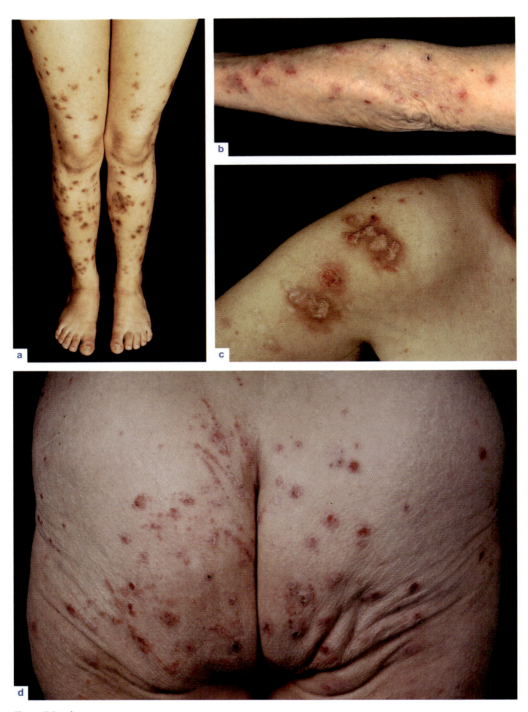

Figura 7.8 a-d

7.8 Prurigo simples subagudo

Sinônimo: urticária papulosa crônica

Epidemiologia
- Mulheres entre 20 e 30 anos/após a menopausa
- Homens > 60 anos.

Etiopatogenia
As causas ainda são desconhecidas.
- Além de doenças de base somáticas, são frequentemente encontrados transtornos psicossomáticos
  - Doenças dermatológicas
    - Eczemas de contato, dermatite herpetiforme (dermatite de Duhring-Brocq), porfirias, mastocitose
  - Doenças endócrinas/metabólicas
    - Diabetes melito, insuficiência renal, enteropatias por glúten, colestase, má absorção
  - Infecções
    - Helmintíases, vírus da hepatite, infecção pelo HIV
  - Doenças hematológicas/linfoproliferativas
    - Deficiência de ferro, linfomas, neoplasias
  - Tumores malignos sólidos
    - Cânceres brônquico, de colo do útero, de cólon, de ducto biliar, de vesícula biliar, de próstata e de pâncreas
  - Doenças neurológicas
    - Esclerose múltipla, neuropatias, infartos
  - Fatores psicológicos/psicossomáticos
    - Anorexia nervosa, depressão, prurido somatiforme
  - Gestação
    - Colestase intra-hepática da gravidez
  - Medicamentos
    - Opioides, medicamentos antimaláricos, quimioterápicos, anlodipino, infliximabe, alopurinol.

Clínica
Manifestações cutâneas
- **Lesão primária**
  - Pápulas e/ou vesículas eritematosas claras, pruriginosas não confluentes
- **Lesão secundária**
  - Escoriações sangrantes/crostosas, bem-delimitadas, em parte curando com cicatrizes, hipo e hiperpigmentação, bem como liquenificação
- **Cronificação** frequente → prurigo simples crônico
  - Desenvolvimento de **nódulos evidentes** (**prurigo nodular**), pápulas hiperqueratóticas, placas e hiperpigmentações cinzentas e evidentes.

Sintoma principal
- **Prurido localizado angustiante.**

Locais preferidos
- Ombros, parte superior do dorso, face extensora do braço, face externa da coxa
- Atenção: nunca encontrado nas palmas das mãos, plantas dos pés e mucosas.

Complicações
- Superinfecções, formação de cicatrizes, transtorno psicológico decorrente da queda da qualidade de vida.

Diagnóstico diferencial
Dermatite herpetiforme (dermatite de Duhring-Brocq), eczema atópico, escabiose, dermatite solar (erupção polimorfa à luz), líquen rubro, pré-penfigoide bolhoso.

Diagnóstico
Anamnese e exame clínico.

Diagnóstico laboratorial
- Bilirrubina, enzimas hepáticas (AST, ALT, GGT, fosfatase alcalina), VHS, proteína C reativa, taxa de filtração glomerular estimada (TFGe), creatinina, ureia, desidrogenase láctica (LDH), hormônio tireoestimulante (TSH) etc.

Histopatologia
- Lesão primária: vesícula intraepidérmica com infiltrado perivascular, linfocitário e eosinofílico
- Lesão secundária: erosões escoriativas com crostas e hiperplasia epidérmica
- Regeneração: principalmente fibrose dérmica e neovascularização
- Cronificação: hiperplasia epidérmica, papiledema, poucas fibras elásticas, infiltrado perivascular.

Tratamento
Medidas terapêuticas gerais
- Tratamento de possíveis doenças desencadeantes.

Tratamento tópico
- Polidocanol (o anestésico alivia o prurido)
- Glicocorticoide (antiflogístico)
- Capsaicina (vasodilatação = aquece e aumenta a irrigação sanguínea).

Intervenções clínicas
- Fototerapia (radiação ultravioleta).

Tratamento sistêmico
- Anti-histamínicos
- Glicocorticoides.

Figura 7.8

a Prurigo simples subagudo com hiperpigmentação pós-inflamatória.

b Múltiplas pápulas eritematosas, escoriadas e erosivas no braço no prurigo simples subagudo.

c Prurigo simples subagudo com erosões e cicatrizes no ombro.

d Múltiplas pápulas eritematosas e erosivas na região glútea no prurigo simples subagudo.

8 Reações Medicamentosas

8.1 Farmacodermia, 109

8.2 Formas graves de
farmacodermia, 111

Capítulo 8 Reações Medicamentosas

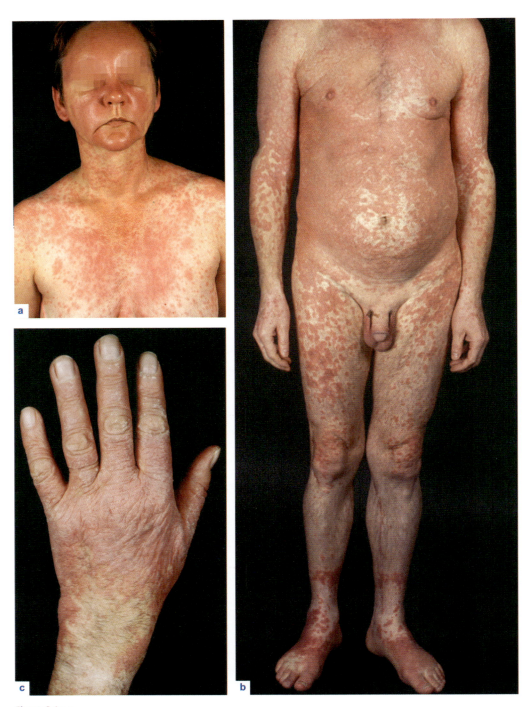

Figura 8.1 a-c

8.1 Farmacodermia

Epidemiologia
- 3 a 5% das internações hospitalares na Alemanha têm como causa reações medicamentosas indesejáveis
- 10% dos pacientes hospitalizados apresentam uma reação medicamentosa indesejada durante sua internação
- A farmacodermia representa 40% de todas as alterações cutâneas provocadas por medicamentos.

Etiopatogenia
Alergia do tipo 4
- Alergia do **tipo tardia**/reação celular (linfócitos T)
- Linfócitos T sensibilizados, citotóxicos/inflamatórios
- Após várias horas, muitas vezes após dias, aparecem exantema medicamentoso, eczemas de contato.

Clínica
Classificação
- **Exantemas maculopapulosos**
  - Exantemas pronunciados no tronco, com tamanhos variáveis (pequenos a grandes), maculopapulosos, em parte com formação de bolhas, urticária, púrpura, eritrodermia com exclusão da cabeça, palmas das mãos e plantas dos pés
- Eritema intertriginoso e flexural simétrico relacionado ao uso de fármacos (SDRIFE, do inglês *symmetrical drug-related intertriginous and flexural erythema*)
  - Eritemas bem-delimitados e simétricos nas regiões glútea, inguinais e/ou flexoras
- Exantema medicamentoso liquenoide
  - Exantema papular liquenoide acentuado no tronco, exceto das mucosas
- Erupção fixa (transição para erupção fixa bolhosa generalizada [GBFDE, do inglês *generalized bullous fixed drug eruption* [variante máxima])
  - Placa acral ou mucosa acentuada, eritematosa e nítida, bem-delimitada, em geral placa única, raramente também com bolhas
- Pustulose exantemática generalizada aguda (PEGA)
  - Pústulas estéreis pronunciadas no tronco sobre fundo edematoso e eritematoso, em parte com comprometimento das mucosas, e púrpura nos membros inferiores
- Síndrome de farmacodermia com eosinofilia e sintomas sistêmicos (DRESS, do inglês *drug rash with eosinophilia and systemic symptoms*)
  - Exantema maculopapular, principalmente no tronco, e febre (40° C), eosinofilia no sangue e comprometimento de sistemas de órgãos, com hepatite, nefrite, miocardite, pneumonia, por vezes com eritrodermia, pequenas pústulas e um período de latência de até 6 semanas.

Fatores predisponentes
- Ingestão de medicamentos
  - Por exemplo, antibióticos, antimicóticos, anticonvulsivos, inibidores ACE, β-bloqueadores, diuréticos, anti-inflamatórios não esteroides (AINEs), alopurinol, meios de contraste.

Complicações
- Necrólise epidérmica tóxica (NET) como variante máxima.

Diagnóstico diferencial
Exantema viral, infecções bacterianas, líquen rubro, micoses, psoríase, pênfigo vulgar.

Diagnóstico
Anamnese e exame clínico.

Exame complementar
- Teste epicutâneo
- Eventualmente, teste de provocação e histologia para esclarecimento de diagnóstico diferencial.

Tratamento
Medidas terapêuticas habituais
- Evitar, suspender ou trocar o agente desencadeador.

Tratamento tópico
- Glicocorticoides.

Tratamento sistêmico
- Glicocorticoides.

Figura 8.1

a Exantema maculopapular com eritema facial acentuado, farmacodermia.

b Exantema maculopapular na pele da face anterior do corpo, farmacodermia.

c Exantema maculopapular com edema da mão esquerda, farmacodermia.

Capítulo 8 Reações Medicamentosas

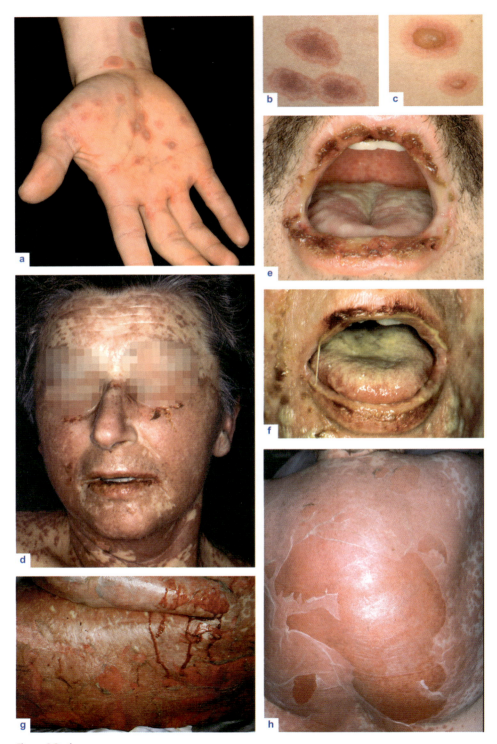

Figura 8.2 a-h

8.2 Formas graves de farmacodermia

Epidemiologia
- Incidência: 1 a 2/1 milhão de habitantes/ano
- Homens são menos afetados do que mulheres (1:10), principalmente adultos.

Etiopatogênese
Epidermólise por queratinócitos apoptóticos por meio de linfócitos T CD8+ citotóxicos
- Fatores indutores de apoptose: granzima B, fator de necrose tumoral alfa (TNF-α), IFN-γ, anexina A1 (ANXA1).

As causas exatas ainda são desconhecidas (primeiros sinais/sintomas após 1 semana a 2 meses)
- Medicamentos
  - Alopurinol, antirreumático não esteroide, anticonvulsivantes, psicofármacos
  - Antibióticos (principalmente cotrimoxazol)
  - Vacinas (raramente).

Clínica
Eritema exsudativo multiforme *minus*/*majus* (EEM)
- Epidermólise em < 10% área de superfície corporal (ASC)
- Sem sinais/sintomas iniciais
- Manifestações cutâneas em forma de alvo: eritemas urticariformes recidivantes, bem-delimitados, disseminados/confluentes, frequentemente arredondados, levemente eritematosos, principalmente nas extremidades, com uma coloração central mais clara, em parte hemorrágicos, por vezes com formação central de bolhas e enantema, nenhuma/poucas erosões da mucosa bucal/mucosa labial
- Frequentemente, evolução crônica durante anos, com manifestações recidivantes agudas, algumas vezes vários surtos durante o ano.
- Atenção: o herpes-vírus simples (HSV) como agente desencadeante é possível.

Síndrome de Stevens-Johnson (SJS)
- Epidermólise em < 10% da área de superfície corporal
  - Sinais/sintomas idênticos aos da síndrome de superposição de SJS/NET e NET
- Sinais/sintomas iniciais: febre, sensação de queimação ocular, queilite, distúrbios da deglutição
- Dias depois se instalam máculas eritematosas nítidas (generalizadas) na metade superior do corpo, no rosto, nas mãos e nos pés
  - Transição para epidermólise plana com erosões, por vezes com conjuntivite, edema palpebral, ulcerações da camada córnea
- Lesões em longo prazo
  - Hipo e hiperpigmentação, cicatrizes, distrofias ungueais, estenoses de mucosas, uretrais e esofágicas, hepatite, nefrite, cegueira
- Mortalidade: 1 a 5%.

Síndrome de superposição de SJS/NET (forma de transição)
- Epidermólise em 10 a 30% da área de superfície corporal
  - Manifestações clínicas idênticas aos da SJS e da NET.

Necrólise epidérmica tóxica (NET, síndrome de **Lyell)**
- Epidermólise em > 30% da área de superfície corporal
  - Sintomas idênticos a SJS e SJS/NET-síndrome *overlap*
- Sequelas em mais de 50% dos casos
- **Taxa de mortalidade: 25 a 30%.**

Locais preferidos
- Rosto, tronco, membros.

Diagnóstico diferencial
Dermatose lineal IgA, dermatoses bolhosas autoimunes, **síndrome da farmacodermia com eosinofilia e sintomas sistêmicos** (DRESS), exantemas medicamentosos fixos, síndrome da pele escaldada estafilocócica, queimadura/escaldamento.

Diagnóstico
Anamnese e exame positivo
- Sinal de Nikolsky I positivo.

Histopatologia
- Epidermólise decorrente de queratinócitos apoptóticos.

Tratamento
Medidas terapêuticas gerais
- Evitar o agente desencadeador
- Tratamento clínico intensivo/tratamento de queimados em caso de formas graves e fatores de risco
  - Manejo hidreletrolítico e das feridas, analgesia, isolamento reverso
- EEM: evolução frequentemente autolimitada em 2 semanas (nos casos crônicos, eventualmente são usados imunossupressores).

Tratamento sistêmico
- Glicocorticoides
- Ciclosporina, se necessário, imunoglobulina intravenosa (IGIV).

Figura 8.2

a Eritema exsudativo multiforme com rosetas na mão direita.

b Eritema exsudativo multiforme com rosetas sem formação de bolhas.

c Eritema exsudativo multiforme com rosetas e formação central de bolhas.

d Máculas hiperpigmentadas e erosões em mucosas, NET.

e Lábios com erosões e crostas (queilite) e palato mole papular, NET.

f Erosões da mucosa oral e epidermólise perioral, NET.

g Epidermólise com erosões planas e sangrantes no dorso, NET.

h Epidermólise com erosões planas no dorso, NET.

9 Doenças Inflamatórias

9.1 Síndrome de Sweet, 115

9.2 Pitiríase rósea (PR), 117

9.3 Pitiríase rubra pilar (PRP), 119

9.4 Psoríase vulgar, 121

9.5 Psoríase pustulosa, 123

9.6 Síndrome uretro-óculo-sinovial, 125

9.7 Artrite psoriásica, 127

9.8 Líquen plano, 129

9.9 Doença enxerto *versus* hospedeiro, 131

9.10 Granuloma anular, 133

9.11 Necrobiose lipoídica, 135

9.12 Granulomas do cabeleireiro/ordenhador, 137

114 Capítulo 9 Doenças Inflamatórias

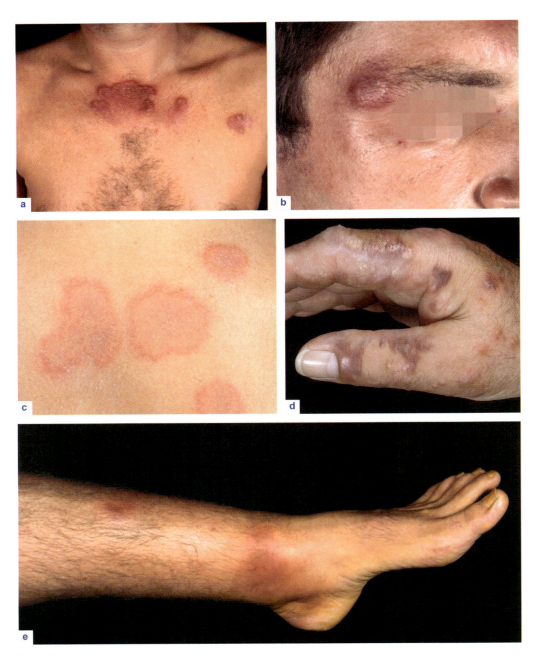

Figura 9.1 a-e

Capítulo 9 Doenças Inflamatórias **115**

9.1 Síndrome de Sweet

Sinônimo: dermatose neutrofílica febril aguda

Epidemiologia
- Homens são menos acometidos do que mulheres (1:4), principalmente dos 30 aos 60 anos.

Etiopatogenia
As causas ainda são desconhecidas
- Reação de hipersensibilidade dos tipos III e IV e reação inflamatória dos vasos.

Classificação
- Idiopática
- Infecciosa/infecções (sistema digestório, vias respiratórias)
- Paraneoplásica (leucemias, processos malignos)
- Doenças autoimunes (doenças inflamatórias intestinais crônicas [DIIC]), LE, doença de Behçet, tireoidite de Hashimoto)
- Medicamentos (fator estimulante de colônias de granulócitos [G-CSF], cotrimoxazol, azatioprina, cloroquina)
- Gestação.

Clínica
Manifestações cutâneas
- **Placas e pápulas agudas semelhantes a alvos, de coloração nítida**, inflamatórias edematosas (suculentas), **dolorosas à compressão**, e placas situadas no rosto, no tronco e nas faces extensoras dos membros, em parte com vesículas/pústulas centrais, que geralmente curam sem cicatrizes
  - 50% de recidivas.

Estágio prodrômico
- Mal-estar, **febre**, fadiga, poliartrite, neutrofilia.

Locais preferidos
- Rosto, tronco, faces extensoras dos membros.

Complicações
- Linfadenopatia, nefrite, hepatite, abscessos esplênicos, conjuntivite, irite, queratite ulcerativa, cegueira.

Diagnóstico diferencial
Eritema exsudativo multiforme, eritema elevado diutino, lúpus eritematoso (LE), pioderma gangrenoso, urticária.

Diagnóstico
Anamnese e exame clínico
- Verificar a temperatura corporal.

Exames laboratoriais
- Proteína C reativa elevada, VHS elevada, leucocitose com neutrofilia e linfopenia.

Tratamento
Medidas terapêuticas gerais
- **Tratamento da doença de base.**

Tratamento sistêmico
- **Glicocorticoides**
  - Alternativas: anti-inflamatórios não esteroides (AINEs), colchicina, dapsona.

Figura 9.1

a Múltiplas pápulas eritematosas nítidas, em parte confluentes, na região do decote, síndrome de Sweet.

b Nódulo eritematoso lívido solitário junto à região externa da sobrancelha, síndrome de Sweet.

c Múltiplas placas eritematosas semelhantes a alvos, síndrome de Sweet.

d Múltiplas pápulas nítidas, parcialmente confluentes, na mão, síndrome de Sweet.

e Máculas eritematosas difusas na perna, síndrome de Sweet.

Capítulo 9 Doenças Inflamatórias

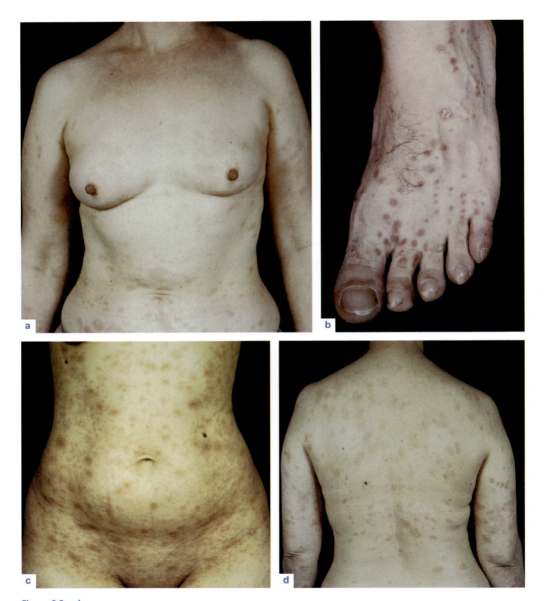

Figura 9.2 a-d

9.2 Pitiríase rósea (PR)

Epidemiologia
- Prevalência: 0,1%
- Principalmente adultos jovens.

Etiopatogenia
- As causas exatas ainda são desconhecidas.
- Infecções por **HPV** dos tipos **6, 7** e 8 e vírus H1N1.

Clínica
Manifestações cutâneas
- **Lesão primária** (placa-mãe ou medalhão)
  - Placa eritematosa, com 2 a 7 cm, bem-delimitada, posteriormente vermelha-clara, oval, localizada no tronco, envolvida por escamas (*colarete*), e aplainamento cenatral com descamação fina
- Erupção secundária (período eruptivo)
  - **Placas** bem-delimitadas, pouco pruriginosas, eritematosas, geralmente ovais, de tamanhos diferentes, sempre menores que a placa primária, dispostas simetricamente no tronco ao longo das principais linhas de clivagem da pele; apresentam descamações em forma de colar (**colarete**) e achatamento central com descamação fina, eventualmente com hipo/hiperpigmentação pós-inflamatória após a cura
    - Aparece de forma aguda após dias a semanas no tronco e nas regiões proximais dos membros, geralmente em forma de surto
    - Manifestações clínicas associadas: cansaço, febre e linfadenite são possíveis
  - Cura espontânea após 3 a 6 semanas
    - Evoluções prolongadas por meses são raras
- Pitiríase rósea invertida (forma especial)
  - Em pacientes de pele escura as lesões ocorrem preferencialmente no rosto, no pescoço, nas axilas, na região inguinal e extremidades distais.

Fatores predisponentes
- Contato íntimo com outros indivíduos.

Locais preferidos
- Tronco, regiões proximais dos membros
  - Atenção: não são afetados mucosas, rosto, pescoço e regiões distais dos membros.

Complicações
- Pitiríase rósea recidivante
  - Pitiríase rósea em mais de 3% dos casos.

Diagnóstico diferencial
Tínea (tinha) corporal, pitiríase versicolor, sífilis, farmacodermia/exantema viral, psoríase vulgar, eczema seborreico.

Diagnóstico
Anamnese e exame clínico.

Sorologia
- Coleta de sangue para excluir sífilis precoce eritematoescamosa (estágio secundário).

Exame citológico a fresco
- Coleta de material descamativo para excluir doenças fúngicas.

Tratamento
Medidas terapêuticas gerais
- **Cura espontânea** após 3 a 6 semanas
  - Conduta expectante.

Tratamento tópico
- Glicocorticoides.

Intervenção clínica
- Se necessário, fototerapia (radiação UV).

Tratamento sistêmico
- Anti-histamínicos

Atenção: banhos de sol, calor, banhos prolongados e idas à sauna podem levar a agravamento dos sinais/sintomas.

Figura 9.2

a Múltiplas placas ovais hiperpigmentadas no tronco e nos braços, pitiríase rósea.

b Múltiplas placas ovais eritematosas e hiperpigmentadas no pé, pitiríase rósea.

c Múltiplas placas ovais e hiperpigmentadas no tronco, pitiríase rósea.

d Múltiplas placas ovais hiperpigmentadas no dorso, pitiríase rósea.

118 Capítulo 9 Doenças Inflamatórias

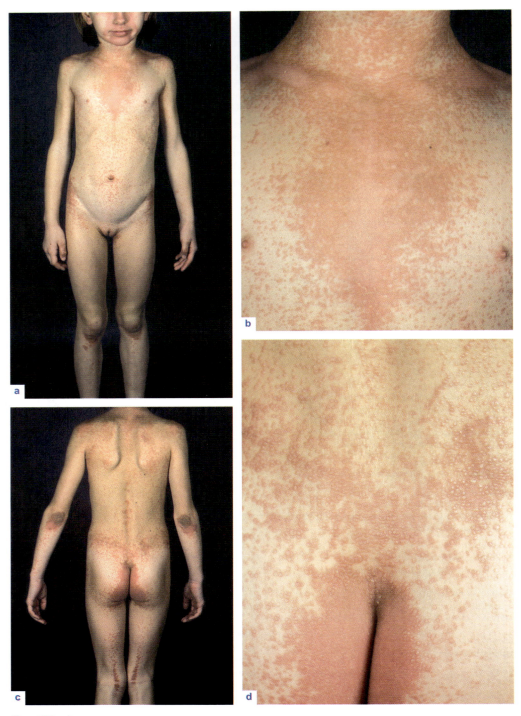

Figura 9.3 a-d

9.3 Pitiríase rubra pilar (PRP)

Sinônimos: doença de Devergie

Epidemiologia
- Prevalência: 2/100.000 habitantes
- Incidência: 0,2/100.000 habitantes/ano
- Primeira manifestação: principalmente em crianças ou adultos acima de 50 a 60 anos.

Etiopatogenia
As causas exatas ainda são desconhecidas
- Mutações genéticas e predisposição
- Mecanismos inflamatórios

Clínica
Manifestações cutâneas
- **Placas** crônicas, eritematosas claras até cor alaranjada, finamente lamelares, descamativas, geralmente confluentes, com pequenas pápulas hiperqueratóticas ao redor dos folículos pilosos (padrão em ralador ou tabuleiro de xadrez), que passam por atrofia ou promovem a quebra dos fios de cabelo próximo à superfície, bem como *nappes claires* (pseudoleucodermia, ilhas cutâneas não afetadas), espessamento das unhas, queratoses palmoplantares com rágades dolorosas, face com eczema seborreico. Frequentemente, evoluem para **eritrodermia** que poupa as ilhas cutâneas
- Sem unhas manchadas/aspecto de manchas de óleo (**diagnóstico diferencial:** *psoríase ungueal*)
- Piora no verão (**diagnóstico diferencial:** *psoríase*).

Formas mais frequentes de evolução
- **Tipo clássico adulto** (50%)
  - Principalmente nos membros e faces extensoras, couro cabeludo, rosto, axilas
  - Cura geralmente após 3 anos
- **Tipo juvenil circunscrito** (25%)
  - Principalmente no joelho e no cotovelo
  - Cura em 3 anos ou evolução crônica.

Fatores predisponentes
- Mutações genéticas/predisposição, infecções, doenças autoimunes, tumores malignos.

Locais preferidos
- Faces extensoras dos membros, inclusive o lado extensor das mãos, parte anterior do tronco, região glútea, couro cabeludo
  - Sem comprometimento das mucosas.

Complicações
- Ectrópio na participação da face.

Diagnóstico diferencial
Psoríase vulgar, eczema seborreico, eczema atópico, líquen plano folicular.

Diagnóstico
Anamnese e exame clínico.

Histopatologia
- Biópsias das alterações cutâneas.

Tratamento
Tratamento tópico
- Glicocorticoides
  - Alternativas: inibidores da calcineurina.

Tratamento sistêmico
- Retinoide
  - Alternativas: metotrexato, ciclosporina, medicamentos biológicos, como os inibidores de TNF-α.

Figura 9.3

a Pápulas eritematosas foliculares e hiperqueratóticas em parte confluentes em todo o tegumento, pitiríase rubra pilar.

b *Close-up* da Figura 9.3 a.

c Pápulas eritematosas, parcialmente confluentes, formando placas, pápulas hiperqueratóticas em todo o tegumento, pitiríase rubra pilar.

d *Close-up* da Figura 9.3 c.

120 Capítulo 9 Doenças Inflamatórias

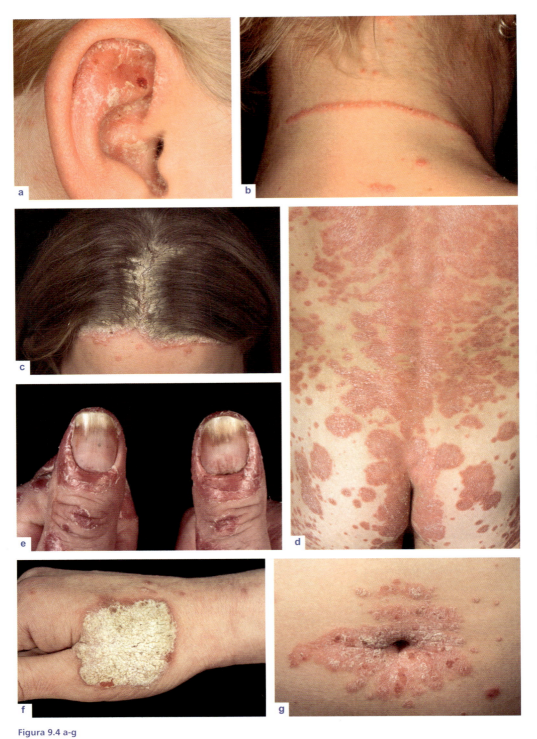

Figura 9.4 a-g

9.4 Psoríase vulgar[1]

Epidemiologia
Prevalência: 2% (Europa).

Etiopatogenia
Inflamação da pele, epidermopoese acentuada, encurtamento do tempo de trânsito dos queratinócitos (5 a 8 dias, em vez de 30 dias)
- PSORS1 (*loci* de suscetibilidade à psoríase): marcador genético da psoríase
- HLA-B27 (antígeno leucocitário humano de classe I): associação com artrite psoriásica
- HLA-C: principal alelo de risco para início precoce e grave da doença
- Reação autoimune melanócito-específica por meio de linfócitos T CD8+.

Clínica
Manifestações cutâneas
- Placas eritematoescamosas bem-delimitadas, em parte pruriginosas
- Unhas: minúsculos defeitos da placa ungueal de no máximo 1 a 2 mm, covinhas ungueais, **manchas de óleo** (hiperqueratoses sob a placa ungueal).

Classificação de acordo com o início da doença
- **Psoríase do tipo 1:** < 40 anos = evolução geralmente grave
- **Psoríase do tipo 2:** > 40 anos = manifestação geralmente atípica da doença.

Classificação de acordo com o quadro clínico
- Psoríase punctata, gutata, numular; anular, girata (em forma de guirlanda), geográfica, invertida (localização atípica), pustulosa.

Fatores predisponentes
- Fatores genéticos (PSORS1, HLA-B27, HLA-C), estresse psicológico e mecânico (fenômeno de Köbner, efeito de irritação isomórfico), alterações hormonais (menstruação, gravidez, menopausa), abuso de álcool etílico, infecções (principalmente estreptococos [tonsilite, gengivite], HIV), medicamentos (betabloqueadores, inibidores da enzima conversora da angiotensina [ECA], AINEs, lítio, cloroquina).

Locais preferidos
- Couro cabeludo, retro/auricular, joelho, cotovelo, fenda interglútea, umbigo, lombar.

Comorbidades
- Doença de Bechterew, doença celíaca, doença de Crohn, diabetes melito, depressões, pensamentos suicidas, doenças cardiovasculares.

Diagnóstico diferencial
Pitiríase (liquenoide/rósea/rubra pilar), líquen rubro, micose fungoide, sífilis, eczema numular/seborreico, tínea (tinha) corporal.

Diagnóstico
Anamnese e exame clínico.
- **Sinal da vela:** saída de escamas estratificadas por meio de espátula (semelhante à raspagem de vela)

- **Fenômeno da última pele** (camada epitelial abaixo das escamas)
- **Sinal de Auspitz** (sinal do "orvalho sangrante", pequenos pontos hemorrágicos após a retirada de escamas das lesões eritematodescamativas [curetagem metódica de Brocq]).

Escores
- **ASC:** área de superfície corporal (em %)
- **PASI:** *psoriasis area and severity index* (índice de gravidade e área de psoríase, ASC + eritema + descamação + espessura da placa)
- **DLQI:** *dermatology life quality index* (índice dermatológico de qualidade de vida)
- ASC < 11, PASI < 11, DLQI < 11 = grau leve, caso contrário grau médio a grave.

Histopatologia
- Hiperplasia epidérmica, acantose, hiper/paraqueratose, sinais inflamatórios
- Microabscesso de Munro no estrato córneo por infiltração de granulócitos neutrófilos.

Tratamento
Medidas terapêuticas gerais
- Tratar o fator desencadeante: reduzir o estresse psicológico e mecânico, tratar infecções estreptocócicas, tonsilectomia/tratamento dentário se indicado, mudança de medicamentos.

Terapia tópica
- **Ácido salicílico** (3 a 10% para queratólise)
- **Ditranol** (antralina, cignolina)
- **Glicocorticoide** (terapia em curto/longo prazo associada com derivado sintético de vitamina D3)
- **Derivado sintético de vitamina D3** (calcipotriol/calcitriol, se necessário associar a betametasona)
- **Climatoterapia** (banho de água salgada + exposição solar)
- **Terapia UV** (p. ex., UVB com comprimento de onda de 311nm, PUVA [psoraleno + radiação ultravioleta A]).

Tratamento sistêmico
- **Metotrexato:** latência 4 a 8 semanas + ácido fólico no dia seguinte
- **Éster de ácido fumárico** (latência 6 semanas)
- **Acitretina** (+ UVB/PUVA)
- **Ciclosporina** (nos dias atuais, tornou-se obsoleta)
- **Imunobiológicos** (p. ex., TNF-α–inibidores, anticorpos contra IL-12, IL-17 A, IL-23)
- **Apremilaste** (inibidor de fosfodiesterase 4 [PDE4]).

Figura 9.4

a Placas eritematoescamosas, em parte erosivas e sanguinolentas na orelha externa, psoríase vulgar.

b Placas eritematoescamosas decorrentes de fenômeno de Köbner, psoríase vulgar.

c Placas eritematoescamosas no couro cabeludo, psoríase vulgar.

d Placas eritematoescamosas na região lombossacral, psoríase vulgar.

e Placas eritematoescamosas, manchas de óleo e onicólise, psoríase vulgar.

f Placa eritematosa solitária, com descamação acentuada, na mão, psoríase vulgar.

g Placas eritematosas periumbilicais, psoríase vulgar.

---

[1]N.R.T.: No Brasil, a Portaria Conjunta nº 18, de 14 de outubro de 2021, aprovou o Protocolo Clínico e Diretrizes Terapêuticas da Psoríase. Disponível em: https://psoriasebrasil.org.br/pcdts-da-psoriase-e-artrite-psoriasica/. Acesso em: 15 mar. 2023.

122　Capítulo 9　Doenças Inflamatórias

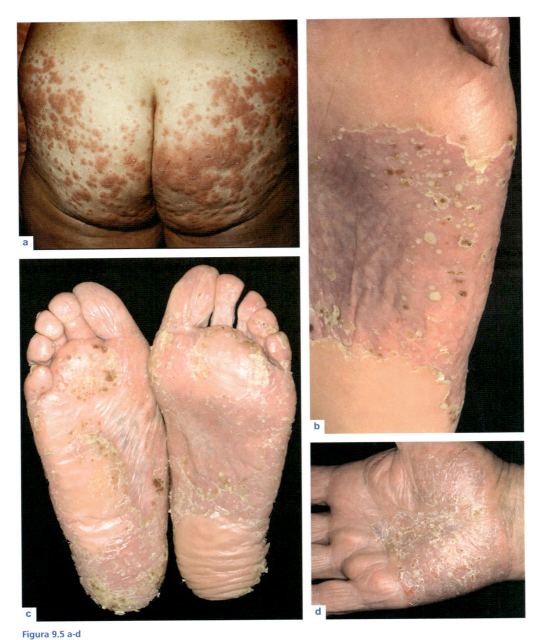

Figura 9.5 a-d

Capítulo 9 Doenças Inflamatórias   **123**

9.5 Psoríase pustulosa

Epidemiologia
Prevalência
- Psoríase pustulosa generalizada: 1,76/1 milhão de habitantes
- Pustulose palmoplantar: 1/10.000 habitantes.

Etiopatogenia
Reações inflamatórias cutâneas com formação de pústulas estéreis
- Infecções como fator desencadeante mais frequente
- Mutações familiares são possíveis.

Clínica
Formas generalizadas
- **Psoríase pustulosa generalizada** (von Zumbusch)
  - Máculas/pápulas planas, pouco delimitadas, máculas/pápulas eritematosas/inflamatórias com **pústulas primárias estéreis**, descamação, edemas, doença grave, febre e calafrios
  - Leucocitose, neutrofilia, hipocalcemia, hipoalbuminemia, VHS e proteína C reativa elevadas
  - Complicações
    - Evolução grave até o óbito.

Formas localizadas
- **Pustulose palmoplantar** (tipo Barber-Königsbeck)
  - Eritemas palmares e plantares planos, pouco delimitados, eritemas lamelares grosseiros e descamativos/placas com pequenas pústulas de 2 a 5 mm e hiperqueratoses
  - Complicações
    - Restrições de uso acentuadas de mãos e pés, osteoartrites
- **Acrodermatite contínua supurativa** (acrodermatite de Hallopeau)
  - Máculas/placas eritematosas falângicas terminais, peri e subungueais, mal delimitadas e com formação de pústulas (1 a 3 mm), descamação, prurido e dor
  - Complicações
    - Cicatrizes, atrofias, onicodistrofia, anoníquia.

Fatores predisponentes
- Tabagismo, infecções, gestação, interrupção do uso de glicocorticoides.

Comorbidades
- Doença de Bechterew, doença celíaca, doença de Crohn, diabetes melito, depressões, risco de suicídio, doenças cardiovasculares.

Diagnóstico diferencial
Pustulose eruptiva generalizada, psoríase vulgar, impetigo contagioso.

Diagnóstico
Anamnese e exame clínico
- Se necessário, exames complementares para detectar comorbidades.

Tratamento
Medidas terapêuticas gerais
- Acompanhamento psicoterapêutico.

Tratamento tópico
- Ureia
- Ácido salicílico.

Intervenção clínica
- Fototerapia (radiação UV).

Tratamento sistêmico
- Metotrexato
- Éster do ácido fumárico
- Acitretina
- Ciclosporina
- Imunobiológicos.

Figura 9.5

a Múltiplas pústulas glúteas sobre fundo eritematoso, psoríase pustulosa.

b Planta do pé com múltiplas pústulas, psoríase pustulosa.

c Planta hiperqueratótica descamativa com múltiplas pústulas, psoríase pustulosa.

d Palma da mão hiperqueratótica descamativa com múltiplas pústulas, psoríase pustulosa.

124 Capítulo 9 Doenças Inflamatórias

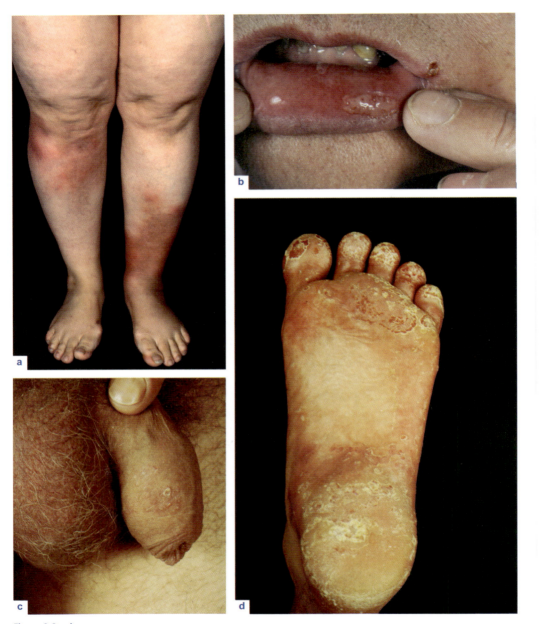

Figura 9.6 a-d

9.6 Síndrome uretro-óculo-sinovial

Sinônimos: síndrome uretro-conjuntival-sinovial, síndrome de Reiter, doença de Reiter

Epidemiologia
Homens são mais afetados do que as mulheres (9:1), principalmente adultos jovens.

Etiopatogenia
Espondiloartropatia com **artrite** reativa, **uretrite**, **conjuntivite**/uveíte e alterações cutâneas psoriasiformes.

Clínica
Artrite
- Edemas articulares de início súbito, principalmente nos membros inferiores, com entesopatias (tendinopatias) e dor intensa nas inserções tendíneas.

Uretrite
- Corrimento purulento, em parte sanguinolento, com micção dolorosa 2 a 4 semanas após a infecção.

Conjuntivite/uveíte
- Conjuntivite simétrica/iridociclite/uveíte.

Alterações de pele/mucosas
- Queratodermia blenorrágica
  - Placas/eritemas palmares e plantares planos e escamosos, com pústulas confluentes, hiperqueratoses e placas eritematoescamosas no couro cabeludo
- Balanite circinada
  - Máculas bem demarcadas, arredondadas e eritematosas na glande e no prepúcio
- Eritema nodoso
  - Nódulos mal delimitados, eritematosos lívidos, de consistência macia e dolorosa, em parte confluentes/placas (2 a 15 cm) nas extremidades com pele tensa e brilhante, disposição bilateral, febre e mal-estar
- Erosões/úlceras da mucosa bucal.

Fatores predisponentes
- **Uretrite** (*Chlamydia trachomatis*, *Mycoplasma*, *Ureaplasma urealyticum*)
- **Enterite** (*Shigella*, Salmonella, *Yersinia*, *Campylobacter*)
- Infecção pelo **HIV**
- **Fatores genéticos** (70 a 90% com associação HLA-B27).

Complicações
- Pericardite, neurite, glomerulonefrite, pielonefrite frequentemente crônica com evolução ao longo dos anos.

Diagnóstico diferencial
- Artrite reumatoide, artropatia psoriásica, doença de Bechterew, gonorreia, balanite por *Candida*, psoríase pustulosa.

Diagnóstico
Anamnese e exame clínico
- Atenção: descartar infecção pelo HIV.

Laboratório
- Leucocitose, VHS elevada, leucocitúria, anticorpos antinucleares e fatores reumáticos negativos.

Comprovação do agente causal
- Cultura/sorologia (*Chlamydia*, *Mycoplasma*, *Ureaplasma*, *Shigella*, *Salmonella*, *Yersinia*, *Campylobacter*).

Tratamento
Medidas terapêuticas gerais
- Artrite
  - AINEs, glicocorticoides sistêmicos, inibidores do TNF-α, metotrexato, ciclosporina, sulfassalazina
- Infecção uretral/entérica
  - Doxiciclina
- Ceratoderma blenorrágico
  - Glicocorticoide tópico, acitretina
- Balanite circinada
  - Glicocorticoide, loção alba
- Atenção: tratamento interdisciplinar (urologia, reumatologia, oftalmologia).

Figura 9.6

a Eritema nodoso da perna, síndrome uretro-óculo-sinovial.

b Ulcerações orais da mucosa labial inferior, síndrome uretro-óculo-sinovial.

c Balanite circinada, síndrome uretro-óculo-sinovial.

d Queratodermia blenorrágica plantar, síndrome uretro-óculo-sinovial.

126 Capítulo 9 Doenças Inflamatórias

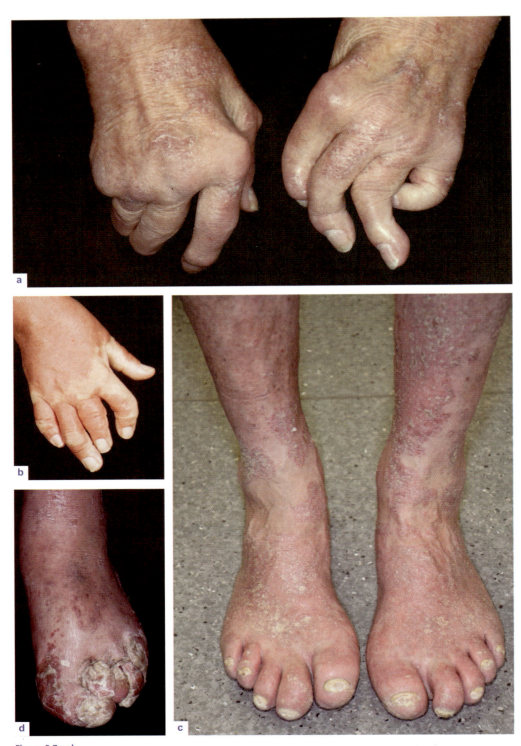

Figura 9.7 a-d

Capítulo 9 Doenças Inflamatórias **127**

9.7 Artrite psoriásica

Sinônimos: artropatia psoriásica, psoríase artropática

Epidemiologia
- Prevalência: 0,2%
- Prevalência da psoríase: 6 a 40%
- Principalmente dos 35 aos 40 anos.

Etiopatogenia
Artrite soronegativa + associação com psoríase

Manifestações iniciais
- 70% psoríase seguida, após 10 anos, de artrite psoriásica
- 15% início concomitante
- 15% artrite psoriásica sem psoríase.

Clínica
Artrite psoriásica
- Artrite periférica e/ou axial dolorosa, principalmente das **articulações interfalângicas distais** com edema, rigidez matinal, processos de **remodelação óssea**, inflamações dedos dos pés e das mãos (**dactilite**) e inflamação nas inserções tendíneas (enteSite).

Classificação
- Oligoartrite assimétrica (70%)
- Poliartrite (15%)
- Espondilite (5%)
- Artrite mutilante (5%, limitações físicas intensas, frequentemente irreversíveis)
- Artrite interfalângica distal (5%).

Sinais/sintomas associados
- Sinovite, artrite erosiva, tendinite, tenossinovite, espondiloartrite, sacroiliíte, osteíte, periostite, esporão do calcâneo, distrofias ungueais.

Fatores predisponentes
- Genéticos (associações HLA) com predisposição familiar, imunológicos, fatores do meio ambiente.

Locais preferidos
- Articulações interfalângicas distais, articulações do joelho/tornozelo.

Diagnóstico diferencial
Artrite reumatoide soronegativa, espondiloartrite reativa, síndrome uretro-óculo-sinovial, gota.

Diagnóstico
História da doença atual, história familiar e exame clínico.

Exames de imagem das articulações
- Ressonância magnética (RM), ultrassonografia (US), radiologia, tomografia computadorizada (TC), cintigrafia do esqueleto
  - Processos de remodelação óssea, osteólise, erosões, calcificações periostais diafisárias/afinamento da substância compacta do osso.

Laboratório
- **Sorologia reumatológica negativa.**

Tratamento
Medidas terapêuticas gerais
- Fisioterapia
- Aplicação de frio/calor.

Tratamento sistêmico
- AINEs
  - Atenção: podem levar a progressão da psoríase
    - Agentes antirreumáticos modificadores da doença (**ARMDs**)
- Metotrexato, apremilaste, sulfassalazina, leflunomida
  - Imunobiológicos
    - Inibidores do TNF-α, anticorpos contra IL-12-/IL-23-/IL-17 A
- Glicocorticoides.

Figura 9.7

a Artrite psoriásica em ambas as mãos.

b Artrite psoriásica da mão direita.

c Artrite psoriásica de ambos os pés com dactilite, placas eritematosas e psoríase ungueal.

d Artrite psoriásica do pé esquerdo com dactilite, placas eritematosas e psoríase ungueal.

128 Capítulo 9 Doenças Inflamatórias

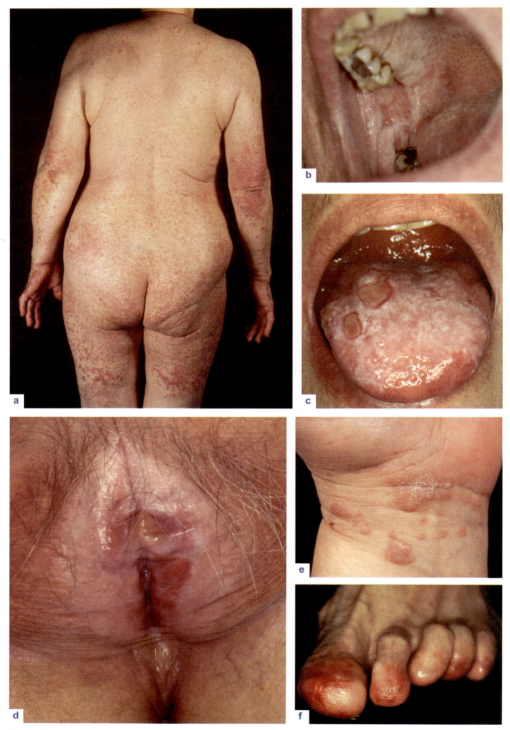

Figura 9.8 a-f

Capítulo 9 Doenças Inflamatórias **129**

9.8 Líquen plano

Sinônimo: líquen rubro

Epidemiologia
- Prevalência: 0,6 a 1,2%
- Homens são menos afetados do que mulheres (1:3), principalmente entre 35 e 45 anos.

Etiopatogenia
Reação autoimune contra queratinócitos basais
- Células portadoras de antígenos ativam linfócitos T1, desencadeando a produção de interferona γ e consequente indução de apoptose
- Associação com doenças autoimunes (dermatomiosite, LE, esclerodermia, alopecia areata, colite ulcerosa, colangite biliar primária, hepatite C, diabetes melito).

Clínica
Manifestações cutâneas
- Pápulas **pruriginosas** eritematosas a acinzentadas, arredondadas e elevadas, medindo 1 a 3 mm, **agudas/**subagudas/crônicas, em parte confluentes, frequentemente episódicas, decorrentes de efeitos eritematosos isomórficos (**fenômeno de Köbner**); unhas com brilho, superfície plana, brilhante (brilho liquenoide) esbranquiçado (estrias de Wickham) e hiperpigmentação pós-inflamatória
  - A cura geralmente ocorre após 3 a 12 meses.

Classificação
- Líquen plano exantemático
  - Pápulas simétricas isoladas, principalmente no punho, no pescoço, na perna e na genitália
- Líquen plano verrucoso
  - Alterações cutâneas fortemente pruriginosas, hiperqueratóticas, com formação de cicatrizes, principalmente na extremidade inferior
- Líquen plano das unhas
  - Onicodistrofias/atrofias parcialmente irreversíveis em 10% de todos os pacientes portadores de líquen plano
- Líquen plano de mucosa
  - Fenômeno de Wickham sem pápulas, em parte erosivo e indolor, podendo levar a dor intensa
- Muitas outras variantes.

Fatores predisponentes
- Eventualmente, predisposição familiar, induções medicamentosas/tóxicas (betabloqueadores, interferonas, cloroquina, AINEs).

Locais preferidos
- Somente mucosas (65%)
- Somente pele (10%)
- Pele e mucosas (20%).

Complicações
- Distrofias ungueais, alopecia cicatricial.

Diagnóstico diferencial
Reação medicamentosa liquenoide, doença de Bowen, candidíases, sífilis (estágio secundário), eczemas de contato, psoríase vulgar, eczema do pé/da mão hiperqueratótico semelhante a rágades, hiperqueratoses paraneoplásicas, dermatoses autoimunes bolhosas.

Diagnóstico
Anamnese e exame clínico.

Histopatologia
- Biópsia de uma alteração cutânea.

Tratamento
Tratamento tópico
- **Glicocorticoides** (classes III/IV), se necessário, curativo oclusivo
- Inibidores da calcineurina (tracolimo/pimecrolimo)
- Mucosa oral
  - Anestésicos locais, glicocorticoides, tretinoína, abstinência de nicotina e de álcool etílico.

Intervenção clínica
- Fototerapia (radiação UV).

Tratamento sistêmico
- Se necessário, acitretina/isotretinoína, além de glicocorticoides e anti-histamínicos
  - Alternativas para resistência ao tratamento: ciclosporina, metotrexato, dapsona, azatioprina, imunobiológicos.

Figura 9.8

a Líquen plano exantemático.

b Líquen plano mucoso com estrias de Wickham da mucosa oral.

c Líquen plano mucoso com estrias de Wickham e língua erosiva.

d Líquen plano perianal.

e Líquen plano exantemático.

f Líquen plano das unhas com onicoatrofia.

130 Capítulo 9 Doenças Inflamatórias

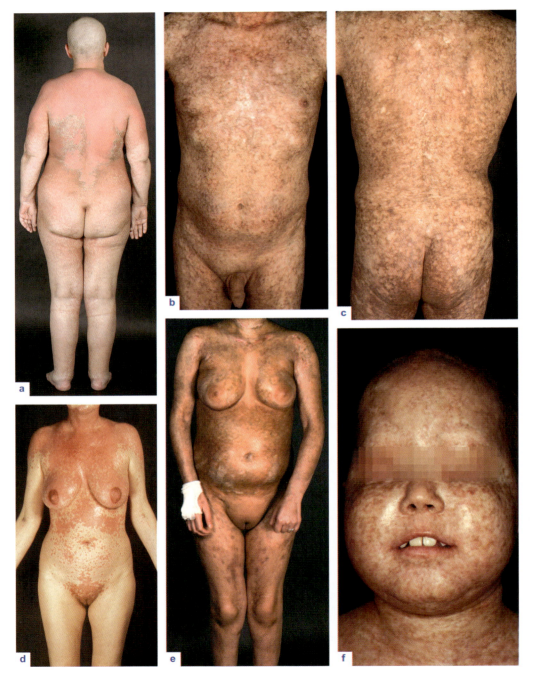

Figura 9.9 a-f

Capítulo 9 Doenças Inflamatórias **131**

9.9 Doença enxerto *versus* hospedeiro

Sinônimo: DEVH

Epidemiologia
Incidência: muito variável
- DEVH aguda: taxa de sobrevida de 3 anos (10 a 75%)
- DEVH crônica: taxa de sobrevida de 10 anos (< 50%).

Etiologia
Complicação de transplantes celulares hematopoéticos (geralmente após transplantes alógenos de células-tronco)
- **Histoincompatibilidade** (principalmente **antígenos HLA** → MHC [complexo principal de histocompatibilidade, também com queratinócitos])
  - MHC: probabilidade de compatibilidade entre pessoas não parentes = 1:10.000
  - MHC: probabilidade de compatibilidade entre irmãos = 1:4
  - Requisitos mínimos de compatibilidade: HLA-A, B, C e DR B1
- **Imunossupressão** (hospedeiro)
  - Para reduzir a probabilidade de rejeição do transplante
- **Linfócitos T de doador imunocompetente** (transplante)
  - Células portadoras de antígenos do hospedeiro ativam linfócitos T do enxerto que atacam órgãos.

Classificação
- DEVH aguda (em 50%): sinais/sintomas após menos de 100 dias
- DEVH crônica (em 30%): sinais/sintomas após mais de 100 dias
- Reação enxerto *versus* tumor: reação leve, geralmente desejada.

Clínica
Manifestações cutâneas
- **Exantema** plano, **maculopapular** eritematoso de cor marrom, parcialmente descamativo, com superfície cutânea tensa, dolorosa à pressão e **enantema mucoso** erosivo
  - Nas evoluções graves com eritrodermia, formação de bolhas e necrólise epidérmica tóxica (NET)
  - Nas evoluções crônicas com onicodistrofia, onicólise e **poiquilodermia** (coloração heterogênea), além de atrofia, esclerose, hipo/hiperpigmentações, ulcerações.

Sinais/sintomas associados
- Náuseas, vômitos, mal-estar, diarreia, tosse.

Fatores predisponentes
- Transplantes hematopoéticos, imunossupressão.

Locais preferidos
- Tronco, faces extensoras dos membros, palmas das mãos, plantas dos pés.

Complicações
- Distúrbios hepáticos, gastrintestinais ou da função pulmonar, infecções, pneumonias, óbito.

Diagnóstico diferencial
Exantema viral, exantema medicamentoso, NET, danos/reação à radiação/quimioterapia, líquen plano, morfeia, lúpus.

Diagnóstico
Anamnese e exame clínico.

Exames complementares
- Ultrassonografia (US) abdominal
- Teste de Schirmer (teste de secreção lacrimal).

Histopatologia
- Biópsia de pele e mucosas labiais.

Resultados laboratoriais
- Eventualmente, elevação das provas de função hepática, anticorpo antinuclear (ANA) elevado, anticorpo antimitocôndria (AMA) elevado, anemia, neutropenia, trombocitopenia, eosinofilia.

Tratamento
Tratamento tópico
- Glicocorticoides.

Intervenção clínica
- **Fototerapia (radiação UV)**
  - UVA, UVB, PUVA, fotoférese extracorporal.

Tratamento sistêmico
- Na evolução grave
  - **Glicocorticoides** (em dosagem elevada durante 5 a 7 dias)
- Na evolução crônica
  - Glicocorticoides, eventualmente, e ciclosporina/tacrolimo

Profilaxia
- **Profilaxia de infecções**
  - Herpes-vírus, citomegalovírus (CMV), pneumococos, *Pneumocystis carinii*.

Figura 9.9

a-c Exantema maculopapular, DEVH.

d Exantema maculopapular acentuado no tronco, DEVH.

e Exantema maculopapular, DEVH.

f Exantema maculopapular e alopecia, DEVH.

132 Capítulo 9 Doenças Inflamatórias

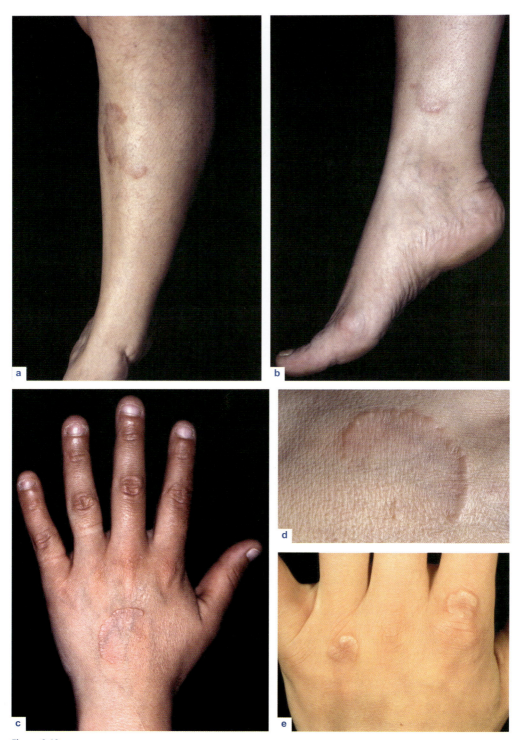

Figura 9.10 a-e

Capítulo 9 Doenças Inflamatórias **133**

9.10 Granuloma anular

Epidemiologia
Mulheres são mais afetadas do que homens, principalmente crianças e adultos jovens.

Etiopatogenia
As causas exatas continuam desconhecidas
- Inflamação granulomatosa da pele com colagenólise.

Clínica
Manifestações cutâneas
- **Pápulas** crônicas **bem-delimitadas**, não pruriginosas, eritematosas claras, muitas vezes brilhantes, com aumento de tamanho periférico das bordas e agregação formando manifestações cutâneas em **forma de anel** com morfologias distintas e sem cura; formação de cicatriz após cerca de 12 meses
  - Raramente, úlceras, necroses ou crostas com tamanhos > 10 cm.

Classificação
- Granuloma anular clássico
  - Áreas múltiplas/únicas medindo 1 a 3 cm
- Granuloma anular disseminado
  - Placas/pápulas planas, medindo 1 a 2 mm, em todo o tegumento, principalmente em adultos
- Além de muitas outras apresentações mais raras.

Sinais/sintomas associados
- Raramente, prurido e ulcerações.

Fatores predisponentes
- **Picadas de insetos**, **traumatismos**, herpes-zóster, HIV, EBV, doenças autoimunes da tireoide, diabetes melito, tuberculose, medicamentos.

Locais preferidos
- Dorso da mão, dedos e dorso do pé, face, faces extensoras das articulações.

Diagnóstico diferencial
Sarcoidose, necrobiose lipoídica, lúpus vulgar, granuloma de corpo estranho, carcinoma basocelular, sarcoma epitelioide, leishmaniose, micose, dermatite granulomatosa.

Diagnóstico
Anamnese e exame clínico.

Histopatologia
- Se necessário, biópsia para esclarecer o diagnóstico diferencial.

Tratamento
Cura espontânea
- 60% em 2 anos, frequentemente após biópsia
  - 80 a 90% em crianças
- Atenção: taxa de recidiva de 40%.

Tratamento tópico
- Glicocorticoides (oclusivo ou como injeção de triancinolona).

Intervenção clínica
- Fototerapia (radiação UV)
- Crioterapia.

Tratamento sistêmico
- Apenas em casos crônicos/generalizados
  - Glicocorticoides, dapsona, (hidroxi)-cloroquina, acitretina
    - Alternativas em caso de resistência ao tratamento: éster do ácido fumárico, ciclosporina.

Figura 9.10

a Granuloma anular solitário na região ventral da perna.

b Granuloma anular solitário na região medial da perna.

c Granuloma anular solitário no dorso da mão.

d Granuloma solitário anular.

e Granuloma anular no dorso da mão.

134 Capítulo 9 Doenças Inflamatórias

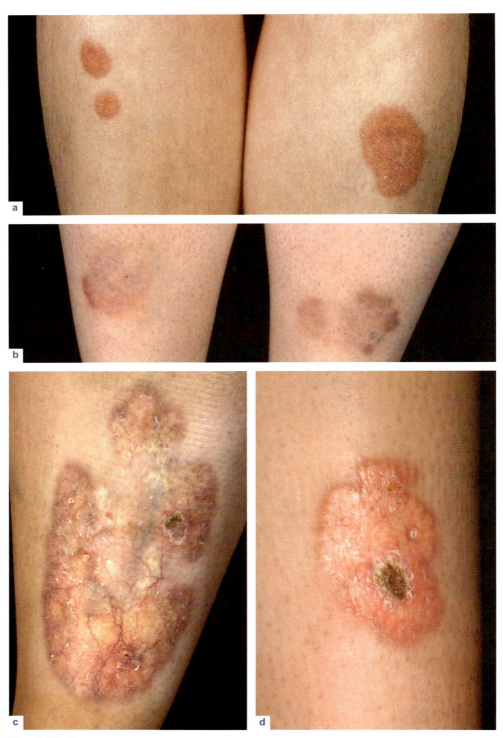

Figura 9.11 a-d

9.11 Necrobiose lipoídica

Sinônimos: granulomatose disciforme crônica e progressiva, síndrome de Oppenheim-Urbach

Epidemiologia
- Prevalência: 0,3% em pessoas com diabetes melito.
  - Atenção: diabetes melito não é um requisito essencial.
- Homens são menos afetados do que mulheres (1:2), principalmente antes dos 50 a 60 anos.

Etiologia
As causas exatas permanecem desconhecidas.
- Granulomatose sistêmica.

Clínica
Manifestações cutâneas
- Placas **atróficas crônicas**, frequentemente **assintomáticas**, inicialmente unilaterais, com evolução geralmente para bilaterais, bem-delimitadas e irregulares, frequentemente confluentes, **nítidas amareladas** a **marrons**, de coloração mista, com **telangiectasias**, **tendência à ulceração** e parcialmente com periostite dolorosa.

Fatores predisponentes
- Associação com **diabetes melito (cerca de 60%)**, traumatismos, hipertensão arterial sistêmica
  - Atenção: em pacientes sem diabetes melito, devem ser feitos controles regulares da glicemia.

Locais preferidos
- Faces extensoras das pernas, eventualmente dorsos dos pés.

Complicações
- Evolução crônica, ulcerações dolorosas.

Diagnóstico diferencial
Granuloma anular, sarcoidose circinada, ataxia-telangiectasia, esclerodermia circunscrita, úlcera venosa crônica.

Diagnóstico
Anamnese e exame clínico.

Exames laboratoriais
- Hiperglicemia.

Histopatologia
- Biópsia de alterações cutâneas
  - Variante granulomatosa/colagenolítica
  - Atenção: distúrbios pós-operatórios da cura de feridas são frequentes.

Tratamento
Medidas terapêuticas gerais
- Evolução crônica é frequente
  - Cura espontânea em 20% dos casos
- **Otimizar o tratamento do diabetes melito**
  - Atenção: nem sempre leva à cura.

Tratamento tópico
- **Glicocorticoides** (curativo oclusivo)
- Compressão
- Possivelmente tratamento de feridas

Tratamento sistêmico
- Glicocorticoides
  - Alternativas: ciclosporina, imunobiológicos, éster do ácido fumárico, mofetila micofenolato.

Tratamento cirúrgico
- Excisão completa (raramente é uma opção).

Figura 9.11

a Placas marrom-alaranjadas arredondadas nas faces extensoras das pernas, necrobiose lipoídica.

b Placas acastanhadas difusas das superfícies extensoras das pernas, necrobiose lipoídica.

c Placas bem-delimitadas com atrofia, telangiectasias e cristas, necrobiose lipoídica.

d Placa eritematosa bem-delimitada com atrofia, telangiectasias e crostas na necrobiose lipoídica.

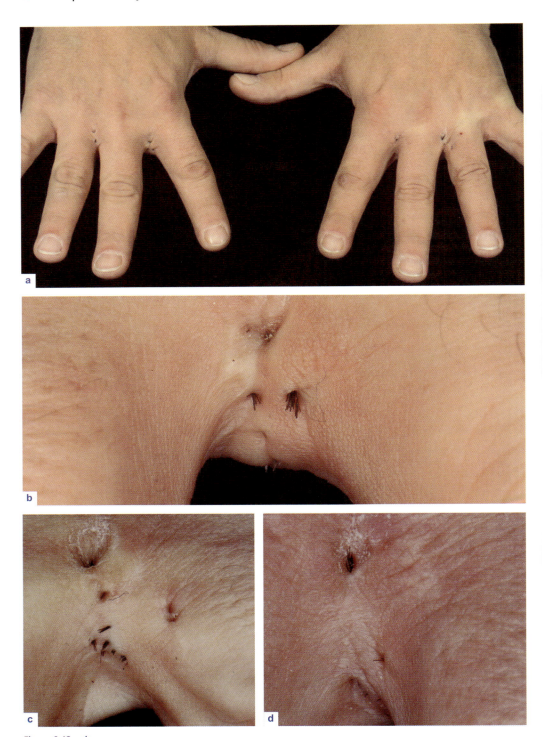

Figura 9.12 a-d

Capítulo 9 Doenças Inflamatórias   **137**

9.12 Granulomas do cabeleireiro/ordenhador

Sinônimo: cisto pilonidal interdigital

Epidemiologia
Afeta principalmente cabeleireiros/barbeiros e ordenhadores (agricultores).

Etiologia
Penetração de fio de cabelo/pelos (humanos/animais)
na pele com formação de
- Cistos
- Trajetos fistulosos
- Cicatrizes.

Clínica
Manifestações cutâneas
- Trajetos fistulosos bem-delimitados/pequenos nódulos, em parte com pontas de cabelo únicas/múltiplas e
  inflamação eritematosa circundante.

Fatores predisponentes
- Cabeleireiros/barbeiros, ordenhadores, em geral com
  contato frequente com fios de cabelo/pelos
  - Atenção: é potencialmente uma doença
    ocupacional.

Locais preferidos
- Região interdigital, mais raramente prega ungueal.

Complicações
- Superinfecções.

Diagnóstico diferencial
Ectima contagioso, artefatos cutâneos.

Diagnóstico
Anamnese e exame clínico.

Tratamento tópico
- Em caso de inflamação
  - Glicocorticoides e antissépticos.

Tratamento cirúrgico
- **Extirpação cirúrgica** incluindo os trajetos fistulosos.

Figura 9.12

a-d   Aberturas cutâneas interdigitais com feixes
proeminentes de pelos no cisto pilonidal
interdigital.

10 Doenças Cutâneas por Influências Ambientais

10.1 Dermatite solar, 141

10.2 Reações fototóxicas, 143

10.3 Perniose, 145

10.4 Radiodermatite, 147

140   Capítulo 10 Doenças Cutâneas por Influências Ambientais

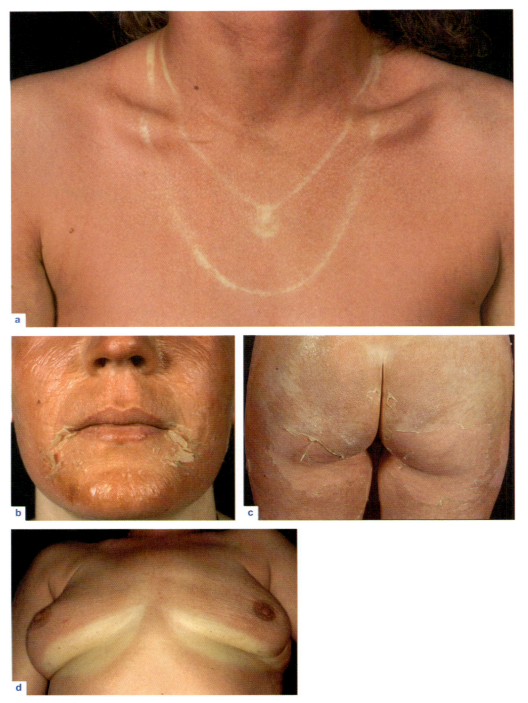

Figura 10.1 a-d

Capítulo 10 Doenças Cutâneas por Influências Ambientais

10.1 Dermatite solar

Sinônimo: queimadura solar

Epidemiologia
- Prevalência: 41%
- Dependente do fototipo cutâneo, região, posição do sol, horário do dia, altitude, paisagem.

Etiopatogenia
Exposição UV(B)
- "Superexposição"
- Apoptose de queratinócitos após serem atingidos por uma dose fisiológica de UVB que lesiona, de modo irreversível e grave, o DNA deles ou outros cromóforos → "*sunburn cells*"
- Eritema mediado por prostaglandina → vasodilatação.

Clínica
Manifestações cutâneas
- **Edema plano eritematoso** da pele exposta à radiação UV com **superaquecimento**, dor, sensação de queimação, em parte com formação de vesículas/**bolhas** e exsudação, formação de crostas e **descamação** lamelar grosseira, bem como **hiperpigmentação** da pele (bronzeamento)
  - A sintomatologia depende do fototipo cutâneo, intensidade e duração da exposição
  - Início 4 a 6 horas após a exposição
  - Auge 12 a 24 horas após a exposição
  - Regressão 72 horas após a exposição.

Classificação das queimaduras
- **Grau 1:** dor, rubor, sem bolhas, sem formação de cicatrizes
- **Grau 2a:** dor, vermelhidão, bolhas com erosões exsudativas, sem formação de cicatriz
- Grau 2b: quase nenhuma dor, vermelhidão, bolhas com erosões exsudativas, cicatriz, queda de cabelo.
- Grau 3: ausência de dor/hipersensibilidade, lesões esbranquiçadas e secas decorrentes de queimaduras, em parte necrose
- Grau 4: ausência de dor/hipersensibilidade, carbonização escura/necroses com participação de estruturas profundas.

Sinais/sintomas associados
- Fraqueza, febre, cefaleia, náuseas, vômitos.

Fatores predisponentes
- Fototipos I/II, meses de verão, horários próximos ao meio-dia, céu sem nuvens, montanhas, rios/lagos, paisagens nevadas (reflexo).

Locais preferidos
- Partes corporais não protegidas pelas vestimentas, principalmente rosto, orelhas, nuca, decote, antebraços.

Complicações
- Formação de cicatrizes, infecções secundárias, neoplasias cutâneas, ceratoconjuntivite fotelétrica, parada circulatória
- Desencadeador de psoríase vulgar, lúpus eritematoso sistêmico (LES), herpes labial.

Diagnóstico diferencial
Reações fototóxicas/alérgicas, exantema medicamentoso.

Diagnóstico
Anamnese e exame clínico.

Tratamento
Tratamento tópico
- **Glicocorticoides**
- **Compressas úmidas**
  - Atenção: nenhum resfriamento por meio de gelo ou similar, porque existe o perigo de lesões por frio
- AINEs
- Antissépticos (poli-hexanida, octenidina em caso de erosões).

Tratamento sistêmico
- Glicocorticoides (em curto prazo, em casos graves)
- Manejos eletrolítico e volêmico (em casos graves).

Profilaxia
- **Proteção solar** (protetor solar, vestimentas, cobertura para a cabeça, evitar exposição)
- Profilaxia pós-exposição por meio de enzimas fotoliases.

Figura 10.1

a Dermatite solar na região torácica com marca de correntinha no pescoço.

b Dermatite solar na face com pele descamativa e rugosa.

c Dermatite solar com descolamentos cutâneos amplos e lamelares na região glútea.

d Dermatite solar no tórax poupando a região inframamária.

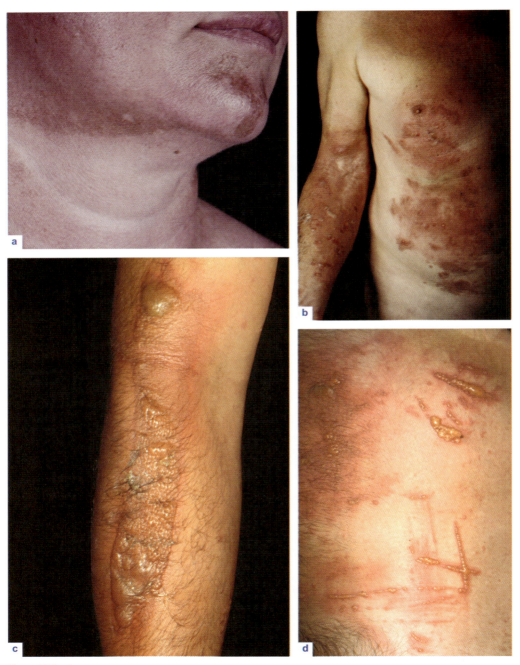

Figura 10.2 a-d

Capítulo 10 Doenças Cutâneas por Influências Ambientais

10.2 Reações fototóxicas

Sinônimos: dermatite fototóxica, exantema fototóxico

Epidemiologia
Prevalência/incidência: desconhecidas.

Etiopatogenia
Fotossensibilização: hiper-reatividade da pele a doses baixas de radiação UV
- Medicamentos
  - Por exemplo, diuréticos, AINEs, antibióticos (**tetraciclinas**), antipsicóticos, antidepressivos (fitoterápico *Hypericum perforatum*)
- Corantes/fragrâncias/produtos industriais
  - Por exemplo, eosina, riboflavina, alcatrão, corantes de acridina, hidrocarbonetos cíclicos, óleos
- Sucos de plantas
  - Por exemplo, **Heracleum sphondylium** L., *Heracleum mantegazzianum*, *Amni visnaga*, *Hypericum perforatum*, aipo, bergapteno (substância natural com propriedades fotossensibilizadoras ou fototóxicas encontrada em frutas cítricas).

Clínica
Manifestações cutâneas
- **Edema eritematoso da pele com superaquecimento**, dor, sensação de queimação e formação de vesículas/**bolhas** seguidas de exsudação, formação de crostas e descamação lamelar grosseira, bem como **hiperpigmentação** cutânea (bronzeamento)
  - Sem fenômenos de disseminação (diagnóstico diferencial: *reação fotoalérgica*)
  - Em caso de contato local com o agente fotossensibilizador
    - Áreas bem demarcadas da pele expostas ao contato direto são afetadas
  - Em caso de ingestão do fotossensibilizador
    - Áreas cutâneas bem-delimitadas expostas à UV (generalização possível)
  - Início 4 a 6 horas após a ingestão.

Sinais/sintomas associados
- Fraqueza, febre, cefaleia, náuseas, vômitos.

Locais preferidos
- Locais de contato direto, áreas cutâneas expostas à luz UV, eventualmente generalização.

Complicações
- Infecções secundárias.

Diagnóstico diferencial
Dermatite solar, reações fotoalérgicas, farmacodermia.

Diagnóstico
Anamnese e exame clínico
- **Detectar o agente fotossensibilizador.**

Tratamento
Medidas terapêuticas gerais
- **Evitar/descontinuar o agente fotossensibilizador.**

Tratamento tópico
- Glicocorticoides
- Compressas úmidas
  - Atenção: nenhum resfriamento por meio de gelo ou similares, porque existe o perigo de lesões por frio
- AINEs
- Antissépticos (poli-hexanida, octenidina) se houver erosões na pele.

Tratamento sistêmico
- Glicocorticoides (em casos mais graves).

Profilaxia
- Proteção à luz (filtro solar, vestimentas, coberturas para a cabeça).

Figura 10.2
a Hiperpigmentação escura na região do queixo e pescoço, reação fototóxica.

b Bolhas e erosões sobre pele difusamente eritematosa no antebraço e tronco, reação fototóxica.

c Formação de bolhas na pele difusamente eritematosa do antebraço, reação fototóxica.

d Formação de bolhas na pele eritematosa do abdome, reação fototóxica.

144 Capítulo 10 Doenças Cutâneas por Influências Ambientais

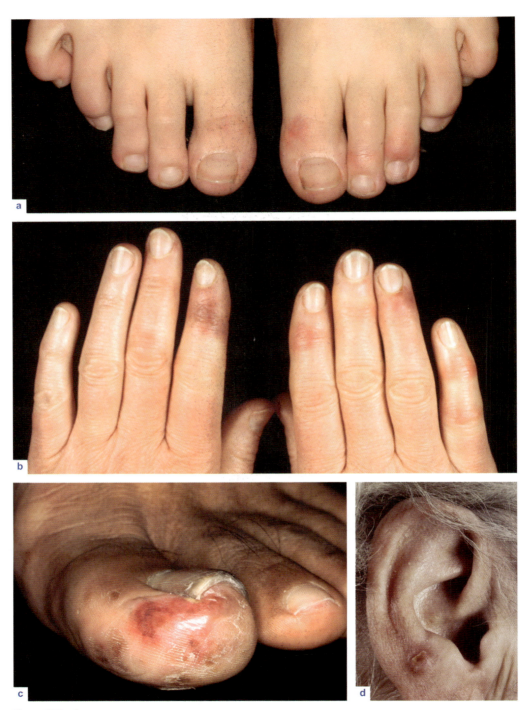

Figura 10.3 a-d

10.3 Perniose

Sinônimos: *eritema pérnio, queimaduras por frio*

Epidemiologia
Homens são mais afetados do que mulheres (2:1); acomete principalmente jovens, no inverno, em clima frio e úmido, **temperatura ambiente pouco abaixo de 0 °C**

Etiologia
Distúrbios vasculares periféricos + clima frio e úmido + temperaturas pouco abaixo de 0 °C + roupas inadequadas
- As temperaturas responsáveis por congelamento (*frostbite*) geralmente são bem mais baixas.

Clínica
Manifestações cutâneas
- **Pequenas áreas de nódulos/edema eritematosos nítidos**, ocasionalmente associados a prurido e sensação de queimação quando a temperatura ambiente aumenta, mais raramente com bolhas e ulcerações
- Regressão após dias/semanas.

Diagnóstico diferencial: congelamento
1º grau (dermatite eritematosa por congelamento)
- Inicialmente palidez, posteriormente vermelhidão
2º grau (dermatite bolhosa por congelamento)
- Formação de bolhas
3º grau (dermatite necrótica por congelamento)
- Lesão do tecido subcutâneo e necrose
4º grau (gangrena por congelamento)
- Gangrena e possível perda de partes do corpo.

Fatores predisponentes
- Atividades exercidas a temperaturas pouco abaixo de 0°C
  - Vestimentas inadequadas (finas) e meias/sapatos/luvas apertados
  - Pessoas em situação de rua, soldados, trabalhadores em câmaras frigoríficas
- Adiposidade, caquexia, diabetes melito, abuso de nicotina e álcool etílico, insuficiência cardíaca, angina de peito, doença arterial obstrutiva, lúpus eritematoso.

Locais preferidos
- Principalmente no dorso dos dedos da mão e dos pés.

Complicações
- Evolução recidivante crônica, infecções secundárias, úlceras, necrose, cicatrizes.

Diagnóstico diferencial
Congelamento, lúpus eritematoso cutâneo, eritema nodoso, lúpus pérnio (sarcoidose).

Diagnóstico
Anamnese e exame clínico.

Tratamento
Medidas terapêuticas gerais
- Evitar abuso de álcool etílico e nicotina
- Normalização do índice de massa corporal (IMC)
- Tratamento da doença de base.

Tratamento tópico
- Aplicação de nicotinato de benzila.

Tratamento sistêmico
- Aumento da irrigação periférica
  - Pentoxifilina
  - Naftidrofurilo.

Profilaxia
- **Usar roupas adequadas** para o clima frio e úmido
  - Principalmente sapatos, meias, luvas gorros adequados.

Figura 10.3

a Pequenos edemas eritematosos de vários dedos dos pés, congelamento.

b Pequenos edemas eritematosos lívidos de vários dedos das mãos, congelamento.

c Pequeno edema eritematoso na extremidade do hálux, congelamento.

d Pequena placa crostosa eritematosa nítida na orelha externa, congelamento.

Capítulo 10 Doenças Cutâneas por Influências Ambientais

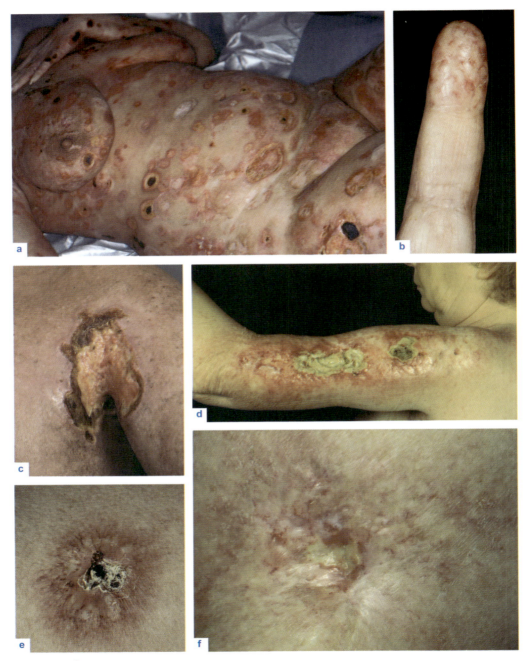

Figura 10.4 a-f

Capítulo 10 **Doenças Cutâneas por Influências Ambientais**   **147**

10.4 Radiodermatite

Sinônimo: dermatite por radiação

Epidemiologia
Prevalência e incidência: desconhecidas.

Etiopatogênese
Lesões por **radiação ionizante**
- Mecanismos patológicos
  - Inibição da proliferação de células-tronco
  - Indução de substâncias pró-inflamatórias (interleucina, receptor de fator de crescimento epidérmico, TNF-α)
  - Reação inflamatória
  - Ativação de granulócitos
  - Apoptose
- Antigamente por
  - Radioterapia para tínea (tinha) da cabeça, psoríase ungueal e acne
  - Irradiação concomitante das mãos durante a execução de radiografias (p. ex., dentistas, médicos, técnicos de radiologia)
  - Medição de sapatos por meio de fluoroscopia
  - Depilação, principalmente pelos periorais em mulheres
- Atualmente por
  - Radioterapia
  - Angiografia coronária
  - Acidentes envolvendo substâncias radioativas.

Clínica
Radiodermatite aguda
- **Eritema prodrômico** (grau I)
  - Alterações cutâneas fugazes eritematosas, com sensação de queimação e prurido algumas horas após a exposição à radiação e resolução após 36 horas
- **Estágio de manifestação** (grau II)
  - Lesão eritematosa nítida, alteração cutânea não fugaz alguns dias a semanas após a exposição à radiação, em parte com edemas, formação de bolhas, necrose e possível perda dos fâneros cutâneos
- **Radiodermatite crônica** (grau III)
  - Pele eritematosa e endurecida meses a anos após exposição à radiação, com fibrose, hipo/hiperpigmentação, queratoses, atrofias, telangiectasias, ulcerações crônicas e possível perda dos fâneros cutâneos
- Possível **fase de latência** entre os três estágios
  - Atenção: frequentemente as lesões por radiação apenas são reconhecidas como tais muito mais tardiamente.

Formas especiais
- Dermatite por radiação → radiodermatite apenas na região irradiada após quimio/imunoterapia.

Fatores predisponentes
- Quimio/imunoterapia (sensibilização).

Complicações
- Fibrose, queratoses por radiação (lesões pré-cancerosas), carcinoma espinocelular (CEC), (angio-) sarcomas, infertilidade.

Diagnóstico diferencial
Farmacodermia fixa, morfeia, ulcerações de outra origem.

Diagnóstico
Anamnese e exame clínico.

Tratamento
Medidas terapêuticas gerais
- Evitar exposição adicional à radiação
- Exames de controle durante muitos anos
  - Atenção: desenvolvimento de carcinomas
- Descontaminação (tirar as roupas, banho de chuveiro) quando houver acidentes com materiais radioativos
- > 10% de área de superfície corporal: tratamento médico intensivo/tratamento de queimaduras
  - Manejos hidreletrolítico e de feridas, analgesia.

Tratamento tópico
- Glicocorticoides
- Se necessário, tratamento de feridas.

Tratamento sistêmico
- Analgésicos
- Se necessário, glicocorticoides.

Tratamento cirúrgico
- Necroses/esclerose/fibrose: extirpação cirúrgica
- Telangiectasias: laserterapia.

Figura 10.4

a Múltiplas máculas eritematosas e placas, bem como ulcerações com deposição de fibrina e necrose, radiodermatite.

b Máculas mal delimitadas, eritematosas e reticuladas, bem como placas pouco descamativas no dedo da mão, radiodermatite.

c Ulcerações/necrose axilares bem-delimitadas de coloração marrom-escura, cobertas de fibrina, radiodermatite.

d Máculas/placas planas, mal delimitadas, com área cutânea atrófica e duas ulcerações com deposição de fibrina no braço, radiodermatite.

e Placa nítida, mal delimitada e eritematosa, com telangiectasias marginais e crosta/necrose central, radiodermatite.

f Mácula eritematosa plana, reticulada e mal delimitada, com área cutânea atrófica e ulceração central coberta de fibrina, radiodermatite.

11 Dermatoses Bolhosas

11.1 Epidermólise bolhosa congênita (EBC), 151

11.2 Pênfigo vulgar, 153

11.3 Penfigoide bolhoso, 155

11.4 Dermatose por IgA linear, 157

11.5 Dermatite herpetiforme, 159

150 Capítulo 11 Dermatoses Bolhosas

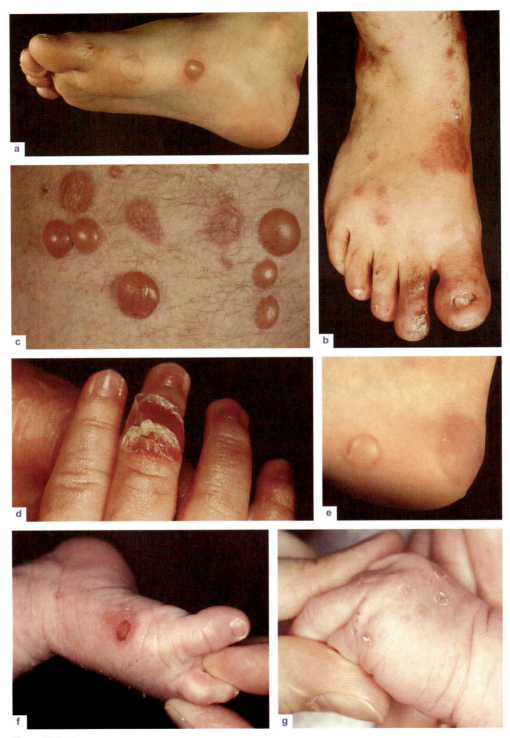

Figura 11.1 a-g

Capítulo 11 **Dermatoses Bolhosas** **151**

11.1 Epidermólise bolhosa congênita (EBC)[1]

Sinônimo: crianças-borboleta

Epidemiologia

Incidência: 0,8/100.000 habitantes/ano.

Etiopatogenia

Genodermatose com perda da aderência intraepidérmica
- Epidermólise bolhosa simples
  - Plano de clivagem suprabasal
  - Autossômica dominante
- Epidermólise bolhosa juncional
  - Plano de clivagem suprabasal
  - Autossômica recessiva
- Epidermólise bolhosa distrófica
  - Plano de clivagem subepidérmica
  - Autossômica dominante/recessiva
- Atenção: existem inúmeros subtítulos com as mais variadas mutações e manifestações.

Clínica

Manifestações cutâneas
- **Bolhas** serosas/hemorrágicas tensas com **revestimento fino,** erosões e formação de crostas após seu rompimento/abertura das bolhas na **pele** e nas **mucosas**, principalmente por sobrecarga mecânica
- Epidermólise bolhosa simples
  - Sem formação de cicatriz
  - Graus variados de gravidade, principalmente melhora dos sintomas com o avanço da idade
- Epidermólise bolhosa juncional
  - Sem formação de cicatrizes
  - Comprometimento variável, às vezes com evolução letal logo após o nascimento
- Epidermólise bolhosa distrófica
  - Formação de cicatriz
  - Frequentemente, com evoluções graves e alto grau de malignidade.

Atenção: diagnóstico diferencial – epidermólise bolhosa adquirida (EBA) é uma dermatose autoimune rara, adquirida, com anticorpos contra o colágeno do tipo VII.

Sinais/sintomas associados
- Hiperidrose plantar, distrofias ungueais, hiperqueratoses palmoplantares, atrofias cutâneas, hipo/hiperpigmentação.

Locais preferidos
- Áreas cutâneas com sobrecarga mecânica, especialmente mãos, pés, mucosa bucal.

Complicações
- Superinfecções, distúrbios da cura de feridas, atresia de piloro, estenoses laríngeas, comprometimento dos dentes, do sistema digestório, dos olhos, do sistema urogenital e do coração, carcinoma basocelular, carcinoma espinocelular, melanomas malignos.

Diagnóstico diferencial

Mastocitose bolhosa, infecção por herpes-vírus, impetigo bolhoso, penfigoide bolhoso, pênfigo, dermatite herpetiforme, dermatose por IgA, síndrome de Kindler, ictioses.

---

[1]N.R.T.: No Brasil, ver Portaria Conjunta nº 11, de 26 de junho de 2020, do Ministério da Saúde – Secretaria de Atenção Especializada à Saúde, que aprova o protocolo clínico e as diretrizes terapêuticas da epidermólise bolhosa congênita (hereditária) e adquirida. Disponível em: https://bvsms.saude.gov.br/bvs/saudelegis/saes/2020/poc0011_29_06_2020.html. Acesso em: 20 mar. 2023.

Diagnóstico

- Anamnese e exame clínico
- Análise da mutação: nem sempre é possível assegurar o diagnóstico, por causa da grande heterogeneidade genética
- Mapeamento imunogenético: comprovação da formação de bolhas intraepidérmicas, proteína ou estrutura afetada
- Exclusão de doenças hereditárias, congênitas e adquiridas, infecções e doenças autoimunes e forma bolhosa de epidermólise autoimune
- Histopatologia: perda da aderência intradérmica decorrente de hemi/desmossomos acometidos e filamentos queratinosos
- Após o *Report of the Third International Consensus Meeting on Diagnosis and Classification of EB*, realizado em Londres, no ano de 2013, foi introduzida uma nova abordagem para a classificação (*onion-skin*) que se baseia:
  1. No nível de formação de bolhas na epiderme.
  2. No fenótipo clínico.
  3. No modo de transmissão.
  4. Na expressão relativa da proteína afetada.
  5. Na análise de mutação do gene afetado.

Tratamento

Medidas terapêuticas gerais
- **Tratamento sintomático**
- Evitar sobrecarga mecânica (bem como coçar, arranhar e usar curativos), tomar cuidados com a pele, higiene bucal e dentária
- Sapatos adequados, banhar os pés, fisioterapia, alimentação adaptada se houver comprometimento da mucosa bucal
- Exames preventivos do câncer.

Tratamento tópico
- Glicocorticoides
- Se necessário, abertura estéril das bolhas e desinfecção.

Tratamento sistêmico
- Antibióticos (nas infecções secundárias).

Tratamento cirúrgico
- Medidas cirúrgicas se houver comprometimento de outros órgãos além da pele.

Figura 11.1

a Bolhas tensas bem como múltiplas bolhas erodidas no pé, epidermólise bolhosa hereditária.

b Múltiplas bolhas erodidas e distrofias ungueais no pé, epidermólise bolhosa hereditária.

c Múltiplas bolhas tensas e erodidas, epidermólise bolhosa hereditária.

d Bolha erodida no dedo médio direito, epidermólise bolhosa hereditária.

e Bolha tensa e erodida no pé, epidermólise bolhosa hereditária.

f Bolha erodida no pé direito, epidermólise bolhosa hereditária.

g Múltiplas bolhas erodidas no dorso das mãos, epidermólise bolhosa hereditária.

152 Capítulo 11 Dermatoses Bolhosas

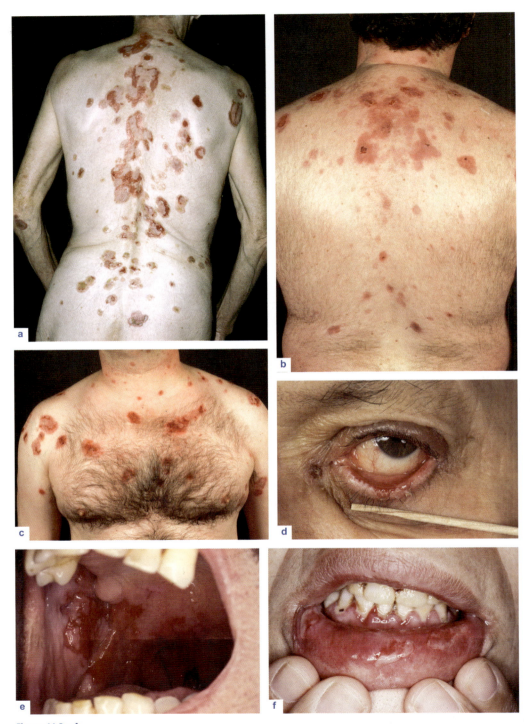

Figura 11.2 a-f

11.2 Pênfigo vulgar

Epidemiologia
- Incidência: 1 a 5/milhão de habitantes/ano
- Principalmente 30 a 60 anos.

Etiopatogenia
Autoanticorpos (**IgG**) contra a **desmogleína 1** e **3** (molécula epidérmica de adesão [caderina])
- Perda da aderência dermoepidérmica com formação de bolhas intraepidérmicas.

Clínica
Manifestações cutâneas
- **Bolhas flácidas** e **instáveis** sobre **pele normal**, posteriormente com **erosões** dolorosas, exsudativas e não sangrantes
  - Bolhas instáveis – Diagnóstico diferencial: doenças penfigoides
  - Raramente com prurido – Diagnóstico diferencial: doenças penfigoides, dermatite herpetiforme
  - Participação frequente da mucosa – Diagnóstico diferencial: dermatite herpetiforme
  - Em geral, sem formação de cicatrizes
- 1. Fase inicial
  - Formação de bolhas nas mucosas com erosões dolorosas
    - Atenção: as bolhas se rompem precocemente
- 2. Fase de generalização
  - Dermatite generalizada, crônica erosiva e mucosite
- Gestação: passagem transplacentária materna de IgG para o recém-nascido, com desenvolvimento de manifestações típicas do pênfigo.

Formas especiais mais importantes
- Pênfigo foliáceo: nenhuma alteração em mucosa
- Pênfigo vegetante: principalmente proliferações papilomatosas na região intertriginosa.

Fatores predisponentes
- Associação com HLA, medicamentos (p. ex., bloqueadores da ECA, cloroquina), radiação UV/raios X, queimaduras.

Locais preferidos
- Couro cabeludo, rosto, ombros, costas, nádegas, cotovelos, áreas intertriginosas.

Sinais/sintomas associados
- Rouquidão (laringe), comprometimento raro das mucosas conjuntivais, do pênis, da vulva e do ânus.

Complicações
- Cronificação (⅔), infecções secundárias, queixas referentes à deglutição/disfagia (participação esofágica), distúrbios eletrolíticos, descompensação pulmonar, sepse, óbito.

Diagnóstico diferencial
Líquen erosivo plano, eritema exsudativo multiforme, aftas, eczema microbiano, SSSS, necrólise epidérmica tóxica (NET), piodermia extensa.

Diagnóstico
Anamnese e exame clínico
- Sinais de Nikolsky I e Nikolsky II positivos: não desencadeáveis na remissão

- Escores: **ABSIS** (do inglês *autoimmune bullous skin intensity score*) e **PDAI** (do inglês *pemphigus disease area index*).

Biópsia (1 × lesional + 1 × perilesional)
- Biópsia de pele/mucosa **lesional** de uma bolha (exame a fresco)
  - Perda de adesão intraepidérmica, suprabasal acantolítica.
- **Imunofluorescência direta** (IFD) para confirmar o diagnóstico
  - Resultados verdadeiro-positivos em biópsia **perilesional** de pele não bolhosa – gene de depósitos intercelulares de IgG
    - Atenção: resultados falsos-negativos na biópsia de uma bolha decorrentes da inflamação
  - Detecção de anticorpos IgG ligados ao desmossomo no tecido.

Coleta de sangue
- Imunofluorescência indireta (IFI)
  - Comprovação de anticorpo **IgG** específico livre circulante
    - **Os níveis dos anticorpos estão correlacionados com a atividade da doença**
    - Anticorpos IgG contra desmogleína 3: apenas alterações da mucosa
    - Anticorpos IgG contra desmogleína 1 e 3: alterações da pele e de mucosas.

Tratamento
Medidas terapêuticas gerais
- Em casos graves: tratamento médico intensivo/"tratamento de queimados"
  - Manejo hidreletrolítico e das feridas, analgesia.

Tratamento tópico
- Se necessário, abertura estéril das bolhas e antissépticos/gargarejos com soluções antissépticas
- Glicocorticoides.

Tratamento sistêmico
- **Glicocorticoides** e azatioprina/micofenolato de mofetila/rituximabe
  - Alternativas: dapsona, ciclofosfamida, imunoglobulina intravenosa (IVIG), metotrexato, plasmaférese/fotoférese.

Figura 11.2
a Múltiplas erosões na pele normal do dorso, pênfigo vulgar.

b Múltiplas erosões na pele normal do dorso, pênfigo vulgar.

c Múltiplas erosões na pele normal do tórax, pênfigo vulgar.

d Alterações erosivas da mucosa ocular da pálpebra inferior, pênfigo vulgar.

e Alterações erosivas da mucosa bucal, pênfigo vulgar.

f Alterações erosivas da mucosa bucal do lábio inferior, pênfigo vulgar.

154 Capítulo 11 Dermatoses Bolhosas

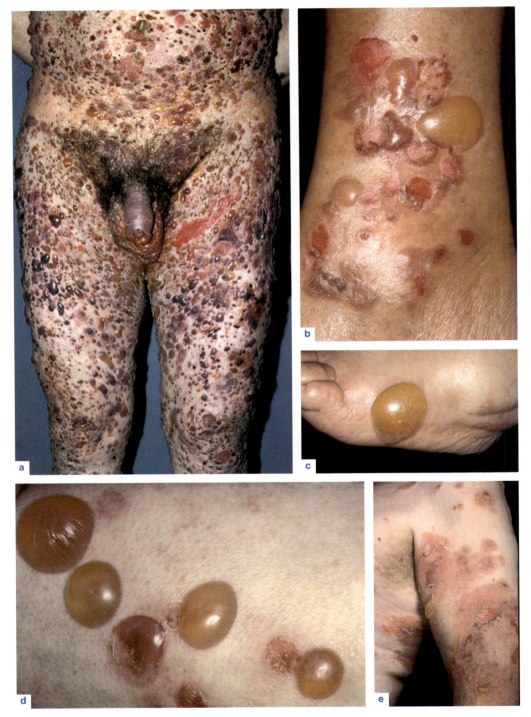

Figura 11.3 a-e

Capítulo 11 **Dermatoses Bolhosas** 155

11.3 Penfigoide bolhoso

Sinônimos: pênfigo do idoso, dermatite herpetiforme senil, eritema bolhoso crônico

Epidemiologia
- Dermatose bolhosa autoimune mais frequente
- Prevalência: 259/milhão de habitantes/ano
- Incidência: 12 a 66/milhão de habitantes/ano
- Principalmente 60 a 80 anos.

Etiopatogenia
Autoanticorpos (**IgG**) contra proteínas estruturais da membrana basal, contra **BP180** (Tipo-XVII-colágeno) ou **BP230**
- Perda da aderência dermoepidérmica → formação de bolhas subepidérmicas grandes e de consistência firme "telhado de bolhas").

Clínica
Manifestações cutâneas
- Vesículas/**bolhas** tensas, **estáveis**, parcialmente **hemorrágicas**, com até alguns centímetros de diâmetro, com prurido, erosões e formação de crostas
  - Bolhas estáveis – Diagnóstico diferencial: doenças penfigoides
  - Prurido acentuado – Diagnóstico diferencial: pênfigo vulgar
  - Em raros casos, há comprometimento das mucosas → Diagnóstico diferencial: dermatite herpetiforme
    - Sem estágio inicial – Diagnóstico diferencial: pênfigo vulgar, pênfigo mucoso
  - Em geral, sem formação de cicatriz
- Atenção: inicialmente, apenas com prurido ou placas urticariformes; diagnóstico muitas vezes é feito após semanas a meses.

Formas especiais
- Estágio premonitório
  - Eritema urticariforme, muitas vezes sem bolhas
- Penfigoide disidrótico
  - Assemelha-se ao eczema disidrótico das mãos e dos pés
- Penfigoide seborreico
  - Bolhas e erosões nas vias de drenagem do suor
- Muitas outras variantes mais raras.

Fatores predisponentes
- Medicamentos (p. ex., inibidores da ECA, antibióticos), radiação UV/ raios X, associação com HLA.

Locais preferidos
- Abdome, face interna das coxas, dobra do cotovelo, intertriginosos.

Atenção: potencial doença paraneoplásica.

Diagnóstico diferencial
Pênfigo vulgar, epidermólise bolhosa adquirida, dermatose por IgA linear.

Diagnóstico
Anamnese e exame clínico
- Sinal de **Nikolsky I negativo** + Sinal de Nikolsky II positivo (diagnóstico diferencial: *doenças penfigoides*)
- Escore: BPDAI (do inglês *Bullous Pemphigoid Disease Area Index*).

Biópsia (1 × lesional + 1 × perilesional)
- Biópsia **da lesão** (bolha) de pele/mucosas (exame a fresco)
  - A epiderme como um todo forma o teto da bolha, praticamente poucas células inflamatórias, sem acantólise (diagnóstico diferencial: *pênfigos*)
- **Imunofluorescência direta** (IFD) para confirmação do diagnóstico
  - Resultados verdadeiro-positivos na biópsia **perilesional** (pele não bolhosa)
    - *Atenção: resultados falso-positivos na biópsia de uma bolha por causa da inflamação.*
  - Comprovação de anticorpos IgG.

Exame de sangue
- Imunofluorescência indireta (IFI)
  - Comprovação de anticorpos IgG específicos livremente circulantes, mais raramente anticorpos IgA
    - **Os títulos não estão correlacionados com a atividade da doença.**

Tratamento
Medidas terapêuticas gerais
- 30% autolimitante
- 40% de recidivas no $1^{\underline{o}}$ ano após o tratamento
- Taxa de mortalidade de 30% no $1^{\underline{o}}$ ano após tratamento.

Tratamento tópico
- Glicocorticoides (**Clobetasol**)
- Antissépticos.

Tratamento sistêmico
- Doxiciclina
- Em casos graves
  - Glicocorticoides (eventualmente + azatioprina, dapsona, micofenolato de mofetila, metotrexato).

Figura 11.3

a Múltiplas vesículas serosas e hemorrágicas, penfigoide bolhoso.

b Bolhas serosas tensas e erosões sobre a pele normal, penfigoide bolhoso.

c Bolha serosa única e tensa, penfigoide bolhoso.

d Bolhas serosas tensas e erosões sobre pele normal, penfigoide bolhoso.

e Erosões planas e restos de bolhas no braço, penfigoide bolhoso.

156 Capítulo 11 Dermatoses Bolhosas

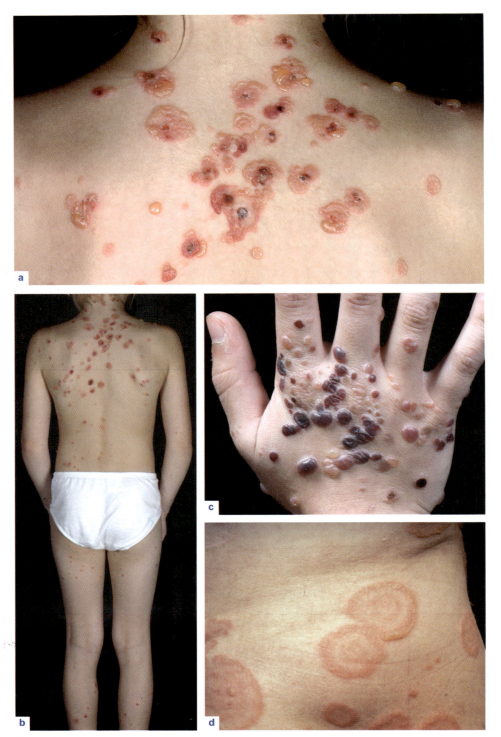

Figura 11.4 a-d

11.4 Dermatose por IgA linear

Sinônimos: dermatose bolhosa crônica da infância, penfigoide por IgA

Epidemiologia
- Incidência: 0,5/milhão de habitantes/ano
- Principalmente crianças < 5 anos, também possível com > 60 anos.

Etiologia
Autoanticorpos (**IgA**) contra proteínas estruturais da membrana basal, contra **BP180** (colágeno do tipo XVII) ou **BP230**
- – Perda da aderência dermoepitelial → formação subepidérmica de bolhas → a epiderme se torna " um telhado de bolhas"
- **Depósitos lineares de IgA na lâmina lúcida**
  - – Diagnóstico diferencial: *epidermólise bolhosa adquirida (deposição de IgA na lâmina densa e de anticorpos contra colágeno do tipo VII)*
- Dermatose autoimune mais frequente na infância.

Clínica
Manifestações cutâneas
- Vesículas/**bolhas tensas, estáveis**, raramente hemorrágicas, com **comprometimento das mucosas** (em torno de 80%), **prurido** intenso, erosões, formação de crostas e, durante a evolução, **formação de bolhas** em **forma de anel** ("cordão de pérolas") ao redor de formações bolhosas mais antigas, máculas/placas/erosões ao redor
  - – Bolhas estáveis – Diagnóstico diferencial: *pênfigos*
  - – Prurido intenso – Diagnóstico diferencial: *pênfigo vulgar*
  - – Frequentemente, participação das mucosas – Diagnóstico diferencial: *dermatite herpetiforme*
  - – Em geral, não ocorre formação de cicatrizes.

Fatores predisponentes
- Idiopática, fármaco-induzida (p. ex., vancomicina, lítio, diclofenaco, captopril, fenitoína).

Locais preferidos
- Tronco, membros, mucosas, região da cabeça, regiões anal e genital.

Complicações
- Superinfecção, cegueira (mucosas dos olhos).

Diagnóstico diferencial
Impetigo contagioso, penfigoide das mucosas, dermatite herpetiforme, epidermólise bolhosa adquirida, penfigoide bolhoso (juvenil), eritema exsudativo multiforme, exantema bolhoso medicamentoso.

Diagnóstico
Anamnese e exame clínico
- Crianças: cura espontânea após 2 a 6 anos
- Adultos: frequentemente, evolução crônica
- Exames oftalmológicos de controle.

Biópsia (1 × lesional + 1 × perilesional)
- Biópsia **da lesão** (bolha) de pele/mucosas (exame a fresco)
  - – A epiderme como um todo forma o teto da bolha (diagnóstico diferencial: *pênfigos*)

- **Imunofluorescência direta** (IFD) para confirmação do diagnóstico
  - – Resultados verdadeiro-positivos na biópsia **perilesional** (pele sem bolhas)
    - Atenção: resultados falso-positivos na biópsia da lesão decorrentes de inflamação
  - – Comprovação de depósitos de IgA na **lâmina lúcida**.

Coleta de sangue/líquido das bolhas
- Imunofluorescência indireta (IFD)/ELISA
  - – Comprovação de anticorpos **IgA** específicos livremente circulantes, mais raramente anticorpos IgG
  - – Nenhum anticorpo IgA contra gliadina, endomísio e transglutaminase (diagnóstico diferencial: *dermatite herpetiforme*).

Tratamento
Tratamento tópico
- Glicocorticoide

Tratamento sistêmico
- **Dapsona** (eventualmente + glicocorticoide) e anti-histamínicos
  - – Alternativas: sulfapiridina, sulfassalazina, rituximabe, azatioprina, ciclofosfamida, metotrexato, ciclosporina.

Figura 11.4

a Múltiplas vesículas serosas e hemorrágicas e bolhas no dorso, dermatose por IgA linear.

b Múltiplas vesículas e bolhas hemorrágicas, dermatose por IgA linear.

c Múltiplas vesículas serosas e bolhas no dorso da mão, dermatose por IgA linear.

d Vesículas dispostas em forma de anel sobre um fundo eritematoso, dermatose por IgA linear.

158 Capítulo 11 Dermatoses Bolhosas

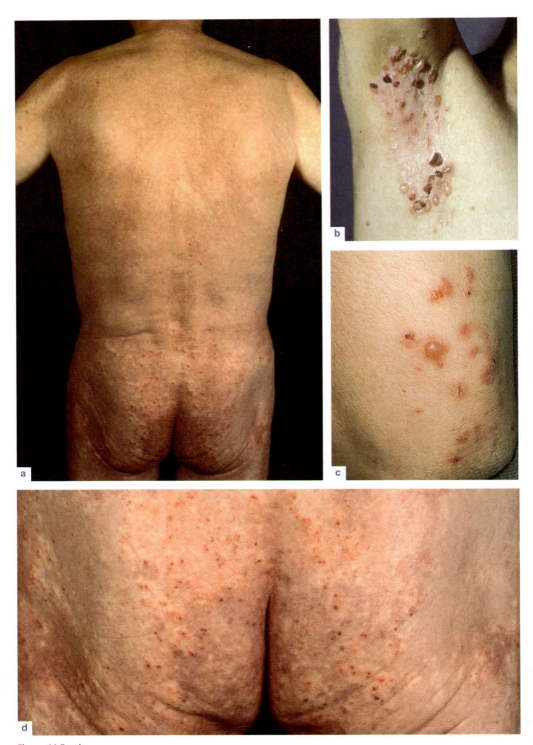

Figura 11.5 a-d

11.5 Dermatite herpetiforme

Sinônimos: doença de Duhring, dermatite de Duhring-Brocq

Epidemiologia
- Prevalência: 100 a 390/milhão de habitantes
- Incidência: 1/milhão de habitantes/ano
- Homens são mais afetados do que mulheres, principalmente a partir dos 20 aos 40 anos.

Etiopatogenia
Autoanticorpos (IgA) contra proteínas estruturais (gliadina, endomísio e transglutaminase)
- Perda da aderência dermoepidérmica → formação de bolhas subepidérmicas; há bolhas em toda a epiderme ("telhado de bolhas")

Associação com HLA (HLA-B8, HLA-DR3, HLA-DQw2)

Sempre associada com **doença celíaca**
- Atenção: nem todo paciente com doença celíaca apresenta dermatite herpetiforme.

Clínica
Manifestações cutâneas
- Pápulas/papulovesículas/placas crônicas, eritematosas, disseminadas, **pruriginosas**, simétricas e **escoriadas** com vesículas **herpetiforme** e, em parte, com **hemorragias** palmares e plantares
  - Sem comprometimento das mucosas – Diagnóstico diferencial: *pênfigo vulgar, penfigoide mucoso, penfigoide bolhoso, dermatose por IgA linear*
  - Prurido intenso – Diagnóstico diferencial: *pênfigo vulgar.*

Sinais/sintomas associados
- Doença celíaca → sintomas geralmente discretos a inexistentes
  - Esteatorreia, distúrbios de reabsorção → déficit de vitaminas e minerais → raquitismo, anemia, osteoporose.

Locais preferidos
- Faces extensoras dos membros, ombros, região sacral, nádegas, couro cabeludo.

Complicações
- Doenças autoimunes: tireoidite autoimune, diabetes melito do tipo I, lúpus eritematoso, síndrome de Sjögren, vitiligo
- Tumores malignos gastrintestinais, principalmente linfomas de células B/T.

Diagnóstico diferencial
Eczema atópico, prurigo simples subagudo, escabiose, doença de Grover, dermatose por IgA linear, penfigoide bolhoso, infecções por herpes-vírus.

Diagnóstico
Anamnese e exame clínico.

Biópsia (1 × lesional + 1 × perilesional)
- Biópsia da lesão (bolha) na pele/mucosa (exame a fresco)
  - A epiderme como um todo forma um "telhado de bolhas" (diagnóstico diferencial: *pênfigos*)

- **Imunofluorescência direta** (IFD) para confirmação do diagnóstico
  - Resultados verdadeiro-positivos na biópsia da pele **perilesional**
    - Atenção: resultados falso-negativos na biópsia de uma bolha decorrente de inflamação
  - Comprovação de **depósitos de IgA** na derme papilar.

Exames de sangue
- Imunofluorescência indireta (IFI)/ELISA
  - **Sem comprovação** de anticorpos específicos circulantes livres na dermatite herpetiforme.

Diagnóstico de doença celíaca
- Gastroduodenoscopia com biópsia duodenal para verificar atrofia/perda das vilosidades, hiperplasia das vilosidades, infiltrados mononucleares
- Anticorpos **IgA** contra gliadina, endomísio e transglutaminase
  - Elevação dos títulos de anticorpos está correlacionada à intensidade dos sinais/sintomas.

Tratamento
Medidas terapêuticas gerais
- **Dieta livre de glúten:** melhora dos sintomas/cura da pele e prevenção de tumores gastrintestinais malignos
- Reposição de vitaminas B_{12} e D_3.

Tratamento tópico
- Glicocorticoide e creme polidocanol.

Tratamento sistêmico
- **Dapsona**: redução do prurido, início do efeito em horas a dias, tentativa de suspensão após 2 a 3 anos
  - Alternativas: sulfapiridina/sulfassalazina, ciclosporina, colchicina.

Figura 11.5

a Vesículas glúteas eritematosas e herpetiformes, dermatite herpetiforme.

b Vesículas herpetiformes axilares, em parte erodidas e crostosas, dermatite herpetiforme.

c Pápulas e vesículas eritematosas no cotovelo, dermatite herpetiforme [E647-004].

d *Close-up* da Figura 11.5 a.

12 Doenças do Tecido Conjuntivo

12.1 Cicatrizes patológicas, 163

12.2 Esclerodermia circunscrita, 165

12.3 Esclerodermia sistêmica, 167

12.4 Lúpus eritematoso sistêmico (LES), 169

12.5 Lúpus eritematoso cutâneo, 171

12.6 Dermatomiosite, 173

162 Capítulo 12 Doenças do Tecido Conjuntivo

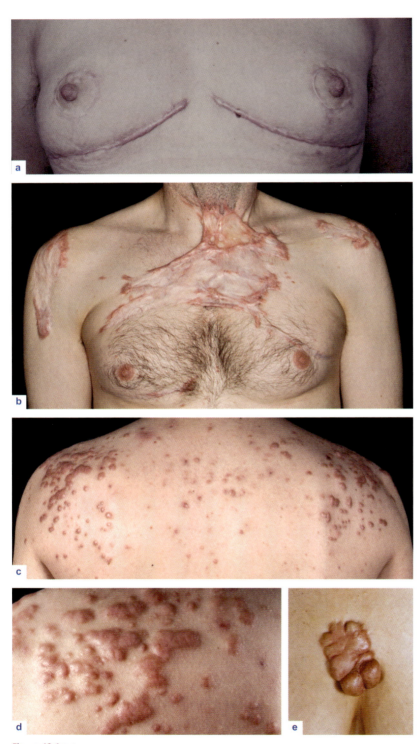

Figura 12.1 a-e

12.1 Cicatrizes patológicas

Epidemiologia
- Cicatrizes hipertróficas são frequentes
- Queloides são raros
- Risco aumenta com a pigmentação cutânea.

Etiopatogenia
As causas exatas ainda não são conhecidas.
- Predisposição familiar é provável, possivelmente herança autossômica-dominante/-recessiva
- Síntese de colágeno induzida por citoquina, mediada por linfócitos Th2, com reação inflamatória e fibrose.

Queloide
- Proliferação benigna de tecido conjuntivo que ultrapassa os limites da área inflamatória de lesão original
- Frequente após traumatismos mínimos (p. ex., foliculites, escoriações, picadas de insetos).

Cicatrizes hipertróficas
- Proliferação benigna de tecido conjuntivo na região original da inflamação/do ferimento.

Clínica
Manifestações cutâneas
- Queloide
  - Tecido cicatricial que surge meses a anos depois, de aspecto rosa-acastanhado, **acima do nível cutâneo normal**, **ultrapassando as dimensões da lesão inicial**, tecido cicatricial de consistência mole a endurecida, com aumento progressivo de tamanho e telangiectasias, superfície brilhante, relevo cutâneo esmaecido, atrofia de cabelos e glândulas
    - Prurido e dor à compressão são raros.
- Cicatrizes hipertróficas
  - Tecido cicatricial eritematoso grosseiro que se forma após semanas, evoluindo com coloração de aspecto rosa-marrom; **ultrapassa o nível normal da pele, mas limitado à lesão inicial.** Evolução com coloração rosa e telangiectasias, superfície brilhante, relevo cutâneo esmaecido, atrofia de pelos e glândulas
    - Dor à compressão e prurido são frequentes.

Locais preferidos
- Queloide: metade superior do corpo (face, orelhas, esterno, ombros, nuca)
- Cicatrizes hipertróficas: tegumento.

Complicações
- Progressão crônica em tamanho
- Carcinoma espinocelular (CEC) – muito raramente.

Diagnóstico diferencial
Dermatofibroma, dermatofibrossarcoma protuberante, liomioma.

Diagnóstico
Anamnese e exame clínico.

Tratamento
Medidas terapêuticas gerais
- Queloide
  - Início precoce do tratamento
- Nas cicatrizes hipertróficas
  - Inicialmente conduta expectante, uma vez que é possível a redução espontânea de tamanho em 12 a 24 meses.

Tratamento tópico
- **Glicocorticoide-pomada/injeção** (intralesional) + crioterapia
- **Compressão** (durante 6 a 24 meses) por meio de curativos, bandagens, compressas e géis de silicone em queloides recentes/cicatrizes hipertróficas/tendência à formação de queloides.

Intervenção clínica
- *Laser*/crioterapia.

Tratamento cirúrgico
- Excisão e radiação ionizante (total máximo, 15 Gy) + compressão por 1 ano
  - Atenção: queloides mais antigos frequentemente apresentam recidivas após intervenção cirúrgica com aumento de tamanho.

Profilaxia
- Sutura livre de tensão, evitar infecções.

Figura 12.1
a Cicatrizes hipertróficas no tórax.

b Queloides na face anterossuperior do tórax ("área do decote") e nos braços.

c Múltiplos queloides na região superior do dorso, em parte confluentes.

d *Close-up* da Figura 12.1 c.

e Queloide na face anterossuperior do tórax ("área do decote").

164 Capítulo 12 Doenças do Tecido Conjuntivo

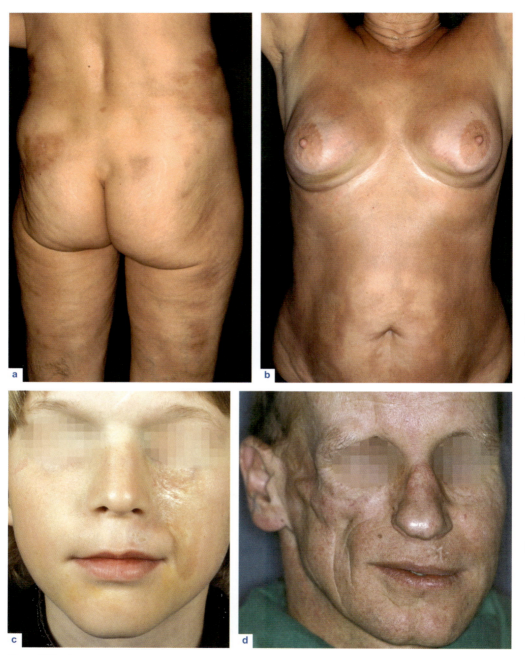

Figura 12.2 a-d

12.2 Esclerodermia circunscrita

*Sinônimos: **morfeia**, esclerodermia localizada*

Epidemiologia
- Incidência: 2/100.000 habitantes/ano
- Homens são menos afetados do que mulheres, principalmente adultos de pele clara.

Etiopatogenia
As causas exatas ainda não são conhecidas.
- São discutidas, entre outras causas, infecções (**infecção por *Borrelia***), predisposição genética, doenças autoimunes, medicamentos.

Clínica
Manifestações cutâneas
- Inicialmente, **máculas eritematosas** que aumentam em tamanho, cujo **centro** se torna mais **pálido** durante a evolução, com coloração amarelada e **induração**, bem como eritema lilás brilhante, com borda em forma de anel (**anel lilás**), em parte com **atrofia cutânea** e hipo/**hiperpigmentações**.

Classificação
- **ED limitada**
  - Em placas
    - Mácula única/múltiplas, com 1 a 10 cm, principalmente no tronco, na região inguinal, região do quadril
  - Morfeia gutata
    - Pequenas máculas, principalmente no tronco
  - Atrofodermia de Pasini-Pierini
    - Múltiplas máculas arredondadas medindo 1 a 2 cm sem esclerose, principalmente no tronco
- **ED generalizada**
  - ED generalizada
    - ≥ três locais, frequentemente acompanhada de restrições ao movimento
  - Morfeia panesclerótica incapacitante
    - Linear e disseminada com contraturas e ulcerações
- **ED linear**
  - ED linear
    - Escleroses alongadas, frequentemente próximas a articulações, com limitações de movimentos e atrofias
  - Esclerodermia linear em *coup de sabre* ("esclerodermia linear em golpe de sabre")
    - Estrias na testa entre o couro cabeludo e as sobrancelhas com alopecia
  - Hemiatrofia facial progressiva (síndrome de Parry-Romberg)
    - Atrofia dos ossos da face, dos músculos faciais e da língua, principalmente em crianças
- **ED profunda**
  - Esclerose subcutânea e facial com formação de nódulo, mas sem mácula eritematosa.

Locais preferidos
- Região do tronco, quadril/região inguinal, membros, face.

Complicações
- **Evolução crônica** durante décadas, atrofias musculares/ósseas, calcinose, contraturas, **limitações de movimento**, distúrbios de crescimento, queixas respiratórias, úlceras das pernas, raramente evolui para esclerodermia sistêmica.

Diagnóstico diferencial
Esclerodermia sistêmica, pseudoesclerodermia, líquen escleroso, vitiligo, eritema migratório crônico, granuloma anular, micose fungoide, acrodermatite crônica atrófica, paniculite.

Diagnóstico
Anamnese e exame clínico
- Em casos de achados generalizados, deve ser feita diferenciação com esclerodermia sistêmica.

Biópsia
- Dependendo do estágio, são mais frequentes alterações inflamatórias/escleróticas.

Exames laboratoriais
- Resultados dentro dos limites da normalidade, possivelmente anticorpos antinucleares (ANAs) aumentados na ED linear
  - ANAs/ENAs (antígenos extraíveis do núcleo) (positivo em 50 a 75%)
- Sorologia para borreliose/reação em cadeia da polimerase (positiva em 50%).

Tratamento
Medidas terapêuticas gerais
- **Fisioterapia** (quando existe limitação de movimentos).

Tratamento tópico
- **Glicocorticoides**, se necessário, curativos oclusivos
- Injeção de acetonida de triancinolona
- Alternativas: calcipotriol, tacalcitol, inibidores da calcineurina.

Intervenção clínica
- Fototerapia (radiação UV).

Tratamento sistêmico
- Glicocorticoides (+ metotrexato; nas formas graves e inflamatórias)
- Doxiciclina (para infecção por *Borrelia*).

Figura 12.2
a Morfeia do tipo placa com múltiplas hiperpigmentações (regiões glútea e pélvica).

b Morfeia do tipo placa com múltiplas hipo e hiperpigmentações, bem como atrofias cutâneas (face anterior do tronco).

c Hemiatrofia facial progressiva da metade direita do rosto, esclerodermia circunscrita.

d Hemiatrofia facial progressiva com atrofias evidentes dos ossos da face e da musculatura facial, esclerodermia circunscrita.

Capítulo 12 Doenças do Tecido Conjuntivo

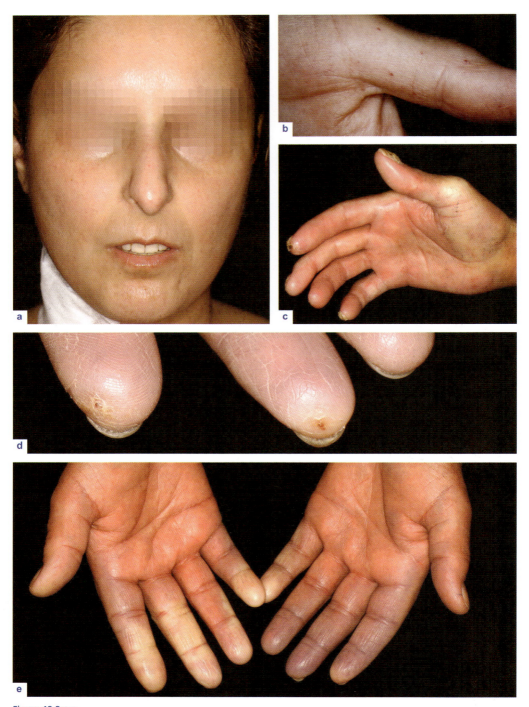

Figura 12.3 a-e

Capítulo 12 Doenças do Tecido Conjuntivo **167**

12.3 Esclerodermia sistêmica

Sinônimos: esclerose sistêmica, esclerodermia sistêmica progressiva (EPS), esclerodermia difusa progressiva

Epidemiologia
- Prevalência: 10/100.000 habitantes/ano
- Incidência: 1/1.000.000 habitantes/ano
- Taxa de mortalidade: 2 a 4/milhão habitantes/ano
- Homens são menos afetados do que as mulheres, raramente crianças.

Etiopatogenia
A causa permanece desconhecida.
- Predisposição genética (associações com HLA), inflamações perivasculares, infecções, traumatismos.

Clínica
Manifestações cutâneas
- Estágio edematoso
  - **Edema eritematoso** com **pele** tensa e de consistência **pastosa**, frequentemente nas mãos (*"puffy fingers"*)
- Estágio escleroso
  - Alterações escleróticas endurecidas e **contraturas**, bem como dedos finos, atróficos e em garra), com **necroses das pontas dos dedos** das mãos e ulcerações digitais, além de ulcerações escleróticas, rosto amímico, liso e sem rugas, com lábios finos, nariz pontudo e pequena abertura da boca (microstomia), poiquilodermia, alopecia esclerodermoide, calcinose cutânea.

Esclerodermia cutânea sistêmica limitada (ECSL)
- Síndrome de Raynaud + 1 ano até surgirem alterações da pele
  - Alterações da pele, principalmente anexos cutâneos, regiões distais dos membros até articulações do joelho e cotovelo, face
  - Mais tarde, há comprometimento de órgãos.
- Forma especial
  - **Síndrome CREST**
    - **C**alcinose cutânea, Síndrome de **R**aynaud, dismotilidade **e**sofágica (***E**sophageal dysmotility*), Esclerodactilia (***S**clerodactylia*) e **T**elangiectasias.

Esclerodermia cutânea sistêmica difusa (ECSD)
- Síndrome de Raynaud + 1 ano até alterações cutâneas
  - Alterações cutâneas possíveis em todo o tegumento, principalmente tronco, fâneros cutâneos, face
  - Há também comprometimento precoce de órgãos.

Sinais/sintomas associados
- Comprometimento do sistema digestório, pulmões, rins e coração, principalmente fibrose pulmonar, hipertensão arterial pulmonar, insuficiência renal/hipertensão arterial sistêmica, constipação intestinal, disfagia (microstomia, esclerose do frênulo lingual, esclerose esofágica), osteoporose, artrite, miosite.

Complicações
- Úlcera digital, contraturas, úlcera péptica, íleo paralítico, broncopneumonia, insuficiência renal.

Diagnóstico diferencial
Dermatomiosite, LES, esclerodermia circunscrita disseminada, pseudoesclerodermia, líquen escleroso atrófico, doença enxerto *versus* hospedeiro (DEVH).

Diagnóstico
Anamnese e exame clínico
- Microscopia capilar na suspeita de síndrome de Raynaud para detectar ectasias, megacapilares, microssangramentos, redução de capilares
- Exames de órgãos: pulmão, rins, coração, esôfago, articulações.

Dados laboratoriais
- Comprovação de anticorpos
  - **ANA** (em 90%)
  - ECSL: **anticorpo anticentrômero** (em 40%)
  - ECSD: **anticorpo anti-Scl-70** (em 5%)
- Alterações de valores laboratoriais de acordo com o comprometimento de órgãos e atividade inflamatória.

Provas de função renal: ECSD – proteinúria.

Tratamento
Medidas terapêuticas gerais
- Abordagem interdisciplinar (reumatologia, gastrenterologia, cardiologia, pneumologia, fisioterapia)
  - **Tratamento sintomático** (ginástica, exercícios respiratórios, inalações, drenagem linfática, reabilitação)
- Abstinência de nicotina, evitar exposição ao frio.

Tratamento tópico
- **Cuidados com a pele** (pomadas à base de ureia).

Intervenção clínica
- Tratamento com radiação UV; se necessário, laserterapia.

Tratamento sistêmico
- Tratamento complexo nos casos graves/manifestações orgânicas (dependendo do nível de comprometimento)
  - Glicocorticoides, bosentana, azatioprina, ciclosporina, ciclofosfamida, metotrexato, inibidores da 5-fosfodiesterase, inibidores da bomba de prótons (IBPs), antagonistas do cálcio, inibidores da ECA, analgésicos, prostaglandinas etc.

Tratamento cirúrgico
- Eliminação cirúrgica de calcinoses.

Figura 12.3

a Estágio escleroso com pele do rosto lisa, sem rugas, lábios finos, nariz pontudo e microstomia, esclerodermia sistêmica.

b Telangiectasias múltiplas no polegar, esclerodermia sistêmica.

c Estado escleroso com edema depressível, "dedos de Madonna", necrose das pontas dos dedos das mãos e úlcera digital, esclerodermia sistêmica.

d Necroses das pontas dos dedos da mão, esclerodermia sistêmica.

e Síndrome de Raynaud com dedos claros (mão direita) e dedos azulados (mão esquerda) na esclerodermia sistêmica.

168 Capítulo 12 Doenças do Tecido Conjuntivo

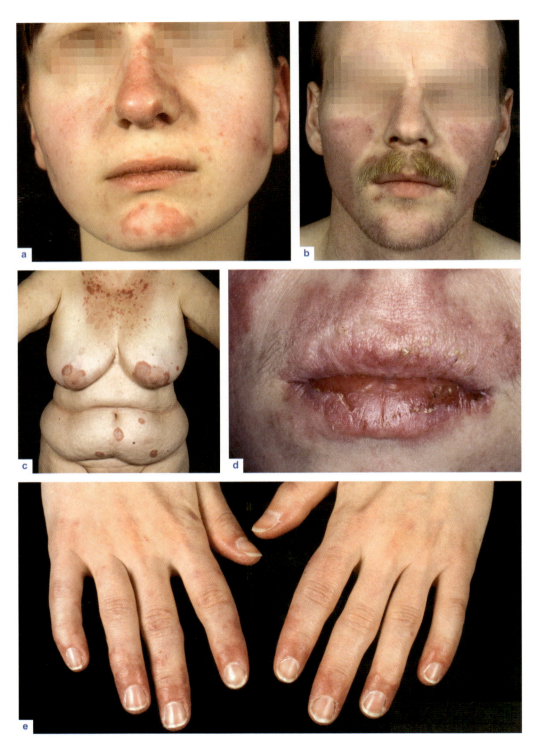

Figura 12.4 a-e

12.4 Lúpus eritematoso sistêmico (LES)

Epidemiologia
- Prevalência: 36/100.000 habitantes
- Incidência: 5 a 10/100.000 habitantes/ano
- Homens são menos afetados do que mulheres, adultos jovens, principalmente africanos.

Etiopatogenia
As causas exatas ainda não são conhecidas.
- Doença autoimune ocasionada por mutações genéticas, medicamentos, radiação UV, traumatismos, estresse psicológico, gestação, diversas doenças de base.

Clínica
Manifestações cutâneas
- Eritema perinasal bilateral plano (**em asas de borboleta**) e **placas** nítidas eritematosas principalmente no dorso, no tórax e nas mãos, em parte com descamação lamelar fina, telangiectasias, atrofias, erosões, úlceras e crostas (**poiquilodermia**), bem como **enantemas** eritematosos nítidos, frequentemente erosivos, e ulcerativos na face e na mucosa bucal do palato.

Classificação
- LES com início na infância: ≤ 18 anos (18%)
- LES com início na idade adulta: entre 18 e 50 anos (71%)
- LES de início tardio: > 50 anos (11%).

Sinais/sintomas associados
- Febre, mal-estar geral, perda de peso, artralgias, poliartrite, depressões, vasculites, síndrome de Raynaud, alopecia cicatricial, queilite.

Locais preferidos
- Rosto, principalmente região perinasal/bochechas, dorso/região peitoral, mãos.

Complicações
- Nefrite, pleurite, fibrose pulmonar, endocardite/miocardite/pericardite, peritonite.

Diagnóstico diferencial
Artrite reumatoide, dermatomiosite, esclerodermia sistêmica.

Diagnóstico
Anamnese e exame clínico.

Critérios de EULAR/ACR (2019)
- Títulos de ANA ≥ 1:80 (obrigatório)
- Dermatológicos
  - Alopecia não cicatrizante (2 pontos), úlcera da mucosa oral (2 pontos), LECSA/LED (4 pontos), LECA (6 pontos)
- Sistêmicos
  - Comprometimento articular: artrite (6 pontos)
  - Neurológicos: *delirium* (2 pontos), psicose (3 pontos), crises epilépticas (5 pontos)
  - Serosite: derrame pleural/pericárdico (5 pontos), pericardite aguda (6 pontos)
  - Comprometimento das glândulas suprarrenais: proteinúria > 500 mg/dia (4 pontos), nefrite lúpica de classes II/V (8 pontos), bem como classes III/IV (10 pontos)
  - Febre (2 pontos).

- Laboratoriais
  - Hematopoéticos: anemia hemolítica autoimune (4 pontos), trombocitopenia (4 pontos), leucopenia (3 pontos)
  - Sorologia: anticorpos antifosfolipídio (anticardiolipina/anti-β2-glicoproteína-I-AX/anticoagulante lúpica (2 pontos), C3 ↓ / C4 ↓ (3 pontos), C3 ↓ e C4 ↓ (4 pontos), anticorpos anti-dsDNA/anti-Sm (6 pontos)
- Interpretação: títulos de ANA ≥ 1:80 + ≥ 1 critério clínico + total ≥ 10 pontos → LES.

Valores laboratoriais
- Ureia, proteína C reativa, LDH, contagem de reticulócitos, anemia
- **ANA** (em 95%), anti-dsDNA (em 70%), antifosfolipídio (em 35%), anti-Sm (em 30%), anti-Ro (em 25%).

Biopsia
- Histopatologia e imunofluorescência direta
  - São consideradas positivas quando se encontram depósitos de IgG, IgM, IgA e C3 na zona dermoepidérmica
    - Atenção: comprovável na alteração cutânea, bem como na pele não acometida.

Tratamento
Medidas terapêuticas gerais
- Proteção contra a exposição à luz solar (filtros solares, vestimentas adequadas, proteção para a cabeça)
- Abstinência de nicotina
- Abordagem interdisciplinar (reumatologia, cardiologia, pneumologia).

Tratamento tópico
- Glicocorticoides.

Tratamento sistêmico
- Nas evoluções leves
  - AINEs, hidroxicloroquina, glicocorticoides (nas crises inflamatórias)
- Nas evoluções graves
  - Glicocorticoides, se necessário, + (hidroxi) cloroquina
  - Alternativas: azatioprina, metotrexato, micofenolato de mofetila, ciclofosfamida, belimumabe.

Figura 12.4

a Eritema em asa de borboleta e placas eritematosas no queixo e no nariz, LES.

b Eritema nítido em asa de borboleta na face.

c Placas eritematosas nítidas múltiplas na face anterior do tronco, LES.

d Placas eritematosas periorais nítidas e queilite, LES.

e Placas eritematosas nítidas das dobras ungueais, LES.

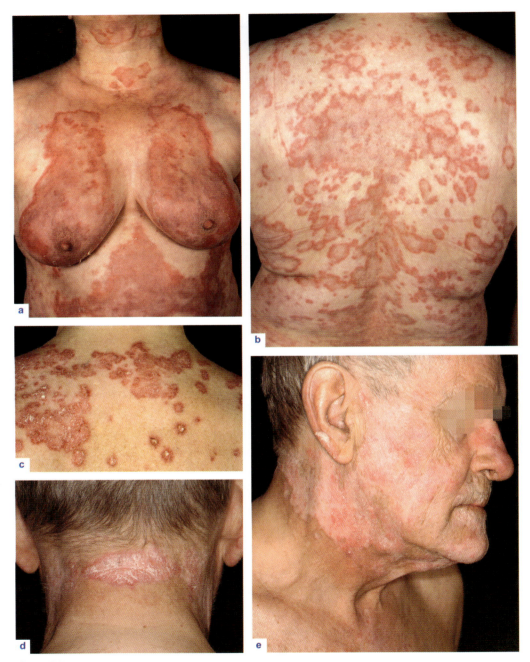

Figura 12.5 a-e

12.5 Lúpus eritematoso cutâneo

Epidemiologia
- Incidência: 50 a 100/100.000 habitantes/ano
- Mulheres são mais afetadas do que os homens, principalmente na meia-idade.

Etiopatogenia
As causas exatas ainda não são conhecidas.
- Doença autoimune causada por mutações genéticas, medicamentos, radiação UV, traumatismos, estresse psicológico, gestação, diversas doenças de base.

Clínica
Classificação
- **Lúpus eritematoso cutâneo agudo** (LECSA)
  - **Forma localizada**
    - Eritema em asas de borboleta, não cicatricial, raramente no tronco
  - **Forma generalizada**
    - Exantema, bem como enantema amplo, simétrico, maculopapular
- **Lúpus eritematoso cutâneo subagudo** (LECSA)
  - **Forma anular**
    - Placas eritroescamosas em formato de anel/ovais, com branqueamento central
  - **Forma papuloescamosa**
    - Placas papuloescamosas
- **Lúpus eritematoso cutâneo crônico** (LECC)
  - **Lúpus eritematoso discoide** (LED)
    - **Forma localizada:** rosto e couro cabeludo
    - **Forma disseminada:** rosto e couro cabeludo, além da região superior do tronco e faces extensoras dos membros
    - **LED da mucosa bucal:** principalmente mucosa das bochechas, raramente do palato
  - **Lúpus eritematoso profundo/paniculite** (LEP):
    - Nódulos e placas subcutâneas dolorosas
  - **Lúpus eritematoso pérnio**
    - Placas e erosões nítidas acrais, induzidas pelo frio
- **Lúpus eritematoso cutâneo intermitente** (LECI)
  - **Lúpus eritematoso túmido** (LET)
    - Placas anulares, brilhantes, urticariformes e eritematosas na região superior do tronco
- **Lúpus eritematoso neonatal** (LEN)
  - Múltiplas placas ovais e pápulas, bem como anemia e bloqueio atrioventricular (taxa de mortalidade: 15%).

Sinais/sintomas associados
- Artralgias e mialgias (no LECSA), formação de cicatrizes (no LED).

Complicações
- Rareamento do cabelo (no LECSA), alopecia cicatricial (no LED), úlcera (no LECSA, LEP, lúpus eritematoso pérnio), carcinomas espinocelulares (no LED), carcinomas pulmonares, gástricos, hepáticos, mamários, prostáticos e uterinos, linfomas de Hodgkin.

Diagnóstico diferencial
Dermatomiosite, farmacodermia, líquen rubro, rosácea, vasculites, eritema anular, lúpus vulgar, linfomas

Diagnóstico
Anamnese e exame clínico.

Critérios EULAR/ACR (2019)
- Para a diferenciação de LEC e lúpus eritematoso sistêmico (LES) com comprometimento cutâneo.

Valores laboratoriais
- ANA, anticorpos anti-dsDNA, anti-Sm, anti-Ro (atenção: a pesquisa de anticorpos nem sempre é positiva).

Biópsia
- Histopatologia e imunofluorescência direta (frequentemente negativa)
  - São consideradas positivas quando se encontram depósitos de IgG, IgM, IgA e C3 na zona dermoepidérmica
    - Atenção: podem ser negativas na pele não comprometida.

Tratamento
Medidas terapêuticas gerais
- **Proteção contra exposição à luz** solar (filtros solares, roupas adequadas, cobertura para a cabeça)
- Excluir possível transição para LES (integração interdisciplinar com reumatologia, cardiologia, nefrologia).

Tratamento tópico
- Glicocorticoides (tópicos/curativos oclusivos/intralesionais)
  - Alternativas: tacrolimo, pimecrolimo.

Tratamento sistêmico
- Glicocorticoides, (hidroxi) cloroquina
  - Alternativas: metotrexato, retinoide, dapsona, micofenolato de mofetila, azatioprina, ciclosporina.

Figura 12.5

a Lúpus eritematoso cutâneo agudo generalizado, com grandes placas maculopapulosas simétricas no tronco.

b Lúpus eritematoso cutâneo subagudo anular com múltiplas placas eritematosas nítidas centrais na região superior do dorso.

c Lúpus eritematoso cutâneo subagudo papuloescamoso com múltiplas placas eritroescamosas na região superior do dorso.

d Lúpus eritematoso discoide crônico com placas eritroescamosas.

e Lúpus eritematoso discoide crônico com fibrose significativa.

172   Capítulo 12 Doenças do Tecido Conjuntivo

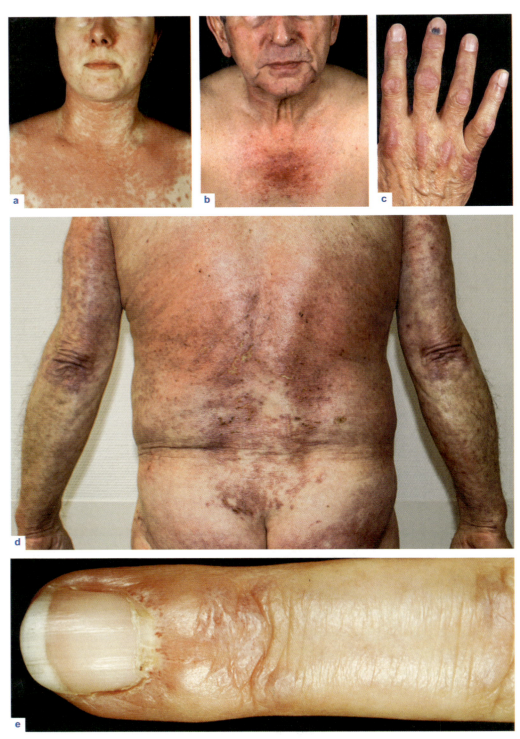

Figuras 12.6 a-e

12.6 Dermatomiosite

Epidemiologia
- Incidência: 0,2 a 1/100.000 habitantes/ano
- Homens são menos afetados do que as mulheres, principalmente crianças e adultos com 30 a 60 anos
- Taxa de sobrevida anual em 5 anos = 60 a 70% dos casos.

Etiologia
Miosite inflamatória idiopática (dermatomiosite, polimiosite, miosite de corpúsculos de inclusão)
- Lesão endotelial de capilares endomisiais → morte capilar → isquemia de fibras musculares
- Causas possíveis
  - HLA-DRB1 e DQA1
  - Vírus: adenovírus, vírus ECHO, picornavírus, vírus Coxsackie
  - Protozoários: *Toxoplasma gondii*
  - Medicamentos: anti-inflamatórios não esteroides (AINEs), estatinas, L-triptofano, fibratos, hidroxiureia
  - **Facultativamente paraneoplásicos** (cerca de 15 a 20%): cânceres de ovário, mama, brônquios, pâncreas, estômago, cólon e nasofaringe, linfoma não Hodgkin
    - Atenção: a dermatomiosite juvenil não está associada a doenças malignas.

Clínica
Manifestações cutâneas
- **Máculas** cronicamente progressivas, pouco delimitadas, eritematosas **nítidas**, difusamente confluentes, que poupam a região da boca (**palidez perioral**), na região da testa, pálpebras, região periorbital (**eritema heliotrópico**), na ponte do nariz, bem como na região do decote em forma de V/região do ombro (**sinal do xale**). Aqui, com formas poiquilodérmicas hipo-/hiperpigmentadas, atrofias, telangiectasias e mais notáveis nas articulações interfalângicas extensoras e nas falanges distais com pápulas/placas levemente elevadas (**pápulas de Gottron**), calcificações (**calcinose cutânea**) e **hemorragias lineares periungueais**, ectasias capilares, bem como dor durante a retração do eponíquio (**sinal de Keining**).

Estágio inicial
- 60%: alterações cutâneas e fraqueza muscular
- 30%: alterações cutâneas
- 10%: fraqueza muscular.

Forma especial
- Dermatomiosite amiopática/dermatomiosite em miosite: > 6 meses aparecem alterações cutâneas sem inflamação muscular.

Sinais/sintomas associados
- Febre, mal-estar geral, piora do estado geral de saúde, fraqueza principalmente da cintura escapular e dos membros.

Locais preferidos
- Pele exposta à luz
- Complicações
- Limitação dos movimentos, comprometimento de órgãos
  - Musculaturas faríngea e esofágica (disfagia, aspiração), pulmão (pneumonias, fibrose), musculatura intercostal (hipoventilação), diafragma (disfonia), coração (miocardiopatia), articulações (artralgias, artrites), vasos sanguíneos (vasculopatias), hepatoesplenomegalia.

Diagnóstico diferencial
Síndrome de Sharp (doença mista do tecido conjuntivo), LES, esclerodermia sistêmica, artrite reumatoide, colagenoses, polimiosite, miosite por corpúsculos de inclusão, polimialgia reumática, miastenia *gravis*, eczema alérgico de contato, rosácea.

Diagnóstico
Anamnese e exame clínico.

Exames complementares
- Microscopia capilar → capilares dilatados-tortuosos
- Eletromiografia (EMG) → miopática
- Ecocardiograma (ECG), teste ergométrico, radiografia de tórax.

Histopatologia
- Biópsia muscular → p. ex., miosite não inflamatória
- Biópsia de pele → epiderme atrofiada com zona de membrana basal degenerada, queratinócitos basais vacuolizados e deposição de mucina na derme.

Exames laboratoriais
- Proteína C reativa elevada, ureia elevada, leucocitose, enzimas musculares elevada, creatinofosfoquinase elevada, ANA+, creatinina em urina de 24 horas elevada
- Eventualmente, os títulos de alguns autoanticorpos estão elevados: anti-Mi2 (antígeno nuclear), anti-Jo-1, anti-Ro52/SSA, anti-NXP2, anti-TIF-1-gama (fator intermediário de transcrição).

Tratamento
Medidas terapêuticas gerais
- Proteção contra exposição à luz solar (filtros solares, vestimentas, coberturas para cabeça)
- Exclusão tumoral regular
- **Abordagem interdisciplinar** (pneumologia, cardiologia, otorrinolaringologia, ortopedia, angiologia, fisioterapia).

Tratamento tópico
- **Glicocorticoides**

Tratamento sistêmico
- **Glicocorticoides** e/ou azatioprina
  - Alternativas: metotrexato, ciclosporina, ciclofosfamida, imunoglobulina intravenosa (IGIV)
- Reposição de cálcio e vitamina D3.

Figura 12.6
a Palidez perioral e sinal do xale, dermatomiosite.

b Máculas eritematosas nítidas e mal delimitadas, dermatomiosite.

c Pápulas de Gottron eritematosas nítidas, dermatomiosite.

d Máculas eritematosas nítidas, erosões e ulcerações no dorso, dermatomiosite.

e Ectasias capilares periungueais na prega ungueal hiperqueratótica, dermatomiosite.

13 Outras Doenças Hereditárias da Pele

13.1 Neurofibromatoses, 177

13.2 Xeroderma pigmentoso (XP), 179

13.3 Nevo epidérmico verrucoso inflamatório linear, 181

13.4 Nevo sebáceo, 183

13.5 Hemangiomas, 185

13.6 Nevo flâmeo, 187

13.7 Síndrome de Klippel-Trénaunay, 189

13.8 Queratose pilar, 191

13.9 Disqueratose folicular, 193

13.10 Doença de Hailey-Hailey, 195

176 Capítulo 13 Outras Doenças Hereditárias da Pele

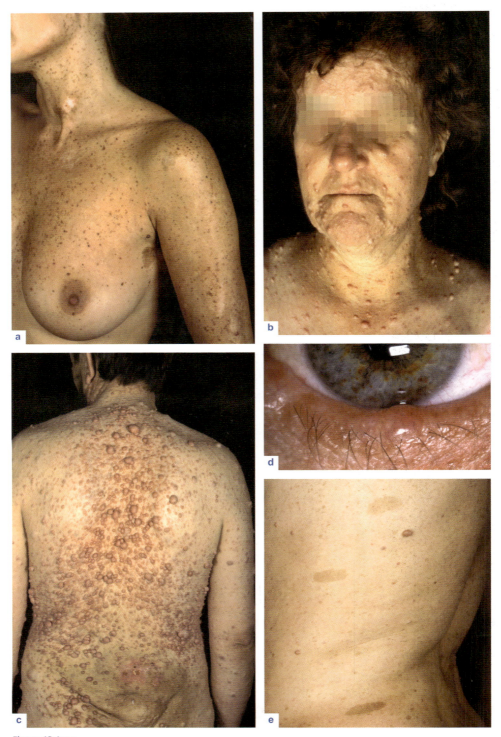

Figura 13.1 a-e

Capítulo 13 Outras Doenças Hereditárias da Pele

13.1 Neurofibromatoses

Sinônimos: NF-1 (neurofibromatose periférica, doença de von Recklingenhausen), NF-2 (neurofibromatose do nervo acústico, neurofibromatose central)

Epidemiologia
Incidência de casos novos na população geral:
> 30/100.000 habitantes/ano
- 50% novas mutações
- 50% herança autossômica dominante (1/3.000 nascimentos).

Etiopatogenia
NF-1 (neurofibromatose periférica)
- Mutação do gene NF1: normalmente, produz neurofibromina (inativa oncogene RAS)
  - Frequentemente herdada de modo autossômico dominante.

NF-2 (neurofibromatose central)
- Mutação do gene NF2: normalmente, produz merlina (proteína da supressão tumoral)
  - Herança autossômica dominante.

NF-3–8 como outras formais mais raras.

Clínica
Manifestações cutâneas
- Manchas café-com-leite (em 85%) bem-delimitadas, múltiplas, de vários centímetros, poupando as palmas das mãos, plantas dos pés e órgãos genitais. Em parte, apresenta pequenas **hiperpigmentações puntiformes** (sinal de Crowe, em 70%), principalmente nas regiões axilar e inguinal, bem como múltiplos neurofibromas **pedunculados**, de consistência mole e de coloração marrom-clara e com capacidade de reposição semelhante à hérnia (fenômeno do botão da campainha); em parte, **neurofibromas plexiformes subcutâneos** com hiperpigmentação cutânea e pregas cutâneas (grandes neurofibromas).

Possíveis manifestações iniciais
- NF-1: manchas café-com-leite a partir do 1º mês de vida até o 2º ano de vida
- NF-2: **neurinomas uni/bilaterais do acústico (schwannoma vestibular)** com perda auditiva a partir dos 20º a 30º anos; as manifestações cutâneas são mais raras.

Sinais/sintomas associados
- Nódulos de Lisch: hamartomas assintomáticos da íris em 90% (**diagnóstico diferencial:** NF-2)
- Limitações cognitivas, escoliose, cistos ósseos, baixa estatura, pseudoartroses.

Fatores predisponentes
- Predisposição familiar.

Locais preferidos
- Todo o tegumento (não há manchas café-com-leite nas palmas das mãos, plantas dos pés e na genitália externa).

Complicações
- Meningiomas, astrocitomas, gliomas (visão reduzida por causa de glioma do nervo óptico (em 5%)
- Deficiência decorrente de anomalias esqueléticas (em 5%)

- Feocromocitomas (em 1%)
- Leucemia mieloide crônica (LMC) juvenil (xantogranulomas como manifestação precoce)
- Schwannomas, neurinomas do acústico (schwannoma vestibular), tumores endócrinos, rabdomiossarcomas, tumores de Wilms.

Diagnóstico diferencial
Manchas café-com-leite sem associação com NF, síndrome cardiofaciocutânea, síndrome de Legius, síndrome de Costello, síndrome Leopard, síndrome Carney, síndrome de McCune-Albright, síndrome de Westerhof.

Diagnóstico
Anamnese e exame clínico.
- História familiar.

Dados laboratoriais
- Possíveis alterações quando existem complicações.

Tratamento
Medidas terapêuticas gerais
- Abordagem interdisciplinar (neurologia/neurocirurgia, cardiologia, pneumologia, otorrinolaringologia).

Intervenção clínica
- Laserterapia para manchas café-com-leite (por motivos estéticos).

Tratamento cirúrgico
- Extirpação de neurofibromas (por motivos estéticos/ quando existem grandes neurofibromas).

Profilaxia
- *Check-ups* regulares.

Figura 13.1

a Múltiplas hiperpigmentações puntiforme e manchas café-com-leite, neurofibromatose do tipo I.

b Múltiplos neurofibromas, neurofibromatose do tipo I.

c Múltiplos neurofibromas hiperpigmentados no dorso, neurofibromatose do tipo I.

d Nódulos de Lisch da íris e tumor da pálpebra inferior na neurofibromatose do tipo I.

e Manchas café-com-leite na neurofibromatose do tipo I.

178 Capítulo 13 Outras Doenças Hereditárias da Pele

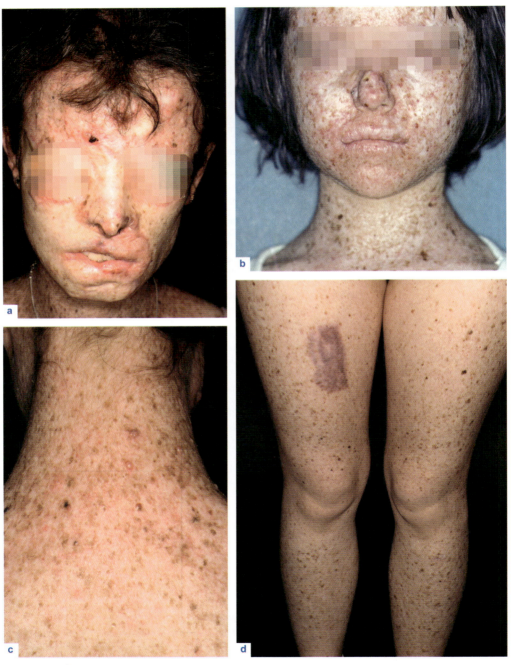

Figura 13.2 a-d

Capítulo 13 Outras Doenças Hereditárias da Pele **179**

13.2 Xeroderma pigmentoso (XP)

Epidemiologia
- Prevalência: 1/milhão de habitantes
- Incidência: 1:250.000 habitantes/ano (Europa), 1/22.000 habitantes/ano (Japão)
- Início geralmente nos primeiros meses de vida.

Etiopatogenia
Defeitos do gene XP
- Herança autossômica recessiva
- Disfunção do reparo do DNA
  - Lesão dos mecanismos de reparo-excisão de nucleotídios (nas lesões do DNA por luz UV)
  - Faz parte do grupo da "síndrome de quebra do cromossomo".

Clínica
Manifestações cutâneas
- Sintomas precoces
  - Pacientes com XP A/D
    - **Dermatite solar grave** após exposição solar em curto prazo; geralmente, dura por vários meses
    - Em geral, evitam o sol precocemente
  - Pacientes com XP C/E/V
    - São mais raramente afetados por dermatite solar grave e podem ficar bronzeados
- Manifestações tardias
  - Pele extremamente atrofiada em locais expostos à luz com hipo-hiperpigmentações, xerose cutânea, descamação, **queratoses actínicas**, vários **tumores cutâneos**, formação de bolhas, erosões, ulcerações e, de modo geral, poiquilodermia.

Fatores predisponentes
- Consanguinidade.

Locais preferidos
- Pele exposta à radiação UV.

Complicações
- Melanomas (risco aumentado: 2.000×), tumores não melanocíticos (risco aumentado: 10.000×), astrocitomas, schwannomas, tumores oculares, palpebrais, tumores da ponta da língua, cataratas, distúrbios da coordenação, distúrbios da deglutição, tetraplegia.

Diagnóstico diferencial
Tricotiodistrofia, síndrome de Cockayne, hidroa vaciniforme, protoporfiria eritropoética, discromatose hereditária universal, síndrome de Leopard, síndrome de Carney.

Diagnóstico
Anamnese e exame clínico.

Exame especializado para testar a capacidade de regeneração celular após exposição à radiação UVC
- *Survival Assays* (ensaios de sobrevivência)
- *Unscheduled DNA-Synthesis* (UDS) (sínteses de DNA não programadas)
- *Host Cell Reactivation* (HCR) (ativação de célula hospedeira).

Tratamento
Medidas terapêuticas gerais
- **Proteção contra radiação ultravioleta (UV)**
  - Filtro solar, vestimentas longas e cobertura para cabeça e rosto com proteção contra radiação UV
  - Películas com proteção contra luz UV nas vidraças e nos vidros do carro
- Abordagem interdisciplinar (pediatria, neurologia, genética humana, otorrinolaringologia)
  - Reconhecimento precoce do tumor e tratamento.

Tratamento tópico
- 5-fluoruracila
- Imiquimode.

Intervenção clínica
- Crioterapia.

Tratamento cirúrgico
- Excisão tumoral.

Atenção: apenas **tratamento** puramente **sintomático** é possível.

Figura 13.2
a   Atrofia da pele com cicatrizes planas (rosto), xerodermia pigmentosa.

b, c   Poiquilodermia, xerodermia pigmentosa.

d   Múltiplas hiperpigmentações puntiformes e hiperpigmentações planas na coxa direita, xerodermia pigmentosa.

180 Capítulo 13 Outras Doenças Hereditárias da Pele

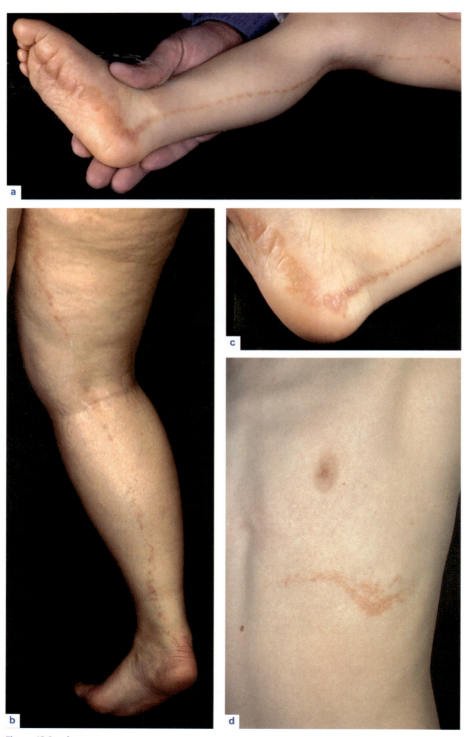

Figura 13.3 a-d

Capítulo 13 Outras Doenças Hereditárias da Pele **181**

13.3 Nevo epidérmico verrucoso inflamatório linear

Epidemiologia
Homens são menos afetados do que as mulheres (1:4), congênito ou < 5 anos.

Etiopatogenia
Dermatose inflamatória linear de Blaschko
- Dermatose em mosaico.

Clínica
Manifestações cutâneas
- **Placas**/pápulas **eritematosas** bem-delimitadas, em parte escamosas e confluentes, com superfície lisa a levemente desigual, que seguem as **linhas de Blaschko** em uma configuração de listras.

Diagnóstico diferencial importante: líquen estriado.
- Pápulas **assimétricas** progressivas, eritematosas inflamatórias, relativamente bem-delimitadas e levemente descamativas confluentes, formando placas que seguem a configuração de listras das **linhas de Blaschko** e frequentemente estão acompanhadas de onicodistrofias dos dedos das mãos e dos pés.

Fatores predisponentes
- Predisposição genética.

Locais preferidos
- Membros, tronco.

Complicações
- Evolução crônica (diagnóstico diferencial: *líquen estriado*).

Diagnóstico diferencial
Líquen estriado, nevo verrucoso lateral, líquen plano linear.

Diagnóstico
Anamnese e exame clínico.

Tratamento
Medidas terapêuticas gerais
- Tratamento muitas vezes sem sucesso
  - Cura espontânea e recidivas são possíveis
- No líquen estriado
  - Cura espontânea após 3 a 12 meses, raramente depois de 12 meses
  - Não há necessidade de tratamento.

Tratamento tópico
- **Glicocorticoides**

Tratamento cirúrgico
- Se necessário, excisão de pequenas áreas.

Figura 13.3

a, b Nevo epidérmico verrucoso inflamatório linear com pápulas eritematosas confluindo a placas eritematosas listradas.

c *Close-up* da Figura 13.3a.

d Líquen estriado inframamário.

182 Capítulo 13 Outras Doenças Hereditárias da Pele

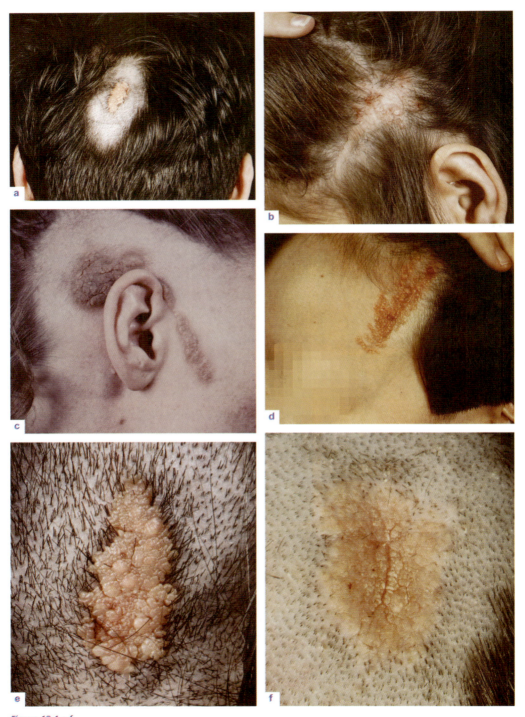

Figura 13.4 a-f

Capítulo 13 Outras Doenças Hereditárias da Pele **183**

13.4 Nevo sebáceo

Sinônimo: nevo epiteliomatoso sebáceo

Epidemiologia
Afeta mulheres e homens igualmente, congênito.

Etiopatogenia
Distúrbio da codificação da proteína RAS
- Mutação do gene *HRAS* (95%)
- Mutação do gene *KRAS* (5%).

Clínica
Manifestações cutâneas
- **Placas assintomáticas**, de cor marrom-alaranjada até cor da pele, com bordas irregulares, sulcadas, **verrucosas**, parcialmente **hiperqueratóticas** com **alopecia** nessa região e crescimento em tamanho correspondente ao crescimento corporal.

Fatores predisponentes
- Possível predileção genética
- Associação com a síndrome de Schimmelpenning-Feuerstein-Mims, síndrome SCALP (nevo sebáceo + malformações do SNC + aplasia cutânea da pele + dermoide em membros e nevo pigmentado), Didimose aplasticossebácea.

Locais preferidos
- Couro cabeludo (principalmente parietal).

Complicações
- Em 10 a 30% dos casos, há o desenvolvimento de tumores na idade adulta
  - 90% benignos: tricoblastomas, siringomas, siringocistoadenomas
  - 10% malignos: **carcinoma basocelular** e carcinomas espinocelulares (de células escamosas).

Diagnóstico diferencial
Alopecia areata, tínea da cabeça (tinha do couro cabeludo), aplasia cutânea congênita, carcinoma basocelular, melanoma maligno, carcinoma de células de Merkel.

Diagnóstico
Anamnese e exame clínico.

Histopatologia
- Malformações de folículos pilosos.

Tratamento
Medidas terapêuticas gerais
- Controles regulares.

Tratamento cirúrgico
- Excisão
  - Atenção: aguardar até que a excisão seja possível com anestesia local.

Figura 13.4

a   Nevo sebáceo no couro cabeludo.

b   Nevo sebáceo frontoparietal à esquerda.

c   Nevo sebáceo periauricular à direita.

d   Nevo sebáceo frontotemporal esquerdo.

e, f   *Close-up* de um nevo sebáceo.

184 Capítulo 13 Outras Doenças Hereditárias da Pele

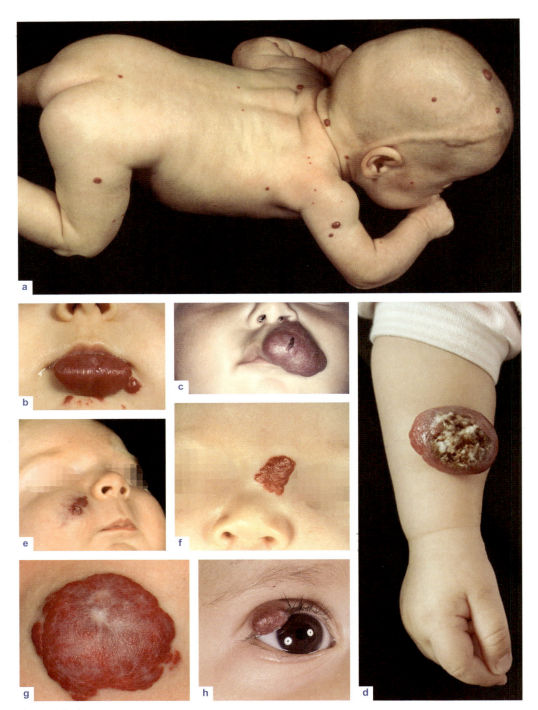

Figura 13.5 a-h

Capítulo 13 Outras Doenças Hereditárias da Pele **185**

13.5 Hemangiomas

Sinônimo: angioma

Epidemiologia
- Prevalência: 5% < $1^{\underline{o}}$ ano de vida, 22% em recém-nascidos
- Homens são menos afetados do que as mulheres (1:3).

Etiopatogenia
As causas exatas ainda não são conhecidas.
- Hiperplasia endotelial
  - Raramente congênita, em geral se origina nos primeiros anos de vida
- Células progenitoras endoteliais
- Hiperproliferação mediada por VEGF
- Mutações de célula endotelial.

Clínica
Manifestações cutâneas
- **Fase inicial**
  - Geralmente, **máculas avermelhadas a azuladas** e **telangiectasias**
- **Fase de crescimento** (6 a 9 meses)
  - Formas superficiais
    - **Pápulas/placas macias**, avermelhadas com crescimento tumoral
  - Formas profundas
    - Crescimento tumoral nodular, com coloração avermelhada, que alcança a camada subcutânea
  - É possível a combinação de formas superficiais e profundas
- **Fase de regressão** (geralmente antes do $9^{\underline{o}}$ ano de vida)
  - Atenuação da coloração, em parte acinzentada, com redução do tamanho, elevação e telangiectasias
- **Residual**
  - Cura sem sequelas/atrofias/ telangiectasias, cicatrizes.

Formas especiais
- Hemangiomatose disseminada
  - Hemangiomatose neonatal benigna: múltiplos hemangiomas cutâneos
  - Hemangiomatose neonatal difusa: múltiplos hemangiomas viscerais cutâneos (taxa de mortalidade elevada)
- Síndrome PHACE → malformação da fossa **p**osterior, **h**emangiomas de face, **a**nomalias arteriais, **c**oartação da aorta/defeitos cardíacos e anomalias oculares (*eye abnormalities*)
- Síndrome PELVIS → hemangiomas **p**erineais, malformações da genitália **e**xterna, **l**ipomielomeningocele, anormalidades **v**esicorrenais, ânus **i**mperfurado e acrocórdons (*skin tags*)
- NICH (hemangioma congênito que não involui, do inglês *non-involuting congenital hemangioma*): congênito, solitário, nítido, sem regressão espontânea
- RICH (hemangioma congênito de involução rápida, do inglês *rapidly involuting congenital hemangioma*): congênito, solitário, nítido, regressão espontânea após 12 a 24 meses.

Fatores predisponentes
- Pele clara, biópsia de vilosidades coriônicas, multiparidade.

Locais preferidos
- Cabeça, pescoço.

Complicações
- Proliferação progressiva, deformidades (p. ex., nariz, orelhas, lábios, pálpebras), ulcerações, dor, infecções secundárias, cegueira.

Diagnóstico diferencial
Nevo flâmeo, nevo teleangiectásico, angiodisplasia, linfangioma, hemangioendotelioma.

Diagnóstico
Anamnese e exame clínico
- Ultrassonografia com Doppler para determinação da profundidade e controle da evolução
- Para descartar comprometimento visceral e cerebral.

Tratamento
Medidas terapêuticas gerais
- Em geral, **regressão espontânea** após anos
- Tratamento, se necessário, em caso de aumento significativo do tamanho, deformidades, limitações funcionais (região dos olhos), tendência hemorrágica.

Tratamento tópico
- Propranolol.

Tratamento sistêmico
- **Propranolol** → vasoconstrição e redução dos níveis de VEGF (do inglês *vascular endothelial growth fator*) → boa resposta, administração até o $12^{\underline{o}}$ mês de vida.

Intervenção clínica/cirúrgica
- Dependente de localização, comportamento do crescimento, complicações iminentes, idade da criança
  - Crioterapia, laserterapia, extirpação
- **Atenção:** não instituir psicoterapia primal.

Figura 13.5

a Múltiplos hemangiomas em todo o tegumento.

b Hemangioma eritematoso acentuado do lábio inferior.

c Hemangioma volumoso, azulado, nítido no lábio superior.

d Hemangioma nodular com coloração avermelhada e ulceração central.

e Hemangioma eritematoso nítido na bochecha direita.

f Hemangioma eritematoso no dorso nasal.

g Grande hemangioma eritematoso.

h Hemangioma eritematoso nítido na pálpebra superior.

186 Capítulo 13 Outras Doenças Hereditárias da Pele

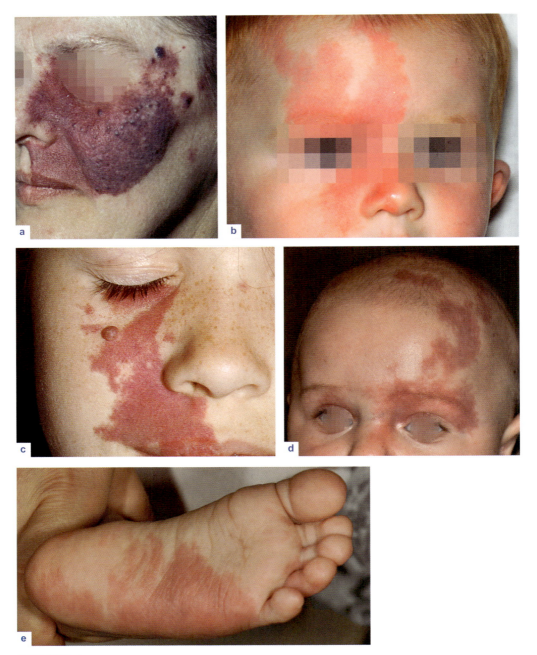

Figura 13.6 a-e

Capítulo 13 Outras Doenças Hereditárias da Pele   **187**

13.6 Nevo flâmeo

Sinônimo: mancha vinho do Porto

Epidemiologia
Prevalência: 2% (nevo flâmeo assimétrico).

Etiopatogenia
Nevo flâmeo **assimétrico**
- Mutação genética somática (*GNAQ*)
- Ausência de inervação vascular com **malformação ve-nular** capilar e pós-capilar: vasodilatação persistente.

Nevo flâmeo **simétrico**
- **Distúrbio de maturação** da inervação simpática → não se trata de uma verdadeira malformação vascular.

Clínica
Manifestações cutâneas
- Nevo flâmeo **assimétrico**
  - **Mácula** bem-delimitada, **vermelho-lívida** a **azula-da**, que desaparece quando apertada, com tamanho superior a 10 cm, **sem progressão de crescimento/regressão**; pode apresentar escurecimento, **crescimento tuberoso**, macroqueilite e possível desenvolvimento de granuloma
- Nevo flâmeo **simétrico**
  - **Mácula vermelho-clara**, plana, com mais de 10 cm na parte maior, sem crescimento tuberoso e frequentemente com **regressão espontânea** (70 a 80%)
  - Bicada da cegonha: nevo flâmeo na região da nuca de recém-nascidos.

Síndromes associadas (nevo flâmeo **assimétrico**)
- Facomatose pigmentovascular
  - Tipo I: nevo flâmeo + nevo pigmentar verrucoso
  - Tipo II : nevo flâmeo + mancha mongólica (melanocitose dérmica) + eventualmente nevo anêmico
  - Tipo III: nevo flâmeo + nevo *spilus* (nevo lentiginoso mosqueado ou *nevus* sobre *nevus*) + eventualmente nevo anêmico
  - Tipo IV: nevo flâmeo + nevo *spilus* + mancha mongólica + eventualmente nevo anêmico
  - Atenção: pode ocorrer comprometimento de órgãos, principalmente do sistema nervoso simpático (SNS) e olhos.
- Nevo vascular misto
  - Nevo flâmeo e nevo anêmico
  - Atenção: acometimento de até 30% da área de superfície corporal
- Síndrome de Klippel-Trénaunay
  - Nevo flâmeo, varicose primária e gigantismo do membro acometido
- Síndrome de Sturge-Weber-Krabbe
  - Nevo flâmeo (região do nervo oftálmico), hemangioma da úvea e hemangiomas calcificantes das leptomeninges
  - Atenção: são possíveis glaucomas, cegueira e sintomas neurológicos
- Síndrome de Proteus (síndrome de gigantismo parcial-nevos-hemi-hipertrofia-macrocefalia)
  - Nevos flâmeos, malformações ósseas, tumores mesenquimatosos e tumores epidérmicos.

Locais preferidos
- Face, nuca.

Complicações
- Nevo flâmeo periorbital (glaucoma, redução da visão), nevo flâmeo das pálpebras, sobrecarga psíquica.

Diagnóstico diferencial
Hemangiomas, nevo róseo, outras malformações vasculares.

Diagnóstico
Anamnese e exame clínico.

Tratamento
Medidas terapêuticas gerais
- Nevo flâmeo assimétrico
  - Sem regressão espontânea
- Nevo flâmeo simétrico
  - Frequente regressão espontânea
- Se necessário, exame oftalmológico.

Intervenção clínica
- Laserterapia.

Figura 13.6

a Nevo flâmeo assimétrico com crescimento parcialmente tuberoso na hemiface esquerda.

b Nevo flâmeo assimétrico da hemiface direita (síndrome de Sturge-Weber) [O530].

c Nevo flâmeo assimétrico da hemiface direita [M174].

d Nevo flâmeo assimétrico da hemiface esquerda.

e Nevo flâmeo assimétrico no pé esquerdo.

188 Capítulo 13 Outras Doenças Hereditárias da Pele

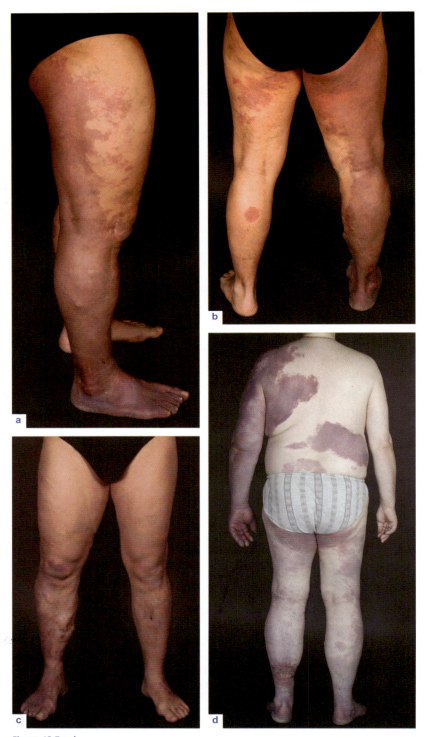

Figura 13.7 a-d

Capítulo 13 Outras Doenças Hereditárias da Pele **189**

13.7 Síndrome de Klippel-Trénaunay

Sinônimos: nevo varicoso ósteo-hipertrófico, hemangiectasia hipertrófica, síndrome osteoangio-hipertrófica

Epidemiologia
Ocorrência: mundial.

Etiopatogenia
Mutação genética desconhecida até hoje
- Homozigoto → letal
- Heterozigoto → inaparente
- Heterozigoto + perda do alelo normal → síndrome de Klippel-Trénaunay.

Clínica
Manifestações cutâneas
- **Nevo flâmeo**
  - Mácula bem-delimitada, vermelho-vivo a azulada, deslocável, com acentuação da região, sem progressão/redução de tamanho, podendo escurecer durante a vida, com crescimento tuberoso, macroqueilia, sendo possível o desenvolvimento de granuloma
  - Geralmente, há comprometimento de um membro inferior
- **Varicose primária**
  - Insuficiência venosa hereditária com desenvolvimento de veias dilatadas visíveis externamente e linfedemas principalmente no membro inferior, e múltiplas malformações vasculares
- **Gigantismo do membro afetado**
  - Hipertrofia de partes moles e ossos com aumento visível do tamanho e da espessura.

Sinais/sintomas associados
- Hiperidrose nas áreas cutâneas afetadas.

Locais preferidos
- Membros, principalmente membro inferior, região da cabeça.

Complicações
- Angiomas, tumores vasculares, insuficiência cardíaca, infecções secundárias, erisipela recidivante.

Diagnóstico diferencial
Nevo flâmeo em quadrante, síndrome de Parkes-Weber (anomalia vascular congênita extremamente rara).

Diagnóstico
Anamnese e exame clínico.

Exames complementares
- Ultrassonografia dúplex
- Angiografia.

Tratamento

Medidas terapêuticas gerais
- Avaliação interdisciplinar
  - Ortopedia, angiologia, cirurgia vascular, fisioterapia.

Tratamento tópico
- Tratamento de feridas (se houver ulcerações)
- Tratamento compressivo.

Intervenção clínica
- Laserterapia.

Tratamento sistêmico
- Anticoagulação (quando há risco aumentado de tromboembolismo).

Tratamento cirúrgico
- Intervenções cirúrgicas para varizes.

Figura 13.7

a Grande nevo flâmeo em membro inferior direito, síndrome de Klippel-Trénaunay.

b Grande nevo flâmeo em membro inferior direito, com varicose e leve aumento de diâmetro, síndrome de Klippel-Trénaunay.

c Grande nevo flâmeo, síndrome de Klippel-Trénaunay.

d Síndrome de Klippel-Trénaunay.

Capítulo 13 Outras Doenças Hereditárias da Pele

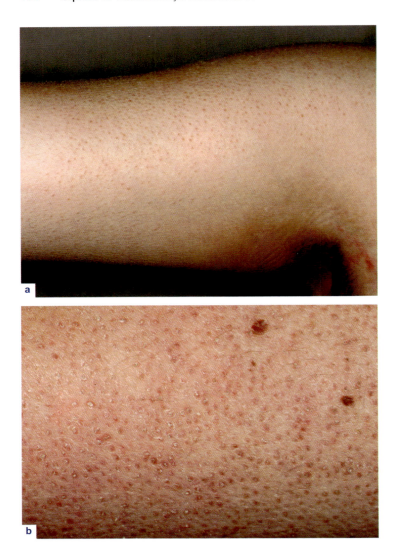

Figura 13.8 a-b

Capítulo 13 Outras Doenças Hereditárias da Pele · **191**

13.8 Queratose pilar

*Sinônimos: **queratose folicular**, ceratose pilar*

Epidemiologia
- Prevalência: 50%
- Homens são menos afetados do que mulheres; acomete principalmente pessoas jovens.

Etiopatogenia
As causas exatas ainda não são conhecidas.

Clínica
Manifestações cutâneas
- Múltiplas **hiperqueratoses** com alguns milímetros de diâmetro, levemente eritematosas até cor da pele, associadas com folículos pilosos → superfície áspera e com acrocianose
  - Chama mais atenção no meses de inverno (pele mais seca).

Sinais/sintomas associados
- Perda de pelos é possível nas áreas cutâneas acometidas.

Fatores predisponentes
- Associação com eczema atópico, ictiose vulgar.

Locais preferidos
- Braço, face externa da coxa.

Diagnóstico diferencial
Eczema atópico, ictioses, líquen rubro folicular, líquen crônico simples.

Diagnóstico
Anamnese e exame clínico.

Tratamento
Medidas terapêuticas gerais
- Possível melhora com aumento da idade.

Tratamento tópico
- **Preparados à base de ureia**
  - Alternativas: ácido salicílico, retinoide, banho de óleo.

Figura 13.8

a, b Queratose pilar com hiperqueratoses eritematosas associadas com folículos pilosos.

192 Capítulo 13 Outras Doenças Hereditárias da Pele

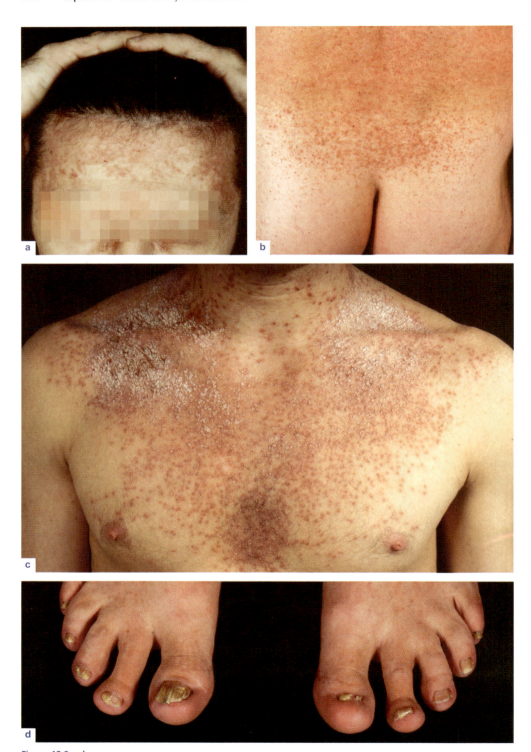

Figura 13.9 a-d

13.9 Disqueratose folicular

Sinônimo: doença de Darier

Epidemiologia
- Prevalência: 1/50.000 a 100.000 habitantes
- Homens são mais afetados do que mulheres; principalmente pessoas jovens no verão.

Etiopatogenia
Genodermatose
- Herança autossômica dominante
- Mutação de gene *ATP2A2*
  - Erro de função da bomba de cálcio → defeitos do desmossomo → acantólise.

Clínica
Manifestações cutâneas
- **Pápulas simétricas múltiplas**, isoladas ou agrupadas, **marrom-amareladas**, **hiperqueratóticas**, em parte agregadas formando placas, exsudativas; formam também crostas, além de formações verruciformes nas mãos e nos pés, com macerações, leve prurido e odor fétido, principalmente ligadas a folículos pilosos, mas também encontradas na mucosa oral chegando até o esôfago e unhas (onicólise).

Locais preferidos
- Tronco, couro cabeludo, palmas das mãos, plantas dos pés, unhas, mucosa oral.

Complicações
- Infecções secundárias (principalmente por herpes-vírus simples [HSV]).

Diagnóstico diferencial
Eczema seborreico, doença de Hailey-Hailey, acantose negra, pênfigo vegetante, nevos hiperqueratóticos.

Diagnóstico
Anamnese e exame clínico.

Tratamento
Medidas terapêuticas gerais
- Raramente há regressão total.

Tratamento tópico
- **Preparados à base de ureia**
- **Ácido salicílico**
- Retinoide
- Glicocorticoides.

Intervenção clínica
- Laserterapia.

Tratamento sistêmico
- Em casos mais graves
  - Acitretina, alitretinoína.

Tratamento cirúrgico
- Dermoabrasão
- Excisão.

Profilaxia
- **Proteção solar** (filtro solar, vestimentas longas impermeáveis à luz solar, chapéu com proteção UV).

Figura 13.9

a Múltiplas pápulas eritematosas e hiperqueratóticas agregadas formando placas, disqueratose folicular.

b Múltiplas pápulas eritematosas planas e hiperqueratóticas, disqueratose folicular.

c Múltiplas pápulas eritematosas e hiperqueratóticas agregadas, disqueratose folicular.

d Onicólise marrom-amarelada em todas as unhas dos pés, disqueratose folicular.

194 Capítulo 13 Outras Doenças Hereditárias da Pele

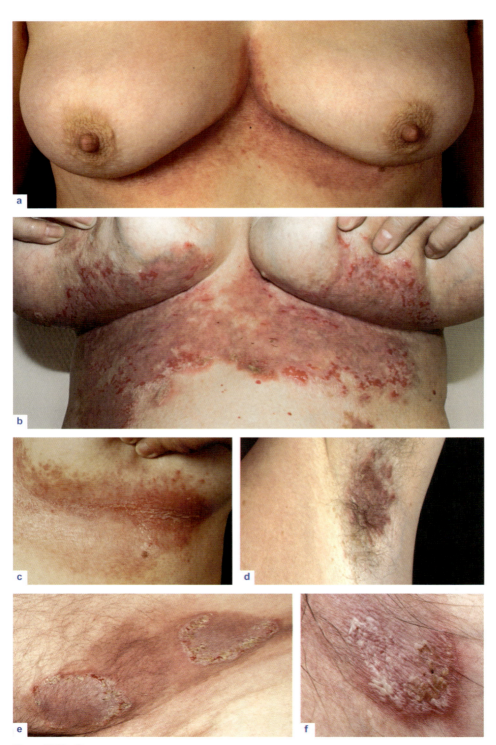

Figura 13.10 a-f

Capítulo 13 Outras Doenças Hereditárias da Pele   **195**

13.10 Doença de Hailey-Hailey

Sinônimo: pênfigo crônico benigno familiar

Epidemiologia
Principalmente em adultos jovens.

Etiopatogenia
Genodermatose
- Herança autossômica dominante
- Mutações no gene *ATP2C1*
  - Disfunção da bomba de cálcio.

Clínica
Manifestações cutâneas
- Crônicas recidivantes, geralmente simétricas **intertri-ginosas**, relativamente bem-delimitadas, **eritematosas inflamatórias**, arredondadas, **descamativas**, com **bolhas flácidas**, **prurido**, sensação de queimação, ma-cerações, **erosões**, rágades e formação de crostas.

Fatores predisponentes
- Predisposição genética, exposição à radiação UV, ca-lor, sudorese, infecção cutânea, estímulos mecânicos.

Locais preferidos
- Áreas intertriginosas (axilas, região inguinal, região inframamária), pescoço.

Complicações
- Infecções secundárias.

Diagnóstico diferencial
Intertrigo, micoses, doença de Darier, pênfigo vegetante, eczema intertriginoso.

Diagnóstico
Anamnese e exame clínico.
- Sinais de Nikolsky 1 e 2 positivos.

Histopatologia
- **Imunofluorescência negativa** (diagnóstico diferen-cial: *pênfigo vegetante*).

Tratamento
Medidas terapêuticas gerais
- Evolução frequentemente crônica
  - Evitar fatores desencadeantes.

Tratamento tópico
- Glicocorticoides
- Antissépticos
- Antibióticos/antimicóticos
- Tratamento de feridas.

Intervenções clínicas
- Nas formas graves
  - Laserterapia/crioterapia.

Tratamento sistêmico
- Em casos graves, se indicado
  - Glicocorticoides
  - Acitretina
  - Isotretinoína
  - Antibióticos
- Atenção: na maioria dos casos, sem sucesso.

Tratamento cirúrgico
- Nas formas graves
  - Dermoabrasão
  - Excisão.

Figura 13.10

a Placas eritematosas inflamatórias, doença de Hailey-Hailey.

b Placas eritematosas inflamatórias inframamárias, em parte erosivas e com crostas, além de macerações, doença de Hailey-Hailey.

c Placas e macerações inframamárias inflamatórias, parcialmente erosivas e inflamatórias, doença de Hailey-Hailey.

d Placas axilares eritematosas nítidas, doença de Hailey-Hailey.

e Placas eritematosas nítidas com erosões e macerações, doença de Hailey-Hailey.

f Placa eritematosa nítida com erosões, macerações e crostas, doença de Hailey-Hailey.

14 Angiopatias Funcionais

14.1 Síndrome de Raynaud, 199

14.2 Vasculite por imunoglobulina A |
Púrpura de Henoch-Schönlein, 201

14.3 Doença de Behçet, 203

14.4 Tromboangiite obliterante, 205

14.5 Pioderma gangrenoso, 207

14.6 Livedo reticular, 209

14.7 Úlcera varicosa, 211

14.8 Linfedema, 213

Capítulo 14 Angiopatias Funcionais

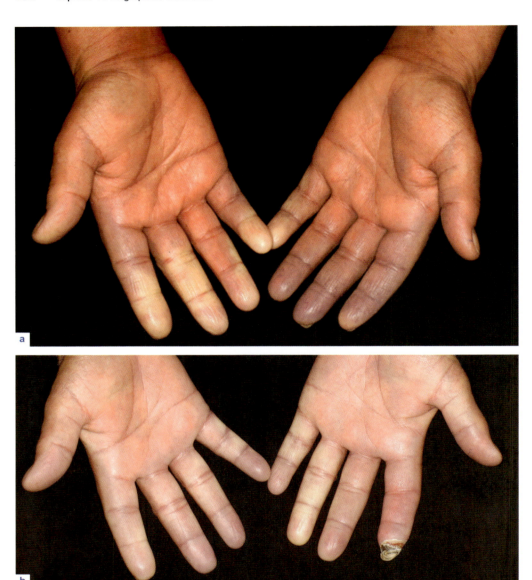

Figura 14.1 a-b

Capítulo 14 Angiopatias Funcionais **199**

14.1 Síndrome de Raynaud

Sinônimo: doença de Raynaud

Epidemiologia
- Prevalência: 8 a 10% (Alemanha)
- Homens são menos afetados do que mulheres (1:5), principalmente entre os 30 e 40 anos.

Etiopatogenia
As causas exatas ainda não são conhecidas.
- Síndrome de Raynaud primária
  - Vasospasmo, sem alterações vasculares nos sistemas de órgãos
- Síndrome de Raynaud secundária
  - Vasospasmo, com alterações vasculares nos sistemas de órgãos
    - Medicamentos
      - Betabloqueadores, ergotamina, bleomicina
    - Traumatismos
      - Síndromes vibratórias, cirurgias
    - Doenças hematológicas
      - Policitemia, trombocitose, plasmocitoma, crioaglutininas
    - Doenças vasculares
      - Vasculites, doença arterial periférica obstrutiva
    - Colagenoses
      - Esclerodermia, lúpus eritematoso sistêmico (LES), síndrome de Sharp, síndrome de Sjögren.

Clínica
Manifestações cutâneas
- **Vasospasmos** crônicos, de instalação **aguda**, principalmente nos dedos das mãos, com coloração isquêmica esbranquiçada, parestesia, formigamentos seguidos de coloração hiperêmica vermelha e **dolorosa**
  - **Fenômeno tricolor**
    - 1ª fase: espasmo arterial com dedos esbranquiçados e rígidos
    - 2ª fase: hiperemia venosa com dedos avermelhados
    - 3ª fase: hiperemia arterial com dedos vermelho-claros
- Consequências a longo prazo
  - Dedos das mãos e dos pés edemaciados
  - Encurtamento das falanges distais
  - Escleroses
  - Inflamação obliterante
  - Necroses das pontas dos dedos das mãos.

Fatores predisponentes
- **Frio**, **estresse** psicológico, compressão local
- Inúmeras doenças de base.

Locais preferidos
- **Dedos das mãos** (principalmente os dedos II-V), dedos dos pés, orelhas, nariz, língua.

Diagnóstico diferencial
Esclerodermia sistêmica, acroesclerodermia, embolia, doença arterial periférica obstrutiva.

Diagnóstico
Anamnese e exame clínico.
- Teste de provocação com água fria.

Tratamento
Medidas terapêuticas gerais
- Evitar os fatores desencadeadores, principalmente por meio de **proteção contra o frio**/mãos frias
- Abster-se de nicotina; se necessário, tratar doença de base, adequar medicamentos.

Tratamento tópico
- Banhos diários de **parafina**
- Gel de dinitrato de isossorbida/pomada de nifedipino.

Tratamento sistêmico
- **Antagonistas do cálcio** (nifedipino)
  - Alternativas: diltiazem, verapamil
- Nas evoluções graves da síndrome de Raynaud secundária
  - Prostaglandina (iloprosta), bloqueador da fosfodiesterase do tipo 5 (PDE-5) – sildenafila, tadalafila, vardenafila –, antagonistas da endotelina (bosentana).

Figura 14.1
a Espasmo arterial com dedos esbranquiçados, síndrome de Raynaud.

b Síndrome de Raynaud e necrose da ponta do dedo da mão, esclerodermia.

200 Capítulo 14 Angiopatias Funcionais

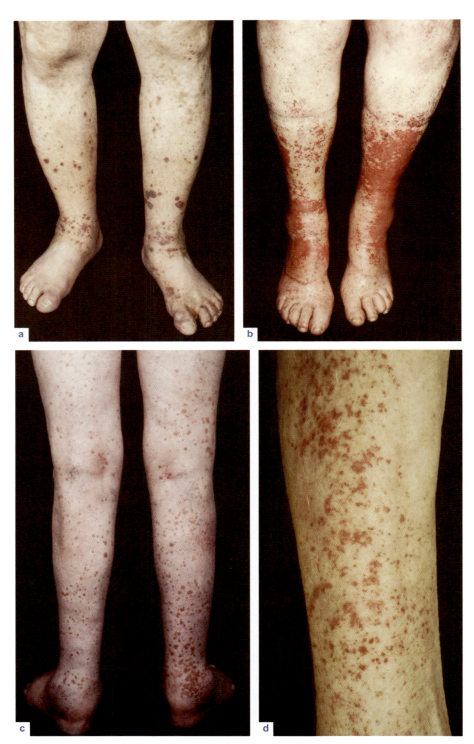

Figura 14.2 a-d

Capítulo 14 Angiopatias Funcionais **201**

14.2 Vasculite por imunoglobulina A | Púrpura de Henoch-Schönlein

Sinônimo: vasculite leucocitoclástica com complexos imunes IgA

Epidemiologia
- Incidência: 15/100.000 crianças/ano, 1,5/100.000 adultos/ano
- Principalmente crianças de 3 a 8 anos, durante o inverno
- Homens são mais afetados que as mulheres, principalmente crianças com menos de 10 anos.

Etiopatogenia
As causas exatas ainda não são conhecidas.
- A imunoglobulina A1 (IgA1) passa a ser menos "galactosidada" → depósitos do complexo imune com IgA no endotélio das vênulas pós-capilares → ativação do complemento → lesões vasculares
- Principalmente **pós-infecciosa**, após infecção viral (*influenza*)/bacteriana (estreptococos beta-hemolíticos) das vias respiratórias superiores.

Clínica
Manifestações cutâneas
- Geralmente um **exantema simétrico agudo, hemorrágico**, pouco pruriginoso, **arredondado e reticular/**púrpura com pápulas eritematosas azul-escuro medindo 0,1 a 5 cm/placas (**púrpura palpável**) principalmente no membro inferior
  - Vesículas/bolhas hemorrágicas/pústulas e ulcerações podem ser encontradas nas formas graves
  - Regressão: 2 a 3 semanas.

Estágio prodrômico
- 2 a 3 semanas com febre constante, cefaleia e dor abdominal, náuseas, vômitos, glomerulonefrite, artralgias, artrites, mialgias, miosites.

Duração em geral
- 3 a 16 semanas.

Fatores predisponentes
- Infecções por estreptococos, infecções virais, vacinações, etilismo.

Locais preferidos
- **Membros inferiores**, nádegas.

Complicações
- Manifestações sistêmicas: insuficiência renal, necroses cutâneas, hemorragia digestiva, invaginação, gangrena da parede intestinal.

Diagnóstico diferencial
Vasculite por IgM, vasculite urticariforme, vasculite nas colagenoses, vasculite crioglobulinêmica, vasculites associadas a anticorpo contra citoplasma de neutrófilos (ANCA, do inglês *antineutrophil cytoplasmic antibody*), eritema exsudativo multiforme, pitiríase liquenoide e varioliforme aguda, púrpura pigmentosa progressiva.

Diagnóstico
Anamnese e exame clínico.
- Dor abdominal e **artralgia**.

Dados laboratoriais
- VHS elevada, proteína C reativa elevada, IgA sérica elevada, leucocitose e trombocitose, hipoalbuminemia, provas de função renal comprometidas
- Ultrassonografia abdominal, principalmente dos rins quando há dor abdominal
- Exame urinário: jato de urina médio, sedimento urinário (micro/macro-hematúria e proteinúria) e cultura (para excluir infecções)
- Exame de fezes: pesquisa de sangue oculto nas fezes.

Biópsia de pele e, se necessário, biópsia renal (em caso de achados atípicos no exame físico e nos exames complementares)
- Histopatologia
  - Leucocitoclasia perivascular com necroses fibrinoides e vênulas lesadas/inexistentes
- Imunofluorescência direta
  - Imunofluorescência direta revela endotélios vasculares com depósitos de IgA.

Se necessário, pesquisa de tumor.

Tratamento
Medidas terapêuticas gerais
- Tratamento dos possíveis agentes desencadeadores
- Regressão espontânea frequente após semanas
  - Recidivas frequentes
- Acompanhamento a longo prazo (principalmente nefrológico).

Tratamento tópico
- Curativos compressivos
- Glicocorticoides.

Tratamento sistêmico
- Analgésicos
- Glicocorticoides
- Na nefrite da púrpura de Henoch-Schönlein
  - Inibidores da ECA/antagonistas do subtipo 1 de receptores de angiotensina/glicocorticoides e ciclofosfamida.

Figura 14.2

a Púrpura simétrica, eritematosa lívida, parcialmente palpável, vasculite por IgA.

b Púrpura eritematosa, parcialmente palpável, vasculite por IgA.

c Púrpura eritematosa simétrica lívida, parcialmente palpável, vasculite por IgA.

d Púrpura eritematosa, parcialmente palpável, vasculite por IgA.

202 Capítulo 14 Angiopatias Funcionais

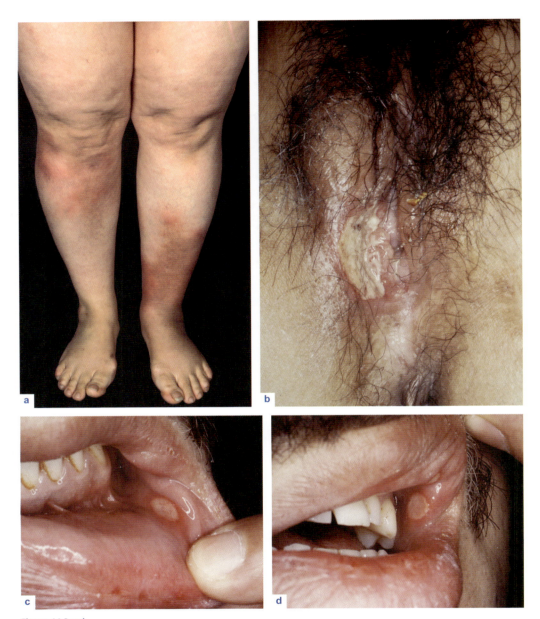

Figura 14.3 a-d

14.3 Doença de Behçet

Epidemiologia
- Incidência: 1 a 2/100.000 habitantes/ano (Alemanha), 300 a 400/100.000 habitantes/ano (Turquia)
- Homens são mais afetados do que mulheres (5 a 10:1), principalmente adultos jovens na região leste do Mediterrâneo.

Etiopatogenia
As causas exatas ainda não são conhecidas.
- Eventualmente, doença autoimune associada com antígenos leucocitários humanos (HLA, do inglês *human leukocyte antigen*)
- Dermatose neutrofílica + vasculite.

Clínica
Manifestações cutâneas
- **Úlceras múltiplas e crônicas recidivantes** em mucosas, bem-delimitadas, geralmente arredondadas, de diferentes tamanhos, extremamente dolorosas, com cobertura branca-amarelada sobre uma base eritematosa (**aftas**) na **cavidade bucal** e na **região genital** (bipolar).

Sinais/sintomas associados
- Manifestações sistêmicas → febre, sudorese noturna e perda ponderal
- Pele → **eritema nodoso**, pústulas de Behçet, piodermites, tromboflebite migratória
- Olhos → **coriorretinite** (pode levar à cegueira)
- Sistema nervoso → "neuro-Behçet" com meningo-encefalite, encefalomielite, sinais/sintomas do tronco encefálico e até óbito
- Sistema circulatório → aneurismas dos grandes vasos, tromboflebites
- Sistema digestório → disfagia, dispepsia, enterocolite
- Articulações → poliartrite soronegativa, artralgias
- Cartilagens → policondrite
- Sistema urogenital → epididimite, orquite, neuropatias.

Locais preferidos
- Aftas: cavidade bucal e região genital

Complicações
- Coriorretinite (que pode levar à cegueira), "neuro-Behçet" com alta taxa de letalidade.

Diagnóstico diferencial
Aftas habituais, sarcoidose, gengivoestomatite herpética.

Diagnóstico
Anamnese e exame clínico.
- *International Criteria for Behçet Disease* (ICBD)
  - Aftosa genital = 2 pontos
  - Lesões oculares = 2 pontos
  - Aftosa oral = 1 ponto
  - Lesões cutâneas = 1 ponto
  - Lesões vasculares = 1 ponto
  - Patergia = 1 ponto
    - No mínimo 3 pontos + aftas orais recidivantes 3 vezes/ano.

Exames de imagem
- De acordo com possível participação orgânica.

Dados laboratoriais
- Indicadores de inflamação podem estar elevados.

Tratamento
Medidas terapêuticas gerais
- Acompanhamento interdisciplinar conforme a participação orgânica.

Tratamento tópico
- Antissépticos + anestésicos locais
- Glicocorticoides.

Tratamento sistêmico
- Glicocorticoides, eventualmente + metotrexato, azatioprina, ciclofosfamida
- Alternativas: ciclosporina, colchicina, dapsona, apremilaste.

Figura 14.3

a Eritema nodoso com edema eritematoso de coloração marrom, doença de Behçet.

b Ulceração aftosa na mucosa vaginal com depósito amarelo-esbranquiçado sobre um fundo eritematoso, doença de Behçet.

c, d Ulcerações na mucosa oral com depósito amarelo-esbranquiçado sobre fundo eritematoso, doença de Behçet.

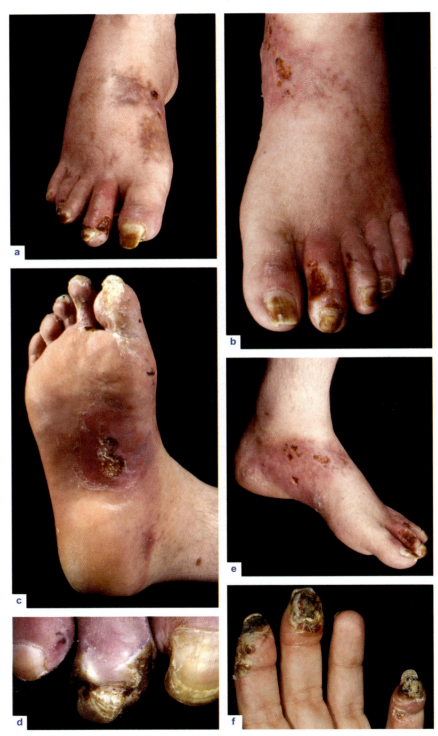

Figura 14.4 a-f

14.4 Tromboangiite obliterante

Sinônimo: doença de Buerger

Epidemiologia
- Prevalência: 0,5 a 5,6% (Europa), 16 a 66% (Índia, Sudeste Asiático, Oriente, Europa Oriental)
- Incidência: 7 a 10/100.000/ano (Europa), 1/5.000/ano (Israel)
- Homens são mais afetados do que mulheres (10:1), principalmente entre 20 e 45 anos.

Etiopatogenia
As causas exatas ainda não são conhecidas.
- Vasculite
  - São acometidas artérias e veias de calibre pequeno a médio
  - Decorre principalmente de tabagismo, predisposição genética, eventualmente autoanticorpos
    - Atenção: não é consequente a arteriosclerose.

Clínica
Manifestações cutâneas
- Estágio inicial
  - Início com **falanges distais** frias, eritematosas, arroxeadas e cianóticas, bem como placas e nódulos isolados, com **parestesias** e **claudicação intermitente unilateral**
- Estágio final
  - Dor intensa em repouso com aumento de **ulcerações necróticas das falanges distais**, bem como osteólise.

Sinais/sintomas associados
- Tromboflebite, síndrome de Raynaud, hiperidrose.

Fatores predisponentes
- **Tabagismo** (98%), predisposição genética.

Locais preferidos
- Pernas, pés, mãos (principalmente partes distais dos dedos dos pés e das mãos).

Complicações
- Infecções secundárias, distúrbios da cura de feridas, ulcerações crônicas, amputações (em > 20%).

Diagnóstico diferencial
Doença arterial periférica obstrutiva, síndrome de Raynaud, síndrome do dedo azul,[1] poliarterite nodosa, eritromelalgia, embolia, lúpus pérnio.

Diagnóstico
Anamnese e exame clínico.
- Relato de tabagismo.

Exames de imagem
- Investigar redução do calibre arterial + oclusões segmentares + colaterais em formato de saca-rolha
  - Ultrassonografia dúplex colorida
  - Angiografia por ressonância magnética.

Critérios de Shionoya que devem ser atendidos para confirmação do diagnóstico
- Fumante
- Início antes dos 50 anos
- Oclusões arteriais infrapoplíteas
- Tromboflebite migratória (atual/ pregressa) ou acometimento de membros
- Sem outros fatores de risco aterosclerótico, exceto tabagismo.

Tratamento
Medidas terapêuticas gerais
- **Abstinência de nicotina**
- Evitar mãos e pés frios.

Tratamento tópico
- Tratamento de feridas.

Tratamento sistêmico
- Glicocorticoides
- Prostaglandinas.

Profilaxia
- Abstinência de nicotina.

Figura 14.4

a, b Falange distal e dorso do pé eritematosos, com crostas e unhas dos dedos dos pés de coloração marrom-amarelada, tromboangiite obliterante.

c Planta do pé com ulcerações crostosas e coloração alterada ao redor da ferida, tromboangiite obliterante.

d Falange distal de coloração anormal com crostas e unhas dos dedos do pé amarelas, tromboangiite obliterante.

e Múltiplas ulcerações com deposições crostosas na borda medial do pé e dos dedos do pé, tromboangiite obliterante.

f Necrose das pontas dos dedos da mão, tromboangiite obliterante.

---

[1]N.R.T.: A síndrome do dedo azul consiste em isquemia tecidual, secundária à embolização de cristais de colesterol ou aterotrombose.

206 Capítulo 14 Angiopatias Funcionais

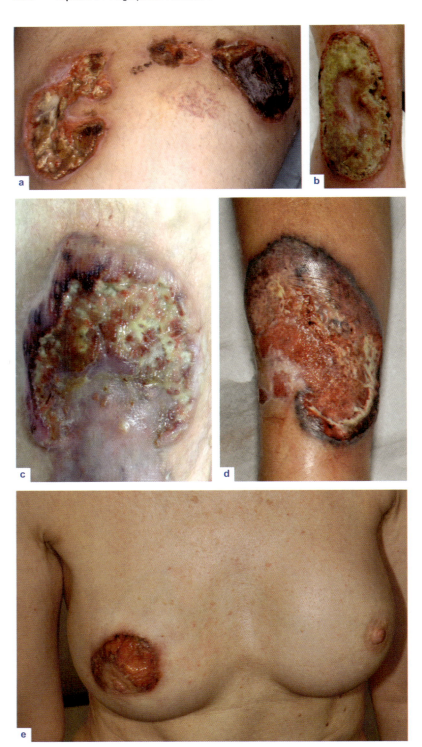

Figura 14.5 a-e

14.5 Pioderma gangrenoso

Sinônimo: dermatite ulcerosa

Epidemiologia
- Incidência: 0,3 a 1/100.000 habitantes/ano
- Homens são menos afetados do que mulheres, principalmente entre 30 e 60 anos.

Etiopatogenia
As causas exatas permanecem desconhecidas.
- Reação inflamatória neutrofílica
  - Aumento da atividade dos granulócitos neutrófilos
  - Redução da desativação dos granulócitos neutrófilos
  - Aumento da liberação de citocina
- Potencialmente paraneoplásico.

Clínica
Manifestações cutâneas
- Começa frequentemente após traumatismos mínimos, apresentando pústulas/pápulas estéreis (frequentemente confundidas com picadas de insetos, com evolução dolorosa e inflamatória; posteriormente, passa a **ulceração crônica** recidivante extremamente dolorosa, principalmente nas pernas, em parte com **formação de pústulas**, com **bordas** azul-escuro, eritematosas e elevadas ao redor da ferida.

Sinais/sintomas associados
- Associação com doença inflamatória intestinal (no mínimo 10%), artrite reumatoide, doenças hematológicas, neoplasias, hipertensão arterial, diabetes melito, distúrbios do metabolismo lipídico.

Locais preferidos
- Faces extensoras da perna (> 50%); raramente acomete tronco, nuca, cabeça.

Complicações
- Infecções secundárias.

Diagnóstico diferencial
Úlcera venosa/arterial/mista da perna, úlcera hipertensiva de Martorell, poliangiite granulomatosa, ectima, vasculite reumatoide/crioglobulinêmica, poliarterite nodosa, tumores ulcerativos, pênfigo vegetante, doença de Behçet.

Diagnóstico
Anamnese e exame clínico.
- **Escore de Paracelso**
  - Critérios principais (3 pontos cada)
    - Evolução progressiva da doença
    - Exclusão de diagnósticos diferenciais relevantes
    - Borda eritematosa azul-escuro
  - Critérios secundários (2 pontos cada)
    - Resposta ao tratamento imunossupressor
    - Forma característica e bizarra da ferida
    - Dor extrema (> 4 na escala visual analógica)
    - Fenômeno local de patergia
  - Critérios adicionais (1 ponto cada)
    - Inflamação supurativa no exame histopatológico
    - Bordas profundas e solapadas
    - Doença sistêmica associada
  - ≥ 10 pontos: pioderma gangrenoso é muito provável.

Dados laboratoriais
- VHS elevada, proteína C reativa elevada.

Histopatologia
- Geralmente não confirma o diagnóstico, mas é importante para excluir outros diagnósticos.

Tratamento
Medidas terapêuticas gerais
- Raramente ocorre cura espontânea.

Tratamento tópico
- Tratamento da ferida
- Inibidores da calcineurina
- Glicocorticoides.

Tratamento sistêmico
- Glicocorticoides e/ou ciclosporina
  - Alternativas: imunobiológicos (p. ex., inibidores de TNF-α), imunoglobulina intravenosa.

Tratamento cirúrgico
- Atenção: não fazer desbridamento mecânico no estágio agudo. Eventualmente possível durante a evolução.

Figura 14.5

a Ulcerações múltiplas com depósitos hemorrágicos e fibrinoso (amarelado) e borda azul-escuro, pioderma gangrenoso.

b Ulceração solitária com cicatriz central, depósitos fibrinosos (amarelados) e hemorrágicos e borda azul-escuro, pioderma gangrenoso.

c Ulceração solitária com depósitos hemorrágicos e fibrinosos (amarelados) e borda solapada azul-escuro, e fibrose circundante, pioderma gangrenoso.

d Ulceração solitária com depósitos hemorrágicos e fibrinosos (amarelados) e borda solapada com coloração azul-escuro, pioderma gangrenoso.

e Ulceração solitária com cobertura fibrinosa hemorrágica e borda solapada na mama direita, pioderma gangrenoso.

208 Capítulo 14 Angiopatias Funcionais

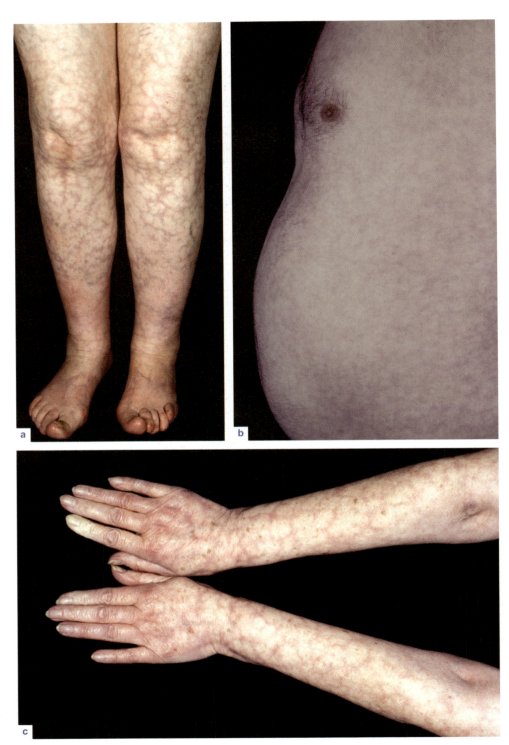

Figura 14.6 a-c

14.6 Livedo reticular

Sinônimos: cutis marmorata, *livedo anular*

Epidemiologia
Homens menos afetados do que mulheres; acomete principalmente lactentes e mulheres jovens.

Etiopatogenia
Trama venosa cutânea reticular
- **Sangue pobre em oxigênio**
- **Venodilatação**
- Redução da velocidade de fluxo
- **Não patológica**
  - Trama venosa extensa, regular e reticular
- **Diagnóstico diferencial:** livedo racemoso
  - Patológico
  - Trama venosa plana, irregular, parcialmente reticular
    - Alterações patológicas da parede vascular
    - Oclusões vasculares tromboembólicas.

Clínica
Manifestações cutâneas
- **Trama** vascular em forma de anel, reticular, simétrica, assintomática, de coloração **azulada** (*cutis marmorata*) sem oclusões vasculares
  - **Diagnóstico diferencial:** livedo racemoso
    - Trama vascular de coloração azulada, raramente com grande área, visivelmente irregular, reticular, em parte com sangramentos, ulcerações isquêmicas, cicatrizes atróficas e hiperpigmentação pós-inflamatória
    - Apresentações em grande escala/generalizadas na síndrome de Sneddon/síndrome do anticorpo antifosfolipídio/oclusões de vasos de grande calibre.

Fatores predisponentes
- Frio
- Raramente induzido por medicamentos (amantadina, interferona).

Locais preferidos
- Membros.

Diagnóstico diferencial
Livedo racemoso, eritema *ab igne*, vasculites, tromboembolias, síndrome de Sneddon/síndrome do anticorpo antifosfolipídio, exantemas virais, micose fungoide, dermatomiosite.

Diagnóstico
Anamnese e exame clínico.
- Provocação por meio de resfriamento da pele e posterior aquecimento/ fricção da pele.

Histopatologia
- Livedo reticular → praticamente não se notam alterações
- Livedo racemoso → vasculite.

Tratamento
Medidas terapêuticas gerais
- Regressão completa com aquecimento da pele fria.

Tratamento tópico
- Banhos mornos.

Figura 14.6

a Trama vascular reticular simétrica, azul-escuro e de grandes dimensões, em formato de anel, no livedo racemoso.

b Trama vascular de grandes dimensões, reticular, azul-escuro no livedo reticular.

c Trama vascular simétrica, reticular, em formato de anel e coloração azul-escuro no livedo racemoso.

210 Capítulo 14 Angiopatias Funcionais

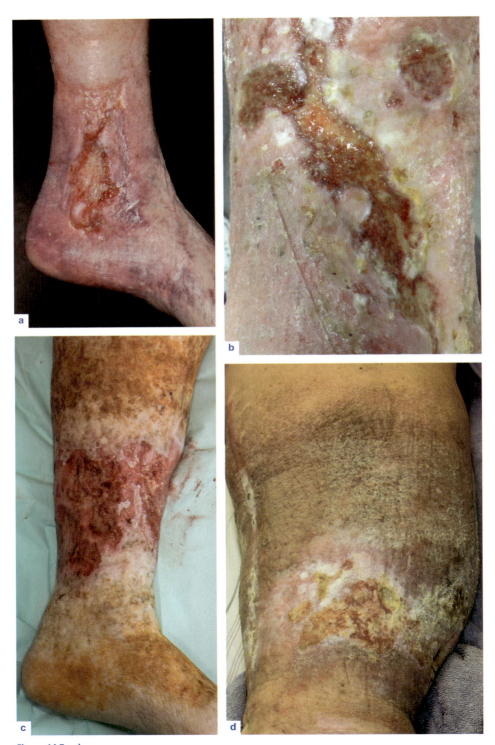

Figura 14.7 a-d

14.7 Úlcera varicosa

Sinônimos: úlcera venosa, úlcera por estase venosa

Epidemiologia
- Prevalência: 0,6%
- Principalmente na população idosa.
- 50 a 70% de todas as úlceras da perna na Alemanha.

Etiopatogenia
Insuficiência venosa crônica (IVC)
- Hipertensão venosa e hipervolemia
  - Distúrbios da microcirculação com estase, edema e alterações tróficas
  - Distúrbios da cura de feridas e úlcera (crônica).

Clínica
Manifestações cutâneas
- **Edema crônico da perna** com pele tensa e endurecida (**lipodermatoesclerose**), hiperpigmentação causada por depósitos de hemossiderina condicionadas pela estase (***purpura jaune d'ocre***), tecido cicatricial hipopigmentado atrófico (**atrofia branca**); frequentemente (> 8 semanas) apresenta **úlcera** que varia em tamanho e profundidade, parcialmente secretora, recoberta de fibrina na região distal das pernas
  - Úlcera em polaina → confluente, de grande tamanho, em toda a circunferência da perna

Locais preferidos
- Frequentemente proximal ao maléolo medial → principalmente em caso de insuficiência da veia safena magna
- Raramente proximal ao maléolo lateral → sobretudo em caso de insuficiência da veia safena parva.

Complicações
- Tendões, músculos e ossos expostos com formação de necrose e infecção secundária, amputação, sepse.

Diagnóstico diferencial
Úlcera arterial /mista/hipertônica da perna, pioderma gangrenoso, neoplasia, poliarterite nodosa, úlcera neuropática na planta do pé, ectima, necrobiose lipoídica, livedo racemoso, traumatismo.

Diagnóstico
Anamnese e exame clínico.
- **Classificação de insuficiência venosa crônica segundo Widmer** (modificação da classificação de Marshall)
  - Estágio 1
    - Edema reversível
    - *Corona phlebectatica paraplantaris* (telangiectasias intradérmicas em formato de leque na face medial ou lateral do pé)
  - Estágio 2
    - Edema persistente
    - Atrofia branca
    - *Purpura jaune d'ocre* (hiperpigmentação laranja-acastanhada)
    - Lipodermatoesclerose
    - Dermatite por estase
  - Estágio 3
    - Úlcera venosa da perna curada
    - Úlcera venosa da perna em estágio sintomático.

Exames de imagem
- Ultrassonografia dúplex ou com Doppler
- Eventualmente fotopletismografia, raramente flebografia.

Biópsia
- Suspeita de neoplasias.

Microbiologia
- Esfregaço da ferida na suspeita de superinfecções.

Tratamento
Medidas terapêuticas gerais
- **Compressão** (meias compressivas/ataduras elásticas/sistemas de compressão adaptativos
  - Atenção: doença arterial periférica obstrutiva avançada, insuficiência cardíaca descompensada (NYHA III + IV), flebite séptica, flegmasia cerúlea dolens.

Tratamento tópico
- **Tratamento da ferida**, principalmente lavagens com soluções antissépticas, desbridamento mecânico, pomada de poli-hexanida/hidrogel, curativos tais como espumas/alginatos, hidrofibras, compressas, eventualmente compressas absorventes/superabsorventes
- Cuidados com a região da ferida.

Tratamento sistêmico
- Analgésicos.

Tratamento cirúrgico
- Esclerose de veias/fleboextração (*stripping*)/crossectomia
- Desbridamento cirúrgico/terapia por abrasão
- Enxerto de pele parcial.

Figura 14.7

a Úlcera venosa da perna com revestimento fibrinoso e circundada por ferida eritematosa, parcialmente atrófica.

b Úlcera venosa da perna com revestimento fibrinoso, bordas da ferida maceradas e com crostas.

c Úlcera venosa da perna com base sanguinolenta e maceração ao redor da ferida.

d Edema crônico da perna com úlcera venosa crônica.

212 Capítulo 14 Angiopatias Funcionais

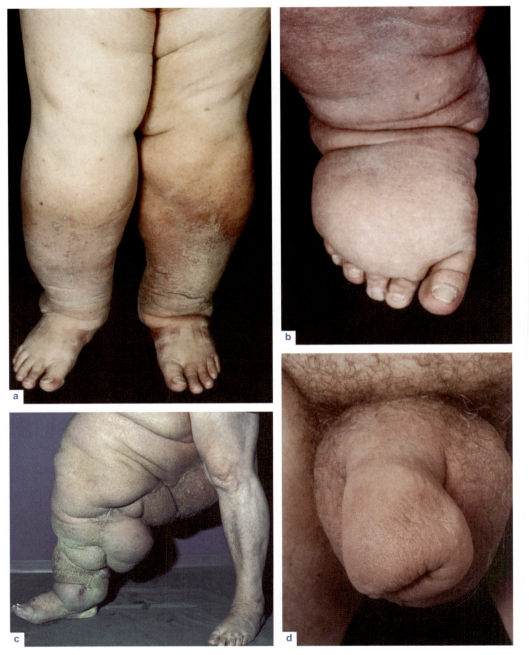

Figura 14.8 a-d

Capítulo 14 Angiopatias Funcionais **213**

14.8 Linfedema

Epidemiologia
Prevalência e incidência: desconhecidas.

Etiopatogenia
Estase linfática com formação de edema (pós-operatório, pós-infeccioso, doenças tumorais, insuficiência venosa crônica, filarioses, genética)
- Linfedema congênito
- Linfedema precoce (antes dos 35 anos)
- Linfedema tardio (após os 35 anos).

Clínica
Manifestações cutâneas
- **Formação de edema** principalmente nas pernas, com **aumento da circunferência**, pele tensa, **sensação de peso**; na evolução, ocorre **exacerbação das restrições de movimento**, da **hiperpigmentação**, das pregas cutâneas espessadas (sinal de Stemmer), **papilomatose por estase, hiperplasia epidérmica**, alterações das unhas.

Classificação
- **Estágio 0:** linfedema latente sem sintomas clínicos
- **Estágio 1:** linfedema reversível quando o membro inferior é elevado
- **Estágio 2:** linfedema não reversível espontaneamente, inclusive com endurecimento dos tecidos
- **Estágio 3:** aumento das dimensões de partes do corpo por estase linfostática ("elefantíase"), com hiperpigmentação, papilomatose cutânea linfostática, hiperplasia epidérmica, pregas cutâneas espessadas, alterações das unhas.

Linfedema primário
- Formas geneticamente condicionadas
  - Linfedema hereditário congênito do tipo I
    - Início simétrico na idade infantil
  - Linfedema hereditário congênito do tipo II
    - Início simétrico na puberdade
  - Linfedema associado a síndromes
    - Síndrome de Turner, síndrome hereditária de linfedema-distiquíase (SLD), síndrome da unha amarela
- Linfedemas não genéticos, esporádicos
  - Linfedema congênito essencial
    - Uni/bilateral nos membros inferiores/apenas nos pés
  - Linfedema idiopático
    - Linfedema precoce, dos 10 aos 24 anos, o linfedema mais frequente de todos.

Linfedema secundário (adquirido)
- Não genético + uni/bilateral + causa
  - Tromboses, tumores malignos, cirurgias, irradiação, traumatismos, inflamações, deficiência de proteína, insuficiência cardíaca/renal, erisipela recidivante, herpes simples recidivante, medicamentos.

Locais preferidos
- Membros (principalmente membros inferiores), mas raramente acomete tronco, cabeça ou região genital.

Complicações
- Restrições funcionais progressivas/perda funcional total, úlcera, infecções secundárias, sepse, amputações.

Diagnóstico diferencial
Lipedema, erisipela, trombose.

Diagnóstico
Anamnese e exame clínico.
- Sinal de Stemmer positivo
  - O examinador não consegue pinçar a pele do dorso do pé, geralmente na altura do segundo dedo.

Exames de imagem
- Para descartar comprometimento venoso
  - Ultrassonografia dúplex/com Doppler
- Se os achados não forem elucidativos → ultrassonografia, tomografia computadorizada, ressonância magnética, linfocintilografia.

Tratamento
Medidas terapêuticas gerais
- Linfedema primário: sintomáticas
- Linfedema secundário: tratar a causa
- Tratamento complexo para reduzir a congestão
  - Fase I → mobilização do volume aumentado de líquido intersticial = normalização da homeostasia tissular
  - Fase II → conservação e otimização do sucesso terapêutico
  - Componentes → drenagem linfática manual, tratamento compressivo, fisioterapia e terapia respiratória, cuidados com a pele (glicerol, ureia), limpeza da pele (higienização externa), conscientização e orientação.

Tratamento cirúrgico
- Reconstrução dos vasos linfáticos/transplantes.

14

Figura 14.8

a Linfedema, estágio 3, com aumento de circunferência dos membros inferiores, pele tensa e hiperpigmentação das pernas.

b Linfedema, estágio 3, com aumento das dimensões do pé.

c Linfedema, estágio 3, do membro inferior direito com hiperpigmentação e papilomatose cutânea por estase.

d Edema linfático da genitália masculina.

15 Distúrbio de Pigmentação

15.1 Vitiligo, 217

216 **Capítulo 15** Distúrbio de Pigmentação

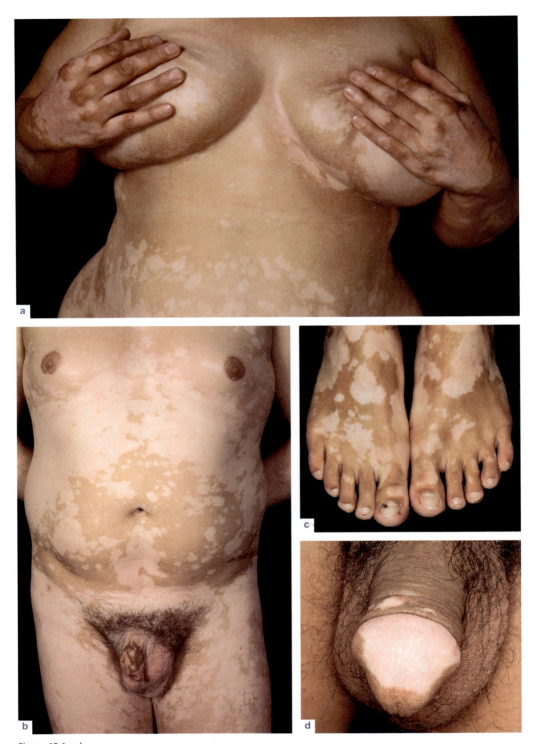

Figura 15.1 a-d

15.1 Vitiligo

Epidemiologia
- Prevalência: 0,5 a 2%
- Principalmente entre 10 e 30 anos.

Etiopatogenia
Presumivelmente, doença autoimune com reação inflamatória
- Distúrbio funcional/perda funcional com destruição dos melanócitos
- Causas possíveis
  - Predisposição genética (herança recessiva/dominante), processos/doenças autoimunes, estresse oxidativo, lesões de nervos, elevação dos mediadores apoptóticos, melanogênese reduzida.

Clínica
Manifestações cutâneas
- Áreas cutâneas **hipo/despigmentadas** (brancas) **bem-delimitadas**, de diversos tamanhos, com gradações de cor da pele até levemente pigmentada
  - Vitiligo tricrômico → focos de hipopigmentação + transição discretamente pigmentada + pele normal
  - Vitiligo policrômico → muitos tons de cores, variando entre hipopigmentação e pele normal
  - Vitiligo inflamatório → bordas eritematosas inflamadas com focos de hipopigmentação
  - Fenômeno de Köbner → vitiligo em locais cutâneos com maior sobrecarga mecânica
  - Poliose circunscrita → couro cabeludo afetado, inclusive com fios de cabelo brancos nas áreas comprometidas
  - Nevo(s) halo → nevos melanocíticos hipo/despigmentados.

Classificação
- Vitiligo não segmentar
- Vitiligo segmentar
- Vitiligo misto
- Vitiligo não classificável.

Sinais/sintomas associados
- Tendência à dermatite solar e sobrecarga psíquica.

Fatores predisponentes
- Predisposição genética, associação com doença da tireoide (em 30%), alopecia areata, lúpus eritematoso sistêmico (LES), doença de Addison, psoríase.

Locais preferidos
- Áreas situadas em todo o tegumento, também em mucosas
- As lesões iniciais surgem frequentemente nas regiões periocular/perianal.

Complicações
- Uveíte, hipoacusia.

Diagnóstico diferencial
Pitiríase (versicolor) alba, piebaldismo, líquen escleroso e atrófico.

Diagnóstico
Anamnese e exame clínico.

Exames complementares
- Lâmpada de Wood em pessoas com fototipos baixos.

Valores laboratoriais
- Provas de função tireóidea: hormônio tireoestimulante (TSH), anticorpos antitireoperoxidase (anti-TPO) e antitireoglobulina.

Tratamento
Medidas terapêuticas gerais
- Tratar/reduzir a causa
- Repigmentação parcial espontânea é possível
- Proteção contra a exposição à luz solar.

Tratamento tópico
- Glicocorticoides
- Inibidores da calcineurina.

Intervenção clínica
- **Fototerapia (radiação UV).**

Tratamento sistêmico
- Glicocorticoides.

Tratamento cirúrgico
- Transplantes cutâneos/transferência de melanócitos + radiação UVB (banda estreita).

Figura 15.1

a-d Áreas cutâneas hipopigmentadas bem-delimitadas no vitiligo.

16   Doenças dos Anexos Cutâneos (Fâneros)

16.1   Acne vulgar, 221

16.2   Acne inversa, 223

16.3   Rosácea, 225

16.4   Dermatite perioral, 227

16.5   Alopecia areata, 229

16.6   Onicocriptose, 231

220 Capítulo 16 Doenças dos Anexos Cutâneos (Fâneros)

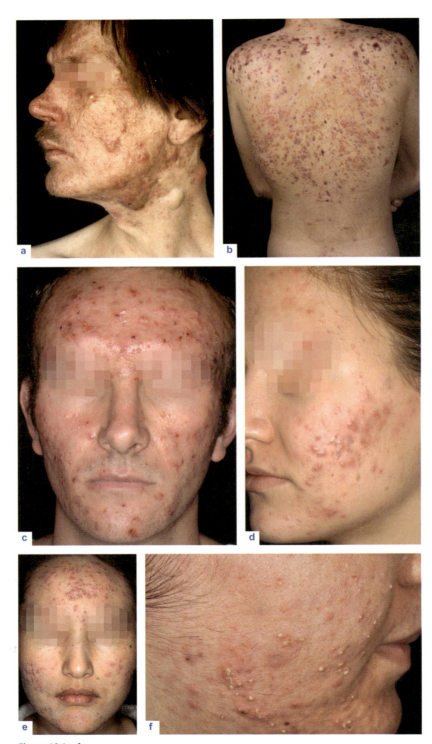

Figura 16.1 a-f

16.1 Acne vulgar

Sinônimo: acne

Epidemiologia
- Prevalência: 70 a 80%, entre 15 e 18 anos (15 a 30% necessitam de tratamento)
- Homens e mulheres são igualmente afetados, principalmente durante a puberdade.

Etiopatogenia
Fator de crescimento semelhante à insulina 1(IGF-1) elevado + andrógenos elevados
- **Proliferação de glândulas sebáceas elevada + produção de lipídios** (sebo) elevada
  - O sebo exerce ação pró-inflamatória
  - Colonização por *Propionibacterium* e *Staphylococcus epidermidis* elevada
  - Distúrbio folicular da corneificação com formação de comedões
  - **Reação inflamatória dos folículos pilossebáceos.**

Clínica
Manifestações cutâneas primárias
- **Filamentos foliculares não inflamatórios** espremíveis, principalmente na região do nariz, e **comedões** (comedões abertos) com uma rolha escura, contendo melanina ao redor de pelos, principalmente na face, no dorso ou no tórax.

Manifestações cutâneas secundárias
- Reação **inflamatória** de manifestações cutâneas primárias com formação de **pústulas, pápulas, nódulos** ou **fístulas** e pus.

Manifestações cutâneas pós-inflamatórias
- Distúrbio da pigmentação com hipo/hiperpigmentações, cistos e formação de cicatrizes (fibrose).

Formas mais frequentes da acne
- Acne comedônica
  - Estágio inicial com comedões abertos pequenos, variando intensamente em número
- Acne papulopustulosa
  - Pápulas ou pústulas inflamatórias com secreção de pus e formação de nódulos ou cicatrizes (fibrose)
- Acne conglobata
  - Múltiplas e grandes pústulas, pápulas ou nódulos, com trajetos fistulosos na cabeça, no tronco ou nos membros
- Acne fulminante
  - Acne conglobata com abscessos e sintomas sistêmicos associados, como febre, proteína C reativa elevada, VHS elevada
- Acne tardia
  - Acne na idade adulta.

Fatores predisponentes
- Predisposição genética, alimentação (discutível), estresse psíquico, medicamentos (glicocorticoides, andrógenos/esteroides anabólicos, psicofármacos, neurolépticos, azatioprina, tiouracila, antibióticos), fatores ambientais (clima, umidade atmosférica), fatores hormonais (testosterona, ciclo menstrual irregular, gestação)

- Associação com síndrome adrenogenital, tumores ovarianos/glândulas suprarrenais, hiperplasia suprarrenal, síndrome dos ovários policísticos (SOP), resistência à insulina.

Locais preferidos
- Filamentos foliculares principalmente no nariz
- Comedões e manifestações cutâneas secundárias, principalmente no rosto, no dorso, no tórax.

Complicações
- Infecções secundárias, cicatrizes profundas ou desfigurantes, sobrecarga psicossomática, aumento da taxa de suicídio.

Diagnóstico diferencial
Dermatite perioral, rosácea, quadros patológicos acneiformes (p. ex., acne estival, solar, cosmética, medicamentosa ou venenata).

Diagnóstico
Anamnese e exame clínico.

Exames laboratoriais
- Se necessário, determinação hormonal no quadro agudo ou em caso de piora da acne feminina
  - Sulfato de desidroepiandrosterona (DHEA), testosterona total e livre, globulina ligadora do hormônio sexual, prolactina, hormônio luteinizante (LH) ou hormônio folículo-estimulante (FSH, do inglês *follicle-stimulating hormone*).

Tratamento
Medidas terapêuticas gerais
- Evitar ou reduzir fatores desencadeantes/predisponentes.

Tratamento tópico
- **Retinoide** (adapaleno, tretinoína, isotretinoína)
- **Peróxido de benzoíla**
- Alternativas: ácido azelaico, antibióticos (eritromicina, clindamicina, tetraciclina, nadifloxacino).

Tratamento sistêmico
- Antibiótico (doxiciclina, minociclina)
- Isotretinoína
- Agentes antiandrogênicos (para mulheres).

Figura 16.1
a   Acne conglobata com múltiplas pápulas grandes, inflamatórias, nódulos e grandes cicatrizes.

b   Acne conglobata com múltiplas pápulas de cor azul-escuro, de grande tamanho, nódulos e cicatrizes na região superior do dorso.

c   Acne papulopustulosa com múltiplas crostas inflamatórias, em parte erosivas, e pápulas com crostas hemorrágicas.

d, e   Acne papulopustulosa com múltiplas pápulas inflamatórias.

f   Acne papulopustulosa com múltiplas pústulas inflamatórias na bochecha direita.

222 Capítulo 16 Doenças dos Anexos Cutâneos (Fâneros)

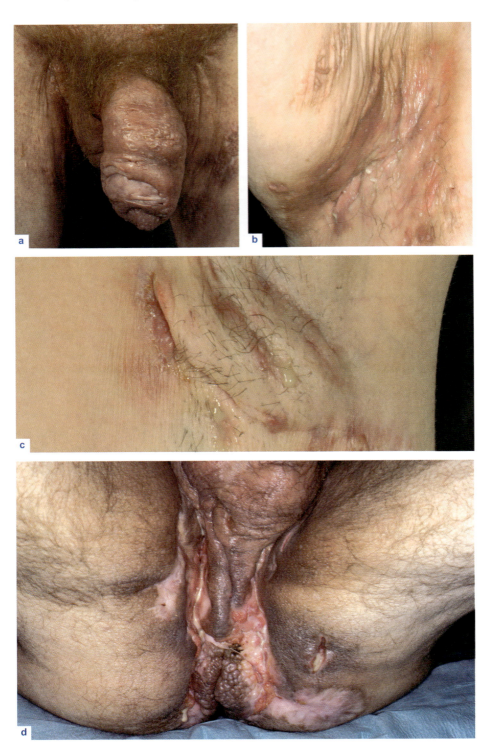

Figura 16.2 a-d

Capítulo 16 Doenças dos Anexos Cutâneos (Fâneros) 223

16.2 Acne inversa

Sinônimo: hidradenite supurativa

Epidemiologia
- Homens são menos afetados do que mulheres (1:3)
- Acomete principalmente adultos jovens.

Etiopatogenia
Reação inflamatória de **folículos terminais intertriginosos**
- Ocorrência esporádica/predisposição genética.

Clínica
Manifestações cutâneas
- Múltiplas lesões tubulares/cavidades eritematosas recidivantes crônicas, dolorosas, inflamatórias, intertriginosas, com secreção de pus e filamentos fibróticos.

Classificação segundo **Hurley**
- Estágio I: **abscessos** sem trajetos fistulosos ou formação de cicatrizes
- Estágio II: abscessos recidivantes com trajetos **fistulosos e tecido fibrótico**
- Estágio III: abscessos, trajetos fistulosos e **limitação dos movimentos** devida a cicatrizes.

Fatores predisponentes
- **Obesidade, tabagismo.**

Locais preferidos
- Áreas cutâneas intertriginosas (região axilar, inguinal, submamária, anal e genital), mas também na nuca e no couro cabeludo.

Complicações
- Transtornos psicológicos, exclusão social, abuso de álcool etílico ou de nicotina, taxas de suicídio elevadas
- Associação com amiloidose secundária, doença intestinal inflamatória e carcinomas espinocelulares.

Diagnóstico diferencial
Fístulas, principalmente no cóccix e retal, abscessos de glândulas sudoríparas, acne vulgar, furunculose, actinomicose, piodermites, linfogranuloma inguinal, tuberculose.

Diagnóstico
Anamnese e exame clínico.

Exames de imagem
- Ultrassonografia ou ressonância magnética: extensão dos trajetos fistulosos.

Dados laboratoriais
- Proteína C reativa elevada, VHS elevada, leucocitose.

Tratamento
Medidas terapêuticas gerais (observação: é preciso lembrar que as taxas de recidiva são elevadas)
- Abstinência de nicotina
- Evitar oclusão ou vestimentas apertadas.

Tratamento tópico
- Tratamento de feridas e antissépticos.

Tratamento sistêmico
- Antibióticos (clindamicina [+ rifampicina], doxiciclina)
- Tratamento hormonal antiandrogênico (etinilestradiol, acetato de ciproterona) para pacientes do sexo feminino
- Inibidores de TNF-α (adalimumabe).

Tratamento cirúrgico
- **Excisão cirúrgica radical** geralmente sem fechamento da ferida por primeira intenção
  - Transplante de pele de espessura parcial com fechamento por segunda intenção fornece melhores resultados.

Figura 16.2

a Acne inversa estágio III, com remodelagem fibrótica maciça do pênis e da região genital circundante.

b, c Acne inversa, estágio II, com abscessos axilares, trajetos fistulosos e cordões fibróticos.

d Acne inversa, estágio III, com remodelagem fibrótica maciça e regiões perianal e genital extremamente ulceradas.

224 Capítulo 16 Doenças dos Anexos Cutâneos (Fâneros)

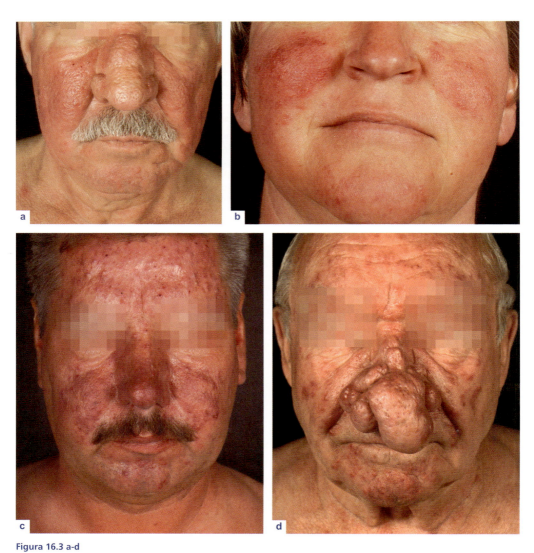

Figura 16.3 a-d

16.3 Rosácea

Sinônimo: acne rosácea

Epidemiologia
- Prevalência: 2 a 10%
- Acomete principalmente pessoas com 40 a 50 anos.

Etiopatogenia
As causas exatas ainda não são conhecidas.
- Reação inflamatória crônica
  - Predisposição genética
  - Catelicidina (peptídio antimicrobiano catiônico) aumentada na pele acometida
  - Estresse do retículo endoplasmático
  - Ácaros *Demodex folliculorum*.

Clínica
Manifestações cutâneas
- **Pele do rosto eritematosa**, **cronicamente inflamada**, com tendência a ruborização, telangiectasias, pápulas e pústulas, bem como hiperplasias do tecido conjuntivo e das glândulas sebáceas (rosácea fimatosa) na evolução posterior.

Classificação
- Rosácea eritemato-telangiectásica
  - Eritemas + telangiectasias
- Rosácea papulopustulosa
  - Eritema + telangiectasias + pápulas + pústulas + edema
- Rosácea hipertrófica
  - Consiste em eritema + telangiectasia + pápulas + pústulas + edema + hiperplasia do tecido conjuntivo e das glândulas sebáceas
- Rosácea conglobata
  - Quadro raro e grave caracterizado por vermelhidão intensa, placas endurecidas, nódulos e abscessos hemorrágicos
- Rosácea fulminante
  - Variante máxima com necroses pustulosas agudas e nodulares, bem como cicatrizes, principalmente na gestação ou na contracepção.

Fatores predisponentes
- Radiação UV, estresse psicológico, irritação cutânea, calor, frio, capsaicina (encontrada em pimentas), bebidas quentes, álcool etílico, tratamento prolongado com esteroides.

Complicações
- Rosácea oftalmológica
  - Participação dos olhos, com conjuntivite, irite, iridociclite, blefarite até cegueira
- **Rosácea fimatosa**
  - Hiperplasia acentuada do tecido conjuntivo e das glândulas sebáceas no rosto
    - Rinofima (nariz "bulboso"), gnatofima (queixo), metofima (testa), otofima (orelhas), blefarofima (pálpebras).

Diagnóstico diferencial
Escarlatina, síndrome de ruborização, eczema seborreico, erisipela, fotodermatoses, acne vulgar, dermatite perioral, pele esteroide, tínea (tinha), foliculite.

Diagnóstico
Anamnese e exame clínico.

Tratamento
Medidas terapêuticas gerais
- Evitar o uso excessivo de sabonetes, loção pós-barba, loções de limpeza
- Proteção contra a luz (filtros solares e coberturas para a cabeça).

Tratamento tópico
- Brimonidina: agonista seletivo do receptor α2 → vaso-dilatação baixa → eritema baixo
- Metronidazol: anti-inflamatório
- Ivermectina: antiparasitário, promove redução do estresse do retículo endoplasmático
- Antibióticos: bacteriostáticos, p. ex., eritromicina, clindamicina, tetraciclina.

Tratamento sistêmico
- Tetraciclina
- Isotretinoína.

Figura 16.3

a Rosácea hipertrófica benigna inicial, com hiperplasia das glândulas sebáceas e do tecido conjuntivo.

b Rosácea eritemato-telangiectásica que evolui para rosácea papulopustulosa.

c Rosácea papulopustulosa, com pápulas e pústulas planas.

d Rinofima com hiperplasia do tecido conjuntivo e das glândulas sebáceas.

226 Capítulo 16 Doenças dos Anexos Cutâneos (Fâneros)

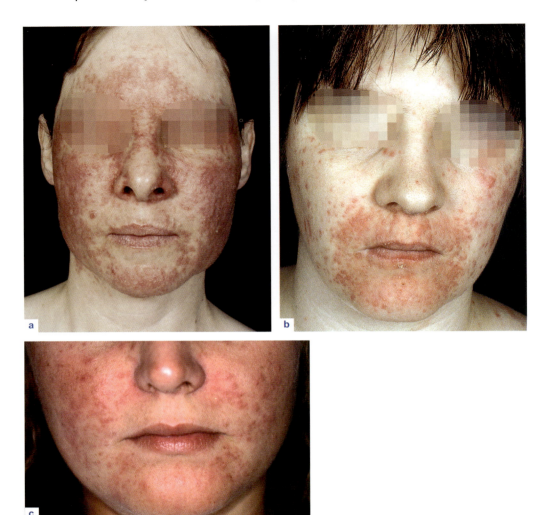

Figura 16.4 a-c

16.4 Dermatite perioral

Sinônimo: rosácea perioral

Epidemiologia
- Homens são menos afetados do que as mulheres
- Acomete principalmente pessoas entre 20 e 40 anos.

Etiopatogenia
Foliculite induzida por fatores externos
- Principalmente uso prolongado de glicocorticoides, produtos de maquiagem, cremes, sabonetes, produtos cosméticos/produtos para a pele.

Clínica
Manifestações cutâneas
- Pequenas **pápulas eritematosas inflamatórias** foliculares de 1 a 2 mm, crônicas, dispostas superficialmente na região perioral, em parte com formação de vesículas/pústulas/placas; não acomete a pele diretamente próxima à parte intermédia dos lábios (vermelhão dos lábios).

Forma especial
- Dermatite periorbital.

Fatores predisponentes
- Uso prolongado de produtos tópicos
- Piora em pacientes com atopias, exposição ao sol, radiação UV.

Locais preferidos
- Perioral, raramente periorbital.

Complicações
- Exacerbação decorrente de falta de adesão ao tratamento.

Diagnóstico diferencial
Rosácea, acne vulgar, eczema seborreico/eczema atópico.

Diagnóstico
Anamnese e exame clínico.

Tratamento
Medidas terapêuticas gerais
- **Por causa da evolução com fases de exacerbação e resolução:**
  - Suspender todas as pomadas, bem como cremes e cosméticos usados no rosto
  - Se necessário, retirada progressiva dos glicocorticoides tópicos
- Evitar sobrecarga mecânica (p. ex., uso de toalhas de rosto)
- Limpar pele facial apenas com água.

Tratamento tópico (usar muito criteriosamente)
- Metronidazol
- Ácido azelaico
- Inibidores da calcineurina.

Tratamento sistêmico
- Em casos graves e resistentes ao tratamento
  - Doxiciclina, minociclina.

Figura 16.4

a Grandes pápulas eritematosas inflamatórias foliculares confluentes, dermatite perioral.

b, c Pápulas periorais eritematosas inflamatórias e foliculares, dermatite perioral.

228　Capítulo 16　Doenças dos Anexos Cutâneos (Fâneros)

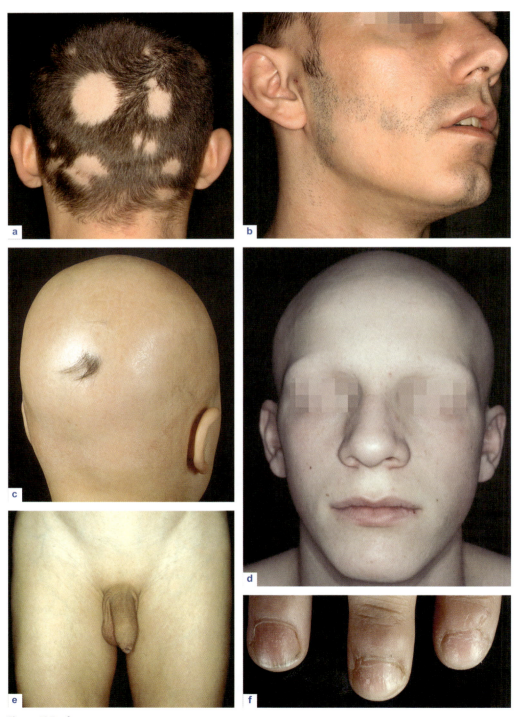

Figura 16.5 a-f

Capítulo **16** Doenças dos Anexos Cutâneos (Fâneros)   **229**

16.5 Alopecia areata

Sinônimos: pelada, alopecia autoimune

Epidemiologia
- Prevalência: 0,2%
- Acomete principalmente entre 20 e 30 anos.

Etiopatogenia
As causas ainda não são conhecidas
- Eventualmente predisposição genética, mutações, estresse psicológico, infecções, toxinas.

Doença autoimune (mediada por células)
- Linfocitose na região ao redor do folículo piloso
  - Reação imunológica e inflamatória mediada por citocinas
    - Há quebra dos fios de cabelo na região da raiz
    - **Função folicular permanece intacta por muito tempo**
    - Crescimento de fios de cabelo é possível.

Clínica
Manifestações cutâneas
- **Foco assintomático, redondo**, inicialmente único, com alguns centímetros de diâmetro, com **perda de pelos**, principalmente no couro cabeludo, e evolução crônica, recidivante; evolui para focos múltiplos, parcialmente confluentes, até a perda de pelos em todo o tegumento; a evolução ocorre em fases e pode haver completa remissão
  - "Cabelos em ponto de exclamação" → quebra de fios de cabelo com cerca de 2 mm de comprimento na periferia das áreas de alopecia.

Classificação
- Alopecia areata do tipo ofíase
  - A perda de cabelo ocorre em faixas ao longo da linha de implantação do cabelo, circundando parcial ou completamente a cabeça, envolvendo as regiões temporais e occipital do couro cabeludo
- Alopecia areata total
  - Ausência completa de cabelo sem cicatrizes
- Alopecia areata universal
  - Ausência total de pelos corporais.

Sinais/sintomas associados
- Eventualmente **traquioníquia** e irregularidades da lâmina ungueal.

Fatores predisponentes
- Associação com predisposição genética, **tireoidite autoimune** (em 10 a 20%), vitiligo, trissomia do 21, dermatite atópica, alergias a pólen/grama.

Locais preferidos
- Couro cabeludo, sobrancelhas, cílios, região da barba.

Diagnóstico diferencial
Alopecia androgênica, infecção por *Microsporum*, tricotilomania, pseudopélade, sífilis (estágio secundário).

Diagnóstico
Anamnese e exame clínico.
- Histórico familiar
- Evolução crônica recidivante, em crises
- Fios de cabelo em "ponto de exclamação".

Exames complementares
- Tricograma
  - Exame à microscopia óptica dos fios de cabelo para detectar alterações do ciclo biológico.

Biópsia
- Realizada se houver suspeita de alopecia cicatricial (para descartar outros diagnósticos).

Exames laboratoriais
- Provas de função tireóidea.

Tratamento
Medidas terapêuticas gerais
- **A remissão espontânea é possível a qualquer tempo**
- Perucas/transplante (implante) capilar.

Tratamento tópico
- Glicocorticoides
- Para casos graves (para indução de eczema de contato)
  - Por exemplo, com **difenilciclopropenona** (DPCP), dinitroclorobenzeno (DNCB).

Tratamento sistêmico
- Glicocorticoides.

Figura 16.5

a Áreas circulares de perda de cabelo na região occipital, alopecia areata.

b Área circular de perda de cabelo e áreas de perda de pelos na região da barba e na região temporal, alopecia areata.

c Ausência quase total de cabelo, alopecia areata total.

d Ausência completa de pelos faciais e de cabelo na cabeça, alopecia areata total.

e Ausência completa de pelos pubianos na alopecia areata universal.

f Traquioníquia[1]

---

[1]N.R.T.: Transtorno da lâmina ungueal que é caracterizado por acentuação das estrias longitudinais, depressões e pontilhado; a alteração é áspera à palpação e a unha fica fosca.

230 Capítulo 16 Doenças dos Anexos Cutâneos (Fâneros)

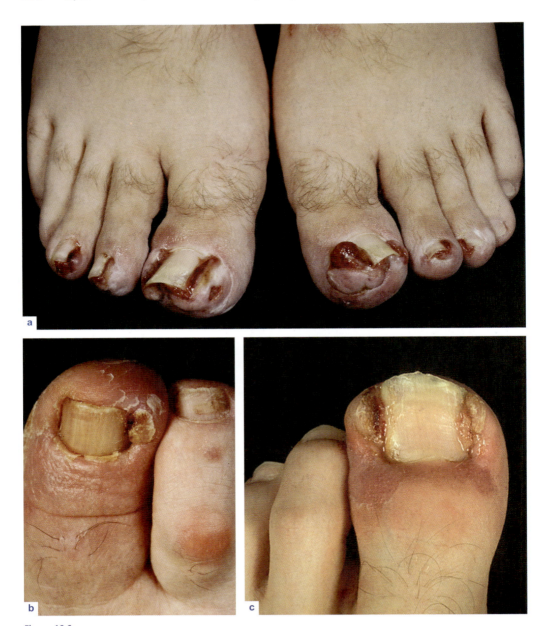

Figura 16.6 a-c

16.6 Onicocriptose

Sinônimo: unha encravada

Epidemiologia
- Homens são mais afetados do que mulheres (2:1)
- Acomete principalmente adultos jovens.

Etiopatogenia
Penetração de um esporão da unha na prega ungueal
- Decorrente de compressão e unhas cortadas inadequadamente
- Desencadeamento de uma reação inflamatória
- Frequentemente, infecção por *Staphylococcus aureus*.

Clínica
Manifestações cutâneas
- Manifestações cutâneas eritematosas de coloração azul-escuro, **prega ungueal muito dolorosa à compressão**, em parte toda a falange distal, decorrente da penetração de um esporão da unha no tecido circundante, com infecção bacteriana, **reação inflamatória**, excesso de **tecido de granulação**, sangramentos e secreção purulenta.

Fatores predisponentes
- Sapatos apertados, corte de unhas arredondado, pés grandes, alta estatura, acrocianose, hiperidrose plantar, diabetes melito.

Locais preferidos
- Unhas dos pés e dedos das mãos, principalmente na face medial do hálux.

Complicações
- Superinfecções, erisipela, sepse.

Diagnóstico diferencial
Carcinoma espinocelular, melanoma maligno amelanótico, traumatismos, infecções locais.

Diagnóstico
Anamnese e exame clínico.

Dados laboratoriais
- Indicadores de inflamação podem estar elevados.

Tratamento
Medidas terapêuticas gerais
- Inicialmente conservadoras
  - Ortonixia
    - Colocação de clipes de plástico para promover a curvatura transversal da unha
  - Órteses para unha
    - Aplicadas sobre a lâmina ungueal com o propósito de tracioná-la, modificá-la e reduzir a dor.

Tratamento tópico
- Banhos de imersão dos pés em soluções antissépticas ou água com sal.

Tratamento sistêmico
- Para inflamação significativa
  - Flucloxacilina, ciprofloxacino.

Tratamento cirúrgico
- Nos casos graves ou em recidivas
  - Matricectomia parcial da unha
    - Remoção parcial da matriz e da lâmina ungueais
  - Procedimento de Emmert
    - Excisão em cunha
  - Técnica de Howard-Dubois
    - Mais adequada para hipertrofia das pregas ungueais lateral e distal.

Figura 16.6

a Onicocriptose com substancial tecido de granulação inflamatório e erosivo.

b Onicocriptose no hálux, lesão eritematosa, inflamatória e edemaciada.

c Onicocriptose no hálux, lesão eritematosa inflamada, parcialmente erosiva.

17 Doenças Cutâneas Regionais e Especiais

17.1 Queilite angular, 235

17.2 Leucoplasia oral, 237

17.3 Policondrite recidivante, 239

17.4 Eritema nodoso, 241

17.5 Lipomatose simétrica
benigna, 243

17.6 Líquen escleroso, 245

17.7 Balanopostite, 247

Capítulo 17 Doenças Cutâneas Regionais e Especiais

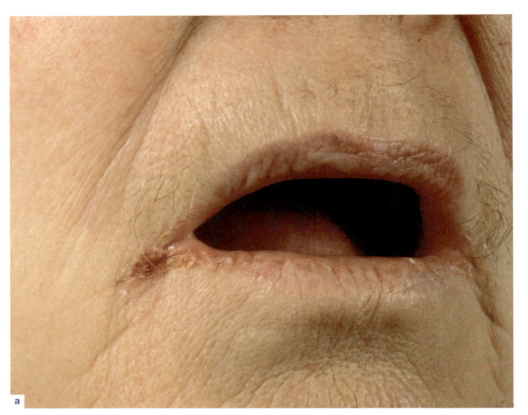

Figura 17.1 a

Capítulo 17 Doenças Cutâneas Regionais e Especiais **235**

17.1 Queilite angular

Sinônimos: comissurite, perleche,"boqueira"

Epidemiologia
Prevalência e incidência desconhecidas.

Etiopatogenia
Rágades nas comissuras dos lábios
- Infecções secundárias frequentes (bactérias ou fungos).

Clínica
Manifestações cutâneas
- Estágio inicial
  - Lesões nas comissuras dos lábios, uni/bilaterais, inicialmente **eritematosas** e **erosivas**, arredondadas e irritativas, acompanhadas de dor, **sensação de queimação** e **exsudação**
- Estágio secundário
  - Rágades uni/bilaterais muito dolorosas nas comissuras dos lábios, com rubor circundante, erosões úmidas e crostas, bem como rágades hemorrágicas recidivantes decorrentes de movimentos da boca, com restrição de movimentos por causa da dor e da sensação de tensão
- Círculo vicioso
  - Decorre do ato continuado de molhar as comissuras dos lábios com a língua.

Fatores predisponentes
- Comissuras dos lábios, atopia, aumento do fluxo salivar, bulimia, macroglossia (hipotireoidismo, síndrome de Down), traumatismos, exames/procedimentos dentários, alimentação insatisfatória (déficit de vitamina B12, anemia, déficit de ferro).

Locais preferidos
- Comissuras dos lábios.

Complicações
- Infecções secundárias.

Diagnóstico diferencial
Sífilis (estágio secundário), queilite simples (queilite decorrente de ressecamento), queilite actínica aguda (queimadura solar dos lábios).

Diagnóstico
Anamnese e exame clínico.

Tratamento
Medidas terapêuticas gerais
- Tratamento da causa/doença de base.

Tratamento tópico
- Antissépticos
- Antibióticos
- Antimicóticos
- Glicocorticoides.

Profilaxia
- Cuidados com os lábios.

Figura 17.1

a Queilite angular à direita com formação de crostas.

236 Capítulo 17 Doenças Cutâneas Regionais e Especiais

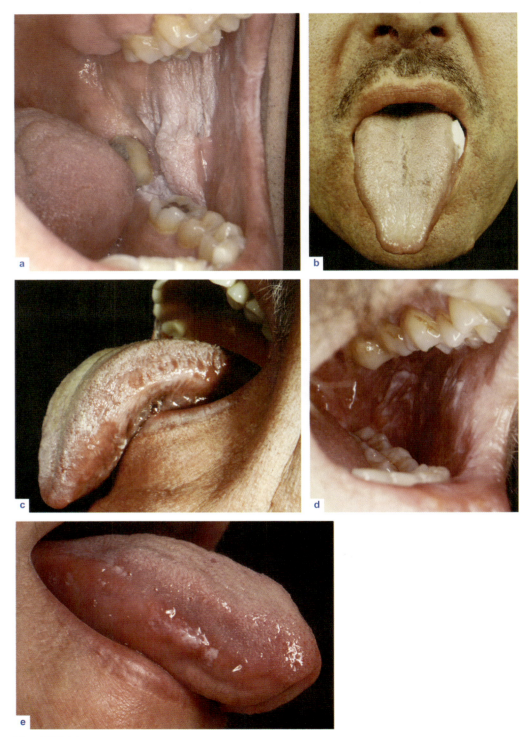

Figura 17.2 a-e

Capítulo 17 Doenças Cutâneas Regionais e Especiais   **237**

17.2 Leucoplasia oral

Sinônimo: leucoplaquia oral

Epidemiologia
- Prevalência: 1 a 3%
- Homens são mais afetados do que as mulheres (3:1), principalmente entre 40 e 70 anos.

Etiopatogenia
Aumento da corneificação nas mucosas.
- Benigna/maligna
  - 30% dos carcinomas da cavidade bucal são precedidos por leucoplaquia.

Clínica
Manifestações cutâneas
- Lesões esbranquiçadas crônicas, assintomáticas, não removíveis, principalmente da mucosa lateral da bochecha.

Classificação
- Leucoplasia simples: plana, homogênea e bem-delimitada
- Leucoplasia manchada: irregular, manchada, vermelho-acinzentada, com maior risco de degeneração
- Leucoplasia verrucosa: irregular, elevada, papilomatosa, com alto risco de degeneração
- Leucoplasia erosiva: manchada e com erosões.

Fatores predisponentes
- Agentes nocivos físicos
  - Sobrecarga mecânica, mastigação das bochechas, próteses dentárias, desalinhamentos dentários/mandibulares, tumores mucosos
- Agentes nocivos químicos
  - Tabagismo, rapé, hábito de mascar tabaco, consumo de álcool etílico
- Doenças adquiridas
  - Infecções por vírus Epstein-Barr, geralmente em indivíduos com HIV; líquen rubro oral; penfigoide das mucosas; lúpus eritematoso (LE), papiloma vírus, glossite intersticial sifilítica
- Doenças hereditárias
  - Disqueratoses, epidermólise bolhosa hereditária distrófica, nevo branco mucoso.

Locais preferidos
- Mucosa, principalmente a mucosa lateral da bochecha.

Complicações
- Carcinoma *in situ*, **carcinoma espinocelular invasivo.**

Diagnóstico diferencial
Líquen rubro oral, penfigoide da mucosa, micoses, LE, disqueratoses, epidermólise bolhosa hereditária distrófica, nevo branco cutâneo, agentes nocivos físicos/químicos.

Diagnóstico
Anamnese e exame clínico.

Histopatologia
- Biópsia para determinação da malignidade/benignidade
  - Para descartar a possibilidade de carcinoma *in situ* e carcinoma espinocelular invasivo.

Tratamento
Medidas terapêuticas gerais
- **Tratamento da causa/doenças de base**
  - Principalmente, abstinência de tabaco e álcool etílico
- Higiene bucal
- Acompanhamento.

Intervenção clínica
- Laserterapia.

Tratamento cirúrgico
- **Excisão**
- Curetagem
- Eletrodissecção.

Figura 17.2

a Leucoplaquia oral com lesão bucal, plana, mal delimitada e de coloração branco-acinzentada.

b Leucoplaquia oral com lesão plana e branco-acinzentada na língua.

c Leucoplaquia oral com lesão mosqueada, branco-acinzentada no lado direito da língua.

d Leucoplaquia oral com lesão mosqueada branco-acinzentada.

e Leucoplaquia oral com mosqueado vermelho-acinzentado no lado direito da língua.

238　Capítulo 17　Doenças Cutâneas Regionais e Especiais

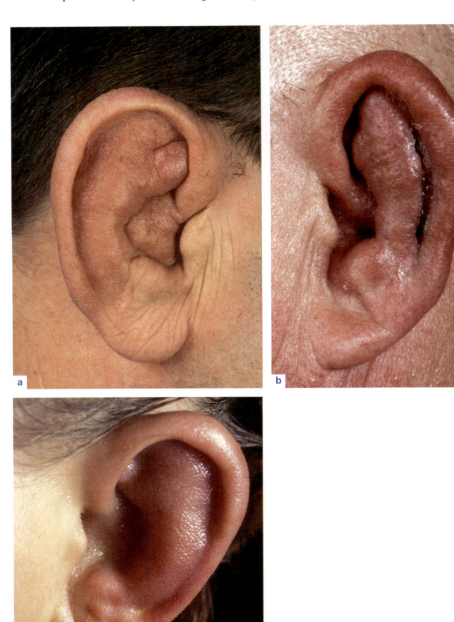

Figura 17.3 a-c

Capítulo 17 Doenças Cutâneas Regionais e Especiais   **239**

17.3 Policondrite recidivante

Sinônimo: síndrome de Meyenburg-Altherr-Uehlinger

Epidemiologia
- Incidência: 3,5/1 milhão de habitantes/ano
- Homens e mulheres são acometidos na mesma proporção, principalmente entre 40 e 60 anos
- Taxa de sobrevida de 5 anos = 75%
- Taxa de sobrevida de 10 anos = 55%

Etiopatogenia
As causas exatas ainda não são conhecidas
- **Doença reumática inflamatória sistêmica**
- Associada com:
  - HLA-DR4
  - Doenças sistêmicas
  - Anticorpo sérico contra colágeno (tipo II)
  - Anticorpo contra matrilina 1 (proteína da matriz).

Clínica
Manifestações cutâneas
- Pele **inflamada**, eritematosa, edemaciada, **dolorosa à pressão**, que envolve condrite, com diversas complicações possíveis/comprometimento de órgãos.

Consequências em longo prazo
- Condrólise
- Condroatrofia
- **Condrodistrofia** (orelhas em couve-flor/estenoses do meato acústico/das vias respiratórias, nariz em sela).

Sinais/sintomas associados
- Febre, astenia.

Fatores predisponentes
- Associação com doenças autoimunes, doenças autoinflamatórias e reumatológicas, síndrome mielodisplásica.

Locais preferidos
- Orelhas (83%), nariz, laringotraqueal.

Complicações
- Comprometimento articular (80%): poliartrite soronegativa
- Comprometimento otológico (80%): perda auditiva, distúrbios do equilíbrio
- Comprometimento do sistema respiratório (50%): epistaxe, rinorreia, estridor, dispneia, pneumotórax espontâneo
- Comprometimento oftálmico (50%): conjuntivite, episclerite, iridociclite, retinite
- Comprometimento vascular: aneurisma de aorta, insuficiência da valva aórtica, vasculite.

Diagnóstico diferencial
Artrite reumatoide, poliartrite aguda, poliarterite nodosa, uretro-conjuntivo-sinovial, condrodermatite nodular crônica da hélice, erisipela, granulomatose com poliangiite.

Diagnóstico
Anamnese e exame clínico.

Exames complementares
- Dependentes de quais órgãos estão comprometidos.

Dados laboratoriais
- Proteína C reativa elevada, VHS elevada, leucocitose, proteinúria
- Anticorpos contra colágeno dos tipos II, IX e XI (em 50%)
- Anticorpo contra matrilina 1.

Tratamento
Medidas terapêuticas gerais
- Abordagem interdisciplinar (pneumologia, cardiologia, angiologia, ortopedia, oftalmologia, otorrinolaringologia).

Tratamento sistêmico
- Glicocorticoides
  - Alternativas: colchicina, dapsona, azatioprina, metotrexato, ciclosporina, ciclofosfamida.

Figura 17.3

a Orelha externa direita eritematosa inflamatória e edemaciada, policondrite recidivante.

b, c Orelha externa esquerda eritematosa, inflamatória e edemaciada, policondrite recidivante.

240 Capítulo 17 Doenças Cutâneas Regionais e Especiais

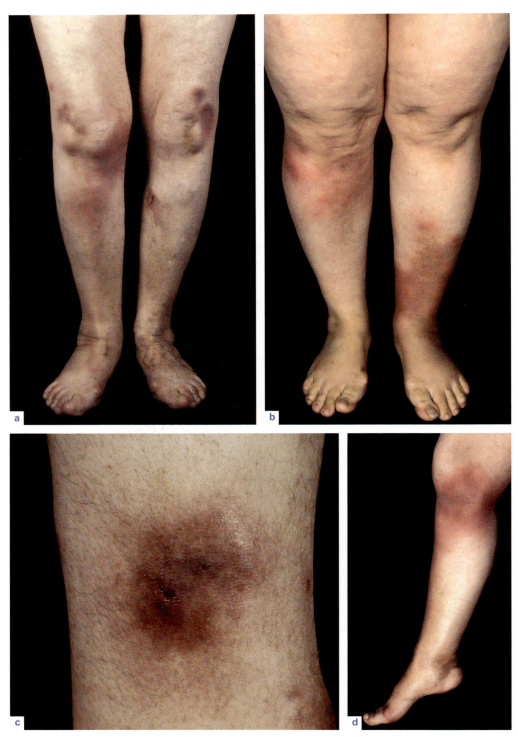

Figura 17.4 a-d

Capítulo 17 Doenças Cutâneas Regionais e Especiais **241**

17.4 Eritema nodoso

Sinônimos: eritema nodular, dermatite contusiforme

Epidemiologia
- Prevalência: 0,1 a 0,2%
- Incidência: 8/100.000 habitantes/ano
- Homens são menos afetados do que mulheres (1:6), principalmente entre 20 e 40 anos.

Etiopatogenia
As causas exatas ainda não são conhecidas.
- Inflamação do panículo adiposo (**paniculite**)
- Causas possíveis
  - Infecções, doenças de base, medicamentos, gestação.

Clínica
Manifestações cutâneas
- **Nódulos/placas** frequentemente bilaterais, mal delimitados, com até 15 cm, doloridos à palpação, eritematosos a azulados, parcialmente confluentes, mais raramente ulcerativos, com **superaquecimento** evidente e **superfície tensa**
- Cicatrização contusiforme após 3 a 6 semanas, passando de avermelhada para marrom, depois para amarelada até chegar à coloração acinzentada.

Forma especial
- Eritema nodoso migratório
  - Placas/nódulos arredondados-centrífugos e indolores, lentamente progressivos, aumento do diâmetro das pernas e, raramente, fraqueza, mal-estar, febre.

Sinais/sintomas associados
- Mal-estar, fraqueza, artralgias, febre.

Fatores predisponentes
- Associações com infecções bacterianas
  - Estreptococos (febre reumática), *Mycoplasma* (pneumonia), micobactérias (tuberculose), *Salmonella* (enterite), *Chlamydia* (linfogranuloma venéreo, ornitose), *Yersinia*
- Associações com infecções virais
  - Herpes-vírus (infecção por vírus Epstein-Barr), infecção por vírus da hepatite B
- Associações com dermatoses neutrofílicas
  - Doença de Behçet, síndrome de Sweet
- Associações com doenças autoimunes
  - Doença intestinal inflamatória (DII), arterite de Takayasu
- Associações com outras doenças
  - Sarcoidose, **síndrome de Löfgren** (eritema nodoso + linfadenopatia hilar bilateral + artrite)
- Associações com alterações hormonais
  - Medicamentos (hormônios), gestação.

Locais preferidos
- Pernas, principalmente faces extensoras, articulações dos joelhos/pés, mais raramente coxas/braços.

Diagnóstico diferencial
Eritema indurado, poliarterite nodosa cutânea, exantema nodoso medicamentoso, síndrome da criança espancada.

Diagnóstico
Anamnese e exame clínico.
- Procura por infecção/doença de base/associação medicamentosa.

Exame de imagem
- Radiografia de tórax (pesquisa de linfadenopatia hilar).

Biópsia
- Profunda em fuso
  - Paniculite septal (o tecido adiposo subcutâneo também deve ser incluído).

Dados laboratoriais
- Proteína C reativa elevada, VHS elevada, leucocitose.

Tratamento
Medidas terapêuticas gerais
- **Cura espontânea** após 3 a 6 semanas
- Tratamento da infecção/doença de base/associação medicamentosa
- Tratamento compressivo.

Tratamento tópico
- Glicocorticoides (quase sempre sem sucesso).

Tratamento sistêmico
- Antirreumáticos/anti-inflamatórios não esteroides
- Em casos graves, refratários ao tratamento
  - Glicocorticoides
    - Atenção: não devem ser usados em caso de doença infeciosa.

Figura 17.4

a Lesões difusas, mal definidas, eritematosas e de consistência pastosa nas duas pernas, eritema nodoso.

b Lesões difusas, mal definidas, eritematosas e de consistência pastosa nas pernas e na articulação do joelho, eritema nodoso.

c Lesão edemaciada, eritematosa, única e de consistência pastosa, eritema nodoso.

d Lesão edematosa, eritematosa e de consistência pastosa da articulação do joelho direito, eritema nodoso.

242 Capítulo 17 Doenças Cutâneas Regionais e Especiais

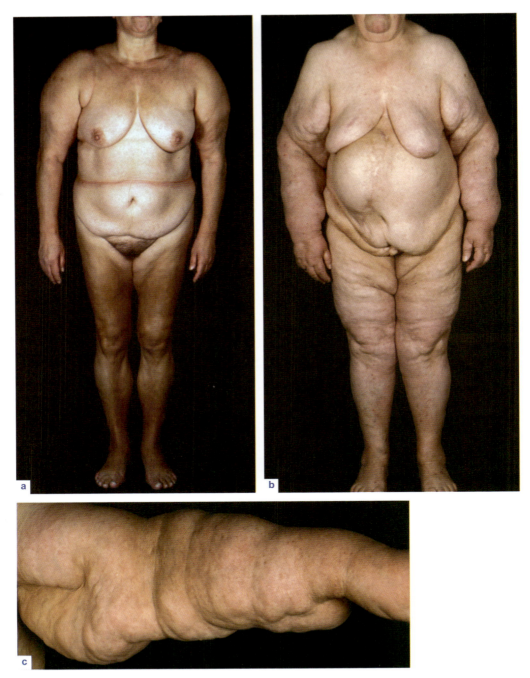

Figura 17.5 a-c

17.5 Lipomatose simétrica benigna

Sinônimo: adenolipomatose simétrica

Epidemiologia
- Homens são mais acometidos do que as mulheres, principalmente entre 40 e 60 anos.

Etiopatogenia
As causas exatas não são conhecidas.
- Esporádica
- Mais raramente, familiar.

Clínica
Manifestações cutâneas
- **Tecido adiposo subcutâneo** visivelmente aumentado, de consistência mole, **não encapsulado**/lipomas principalmente na região do tórax, frequentemente com telangiectasias e livedo reticular
- Lipomatose: aumento do tecido adiposo/hiperplasia de tecido adiposo.

Classificação
- Tipo I: síndrome de Madelung → localizada na nuca
- Tipo II: cintura escapular → tipo pseudoatlético
- Tipo III: cintura pélvica → tipo ginecoide
- Tipo IV: tipo abdominal.

Fatores predisponentes
- Associação com **abuso crônico de álcool**, doenças hepáticas, diabetes melito, polineuropatia, hiperuricemia, hiperlipidemia.

Locais preferidos
- Nuca (giba de búfalo), pescoço (síndrome de Madelung), ombros, braços.

Complicações
- Indiretas, decorrentes de doenças associadas.

Diagnóstico diferencial
Doença de Cushing, sarcoma, metástases.

Diagnóstico
Anamnese e exame clínico.

Exames laboratoriais
- Provas de função hepática
- Colesterol
- Hemoglobina glicada (HbA1c)
- Ureia.

Tratamento
Medidas terapêuticas gerais
- Dietas são, quase sempre, malsucedidas
- **Tratamento do alcoolismo.**

Tratamento cirúrgico
- Eliminação cirúrgica do tecido adiposo/lipoaspiração
  - Recidivas são frequentes.

Figura 17.5

a Lipomatose benigna simétrica na cintura escapular.

b Lipomatose benigna simétrica com lipomas simétricos no tronco e nos braços.

c Lipomatose simétrica benigna com lipomas no braço esquerdo.

244 Capítulo 17 Doenças Cutâneas Regionais e Especiais

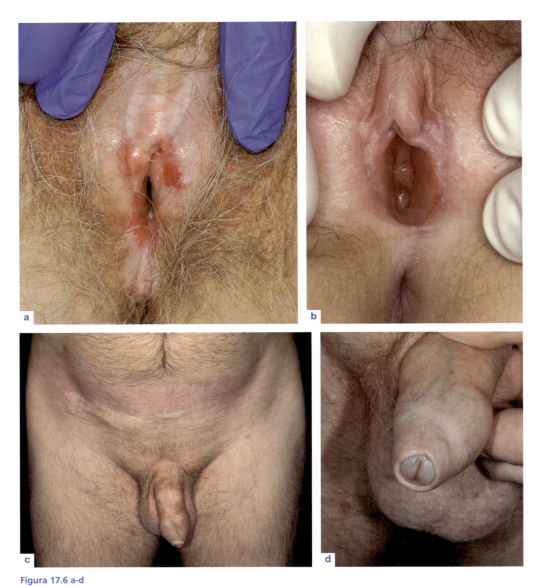

Figura 17.6 a-d

Capítulo 17 Doenças Cutâneas Regionais e Especiais **245**

17.6 Líquen escleroso

Sinônimo: líquen escleroso atrófico

Epidemiologia
- Mulheres – prevalência: 1/100
- Homens – prevalência: 1:2/100.000
- Principalmente pré-puberal e entre 30 e 50 anos.

Etiopatogenia
As causas exatas permanecem desconhecidas.
- Doença inflamatória crônica, mediada por linfócitos T.

Clínica
Manifestações cutâneas
- **Placas crônicas esbranquiçadas**, inicialmente **assintomáticas** na pele e nas mucosas, com formas progressivas de xerose cutânea, **atrofias**, púrpura, equimoses e **prurido**; evoluem para **liquenificação** secundária, fibrose, **induração**, aderências, **erosões**, úlceras, rágades, sangramentos e atrofia acentuada.

Classificação
- Líquen escleroso do pênis
- Líquen escleroso da vulva
- Líquen escleroso extragenital (em 10%).

Sinais/sintomas associados
- Sobrecarga psicológica, limitações dos movimentos, disúria e comprometimento da miccão, da defecação e da vida sexual.

Fatores predisponentes
- Associação com doenças autoimunes tais como doenças da tireoide, doença inflamatória intestinal, alopecia areata, vitiligo, morfeia, diabetes melito, artrite reumatoide, cirrose biliar primária.

Locais preferidos
- Mulheres: pele e mucosa da vulva e região perianal
- Homens: pele e mucosa do prepúcio e glande do pênis
- Extragenital: parte superior do tronco (pescoço, decote, região inframamária), faces flexoras dos membros, mucosa bucal.

Complicações
- Rágades, úlceras, infecções secundárias, fimoses, apareunia, estenose do óstio uretral externo, do introito e do ânus, **carcinomas** (em 5%).

Diagnóstico diferencial
Outras distrofias/atrofias da vulva e do pênis, líquen rubro, vitiligo, esclerodermia circunscrita, candidíase, neoplasias, carcinoma espinocelular, morfeia, psoríase intertriginosa/anogenital.

Diagnóstico
Anamnese e exame clínico.

Biópsia
- Para excluir alterações malignas.

Tratamento
Medidas terapêuticas gerais
- Cura espontânea
  - Até 25% em crianças
  - Rara em adultos
- Evitar sobrecarga mecânica tal como andar de bicicleta, usas roupas íntimas de algodão, coçar
- Avaliação ginecológica e exames de controle regulares.

Tratamento tópico
- Cuidados da pele com pomadas gordurosas
- Glicocorticoides (tratamento prolongado), também como injeção intralesional
- Inibidores da calcineurina, por exemplo, tacrolimo
- Cremes de hormônios
  - Testosterona para homens
  - Estrógenos e progesterona para mulheres.

Intervenção clínica
- Fototerapia (radiação UV)
- Crioterapia.

Tratamento sistêmico
- Em caso de resistência ao tratamento e quadro grave
  - Se necessário, metotrexato.

Tratamento cirúrgico
- Profilático: circuncisão em caso de fimose
- De modo geral, correções cirúrgicas na presença de atrofias graves.

Figura 17.6

a Pele e mucosa vulvares esbranquiçadas e atrofiadas, bem como erosões sanguinolentas, líquen escleroso.

b Pele e mucosa vulvares esbranquiçadas e atrofiadas, líquen escleroso.

c Pele esbranquiçada e atrofiada na região baixa do abdome e no pênis, líquen escleroso.

d Pele esbranquiçada atrofiada no pênis, líquen escleroso.

17

246   Capítulo 17 Doenças Cutâneas Regionais e Especiais

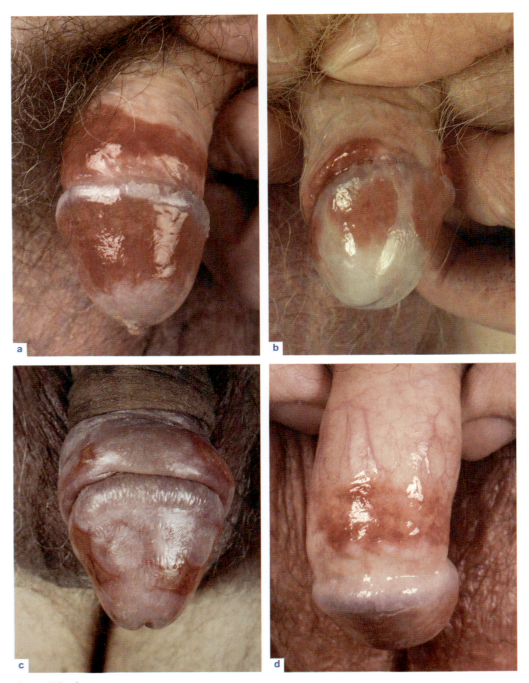

Figura 17.7 a-d

Capítulo 17 Doenças Cutâneas Regionais e Especiais   **247**

17.7 Balanopostite

Sinônimo: inflamação da glande/prepúcio

Epidemiologia
- Prevalência: 2% em homens circuncisados e 13% em homens não circuncisados.

Etiopatogenia
Inflamação do epitélio
- Glande do pênis: balanite
- Prepúcio interno: postite
- Glande do pênis + prepúcio interno: balanopostite.

Causas
- **Infecciosas**
  - Bactérias (estreptococos, *Klebsiella*, enterococos, *Haemophilus*, *Treponema* e diversas outras)
  - Vírus (vírus herpes-simples [HSV] e papilomavírus humano [HPV])
  - Fungos (*Candida albicans*)
  - Ectoparasitas (escabiose, pediculose)
- **Não infecciosas**
  - Alergias de contato
  - Irritação mecânica
  - Irritação química/tóxica/medicamentosa
  - Dermatoses (psoríase vulgar, líquen plano, líquen escleroso, doença de Behçet, entre outras).

Clínica
Manifestações cutâneas
- **Inflamação dolorosa**, em caráter de queimação, bem-delimitada/mal delimitada, **extensa**, eritematosa, inflamatória, no nível da pele; com possível transição para **edema**, fimose/parafimose, erosões, ulcerações, sangramentos e secreção purulenta com odor fétido no caso de infecções bacterianas.

Formas especiais
- **Balanite/balanopostite ulcerosa**
  - Forma ulcerativa
- **Balanite/balanopostite crônica**
  - Transição para forma progressiva crônica.

Fatores predisponentes
- Homens não circuncisados, idade mais avançada, fimose, higiene insuficiente/muito intensiva, infecções, dermatoses, irritação mecânica, alergias de conta-to, estímulos nocivos, imunossupressão, distúrbios metabólicos.

Locais preferidos
- Glande do pênis, prepúcio.

Complicações
- Infecções urinárias, fimose, câncer de pênis.

Diagnóstico diferencial
Causas infecciosas e não infecciosas, doenças subjacentes, câncer de pênis, eritroplasia, doença de Bowen.

Diagnóstico
Anamnese e exame clínico.

Exames laboratoriais
- Eventualmente, determinação de parâmetros inflamatórios.

Tratamento
Medidas terapêuticas gerais
- **Tratamento da(s) causa(s)/doença(s) subjacente(s)**
- Adequação das medidas higiênicas.

Tratamento tópico
- **Antissépticos**, se necessário, antimicóticos
- **Glicocorticoides**
- Uso de compressas de algodão (medidas para manter o local seco).

Tratamento sistêmico
- Somente nos casos graves.

Tratamento cirúrgico
- Se necessário, circuncisão (no caso de balanite recidivante ou fimose).

Figura 17.7

a Balanopostite com erosões eritematosas inflamatórias bem-delimitadas na glande do pênis e no prepúcio.

b Balanopostite com múltiplas erosões eritematosas inflamatórias bem-delimitadas na glande do pênis e no prepúcio.

c Balanopostite com múltiplas erosões eritematosas inflamatórias bem-delimitadas, com edema da glande do pênis e do prepúcio.

d Balanopostite com erosão eritematosa inflamatória mal delimitada no prepúcio.

18 Distúrbios Metabólicos com Manifestações Cutâneas

18.1 Xantomas e xantelasmas, 251

18.2 Porfiria cutânea tardia, 253

18.3 Acrodermatite enteropática, 255

250 Capítulo 18 Distúrbios Metabólicos com Manifestações Cutâneas

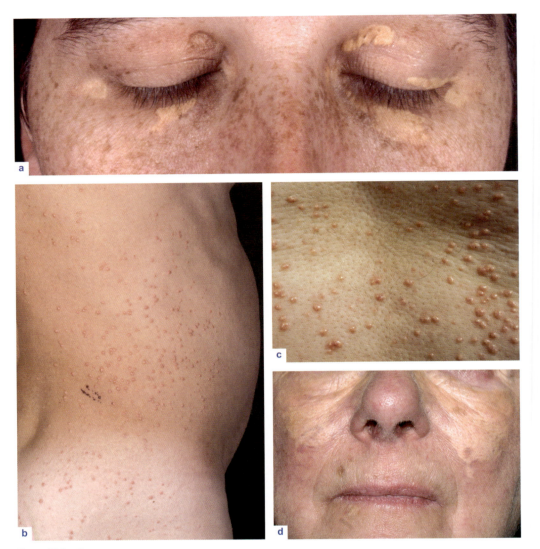

Figura 18.1 a-d

Capítulo 18 Distúrbios Metabólicos com Manifestações Cutâneas

18.1 Xantomas e xantelasmas

Epidemiologia
Prevalência e incidência desconhecidas.

Etiopatogenia

Depósito de lipídios em macrófagos da derme
- Lipoproteínas saem dos vasos sanguíneos, passam para o espaço subendotelial e são fagocitadas
- Frequentemente, distúrbios genéticos do metabolismo lipídico.

Clínica
Classificação
- **Xantelasmas**
  - **Placas/nódulos macios branco-amarelados**, principalmente mediais nas pálpebras superiores e inferiores
- Xantelasmas císticos
  - Semelhantes aos xantelasmas, mas com cistos pequeníssimos
- Xantomas planos
  - Lesões cutâneas amareladas e planas
- Xantomas tuberosos
  - Nódulos grandes, amarelados, redondos, que podem ser mobilizados à palpação, principalmente nas mãos, nos pés e joelhos
- Xantomas dos tendões
  - Semelhantes a xantomas tuberosos, porém principalmente nas faces extensoras dos tendões e não deslocáveis à palpação
- Xantomas subagudos
  - Depósitos de lipídios subcutâneos grosseiros (raros)
- **Xantomas eruptivos**
  - **Pápulas**/nódulos disseminados, de cor **amarelo-alaranjada**, em parte agrupadas, principalmente na região glútea e nos membros
- Xantomas túbero-eruptivos
  - Semelhantes a xantomas eruptivos, porém decorrentes de sobrecarga mecânica principalmente nos joelhos e cotovelos
- Xantomas das linhas das mãos
  - Depósitos de cor marrom nas linhas palmares, principalmente na disbetalipoproteinemia familiar.

Fatores predisponentes
- Associação com dislipoproteinemias, principalmente LDL-colesterol aumentado, hipercolesterolemia familiar autossômica dominante/recessiva, disbetalipoproteinemia familiar aterogênica, hipertrigliceridemia familiar, defeito familiar da apolipoproteína B-100.

Complicações
- Doença coronariana, doença arterial periférica oclusiva, hipertensão arterial sistêmica, obesidade, diabetes melito, gota, doenças cerebrovasculares.

Diagnóstico diferencial
Histiocitose com células de Langerhans, linfomas cutâneos de células T, granulomas.

Diagnóstico
Anamnese e exame clínico.

Histopatologia
- Células gigantes de Touton, macrófagos com conteúdo lipídico.

Exames laboratoriais
- Níveis séricos elevados das lipoproteínas.

Tratamento
Medidas terapêuticas gerais
- Tratamento das dislipoproteinemias → reorientação alimentar.

Intervenção clínica
- *Laser*/crioterapia.

Tratamento sistêmico
- Estatinas.

Tratamento cirúrgico
- Excisão.

Figura 18.1

a Xantelasmas perioculares bilaterais múltiplos.

b Xantomas eruptivos múltiplos, em parte agrupados, cor da pele.

c Xantomas eruptivos múltiplos, em parte agrupados, amarelo-alaranjados (*close-up* do dorso).

d Xantelasmas perioculares bilaterais extensos.

252 Capítulo 18 Distúrbios Metabólicos com Manifestações Cutâneas

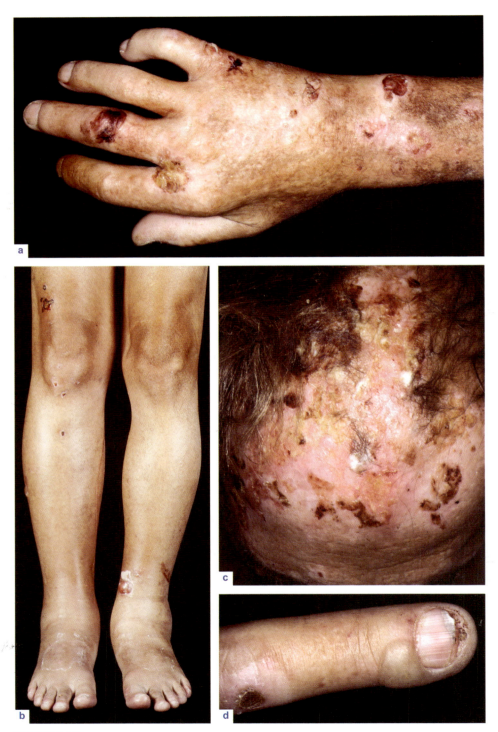

Figura 18.2 a-d

Capítulo 18 Distúrbios Metabólicos com Manifestações Cutâneas 253

18.2 Porfiria cutânea tardia

Sinônimos: porfiria farmacoinduzida, porfiria hepática adquirida, dermatose porfirítica actínica-traumática-bolhosa

Epidemiologia
- Prevalência: 15/100.000 habitantes
- Incidência: 0,5 a 1/30.000 habitantes/ano
- Homens e mulheres são acometidos na mesma proporção, sobretudo entre 40 e 70 anos, na primavera e no verão.

Etiopatogenia
Doenças metabólicas com distúrbios da síntese de hemoglobina e acúmulo de porfirinas altamente carboxiladas na pele.

Porfiria cutânea adquirida tardia (tipo I)
- Ocorrência esporádica
- Fatores desencadeantes
  - Abuso de álcool etílico
  - Infecções
  - Hemodiálise
  - Medicamentos, principalmente hormônios e indutores de enzimas citocromo P450
  - Inibição puramente hepática da uroporfirinogênio descarboxilase por **uroporfometeno**.

Porfiria cutânea hereditária tardia (Tipo II)
- Predisposição genética (geralmente autossômica dominante)
  - Frequentemente combinada com hemocromatose (mutação no gene *HFE*)
  - Redução completa da uroporfirinogênio descarboxilase por causa de **mutação no gene da enzima uroporfirinogênio descarboxilase**.

Clínica
Manifestações cutâneas
- Múltiplas alterações cutâneas crônicas recidivantes em forma de **bolhas**, em parte hemorrágicas, **erosões, crostas** e formação de cicatrizes (tecido fibrótico), bem como hipo/hiperpigmentações, hipertricose, miliária, calcinose cutânea e placas **amareladas semelhantes à esclerodermia**.

Sinais/sintomas associados
- Melanose, elastose actínica, pseudoesclerodermia.

Fatores predisponentes
- Predisposição genética, abuso de álcool etílico, medicamentos/preparados hormonais (principalmente estrógenos), infecção por vírus da hepatite B/C, infecção pelo HIV, hemodiálise, traumatismos.

Locais preferidos
- Pele exposta à luz.

Complicações
- Hipertensão, insuficiência renal, lesões hepatotóxicas, câncer hepatocelular.

Diagnóstico diferencial
Porfiria variegada, coproporfiria hereditária, epidermólise bolhosa adquirida, esclerodermia, pseudoporfiria, doença de Addison, hemocromatose.

Diagnóstico
Anamnese e exame clínico.
- Coloração vermelha/marrom da urina.

Exame de imagem
- Ultrassonografia abdominal.

Exames laboratoriais
- Soro: uroporfirina I elevada + enzimas hepáticas elevadas + ferro elevado
- Urina: uroporfirina III elevada + fluorescência avermelhada
- Fezes: coproporfirina III elevada.

Tratamento
Medidas terapêuticas gerais
- Evitar fatores desencadeantes
- Tratar doenças de base
- **Proteção contra a luz**
  - Atenção: mesmo com céu encoberto, janelas/vidros corta-ventos não oferecem proteção suficiente contra a luz UV.

Tratamento tópico
- Tratamento de feridas.

Tratamento sistêmico
- **Cloroquina** → aumento da excreção de porfirina
- Sangrias: redução de ferro e hemoglobina (Hb)
  - Meta: níveis séricos de 50 a 60 µg/dℓ de ferro ou Hb = 10 a 11 g/dℓ
- Deferoxamina: redução de ferro.

Figura 18.2

a Poiquilodermia com hipo e hiperpigmentações, atrofias cutâneas, erosões, ulcerações e formação de crostas na mão, porfiria cutânea tardia.

b Múltiplas ulcerações com formação de crostas e hiperpigmentação dos membros inferiores, porfiria cutânea tardia.

c Poiquilodermia com hipo e hiperpigmentações, atrofias cutâneas, erosões, ulcerações e formação de crostas no couro cabeludo, porfiria cutânea tardia.

d Ulcerações com formação de crostas, hipopigmentação na região da ferida e bolha periungueal no dedo da mão, porfiria cutânea tardia.

254 Capítulo 18 Distúrbios Metabólicos com Manifestações Cutâneas

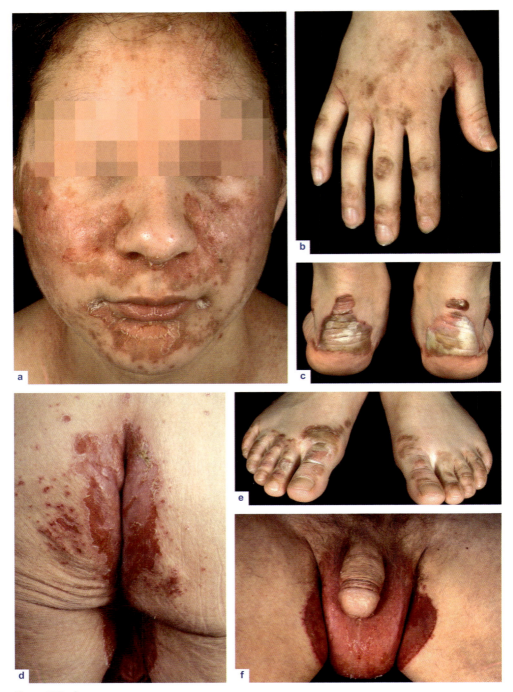

Figura 18.3 a-f

18.3 Acrodermatite enteropática

Sinônimo: síndrome de déficit de zinco

Epidemiologia
Incidência: 0,5/1 milhão de habitantes/ano.

Etiopatogenia
Distúrbio primário da absorção de zinco ou deficiência de zinco.
- **Acrodermatite enteropática**
  - Mutação do gene *SLC39A4*
    - Hereditariedade autossômica recessiva
  - Ausência da proteína formadora de zinco
    - Normalmente, auxilia a ligação do zinco no intestino delgado
    - Essa enzima é encontrada no leite materno, contudo, alguns dias após a suspensão da amamentação aparecem os primeiros sinais/sintomas.

Diagnóstico diferencial importante
- Distúrbio secundário da reabsorção de zinco ou déficit de zinco
  - Doença inflamatória intestinal
  - Doenças renais
  - Ressecções parciais do intestino delgado
- Distúrbio adquirido da absorção de zinco ou déficit de zinco
  - Alcoolismo
  - Déficit alimentar
  - Uso abusivo de laxantes
  - Queimaduras.

Clínica
Manifestações cutâneas
- **Placas** bem-delimitadas, **eritematosas inflamatórias** a marrons, descamativas com formação de bolhas, **erosões** exsudativas e **crostas**.

Sinais/sintomas associados
- **Comprometimento do estado geral de saúde**, diarreia, glossite, paroníquia, onicodistrofias, candidíase, **alopecia**.

Fatores predisponentes
- Mutação genética, doenças renais/intestinais crônicas, déficit alimentar, alcoolismo, queimaduras.

Locais preferidos
- Boca, nariz, regiões anal e genital, dedos das mãos e dos pés, calcanhares.

Complicações
- Distúrbios do desenvolvimento infantil, retardo puberal, disgeusia, catarata, distúrbios da cura de feridas, entre outras.

Diagnóstico diferencial
Eczema seborreico, eczema atópico, psoríase vulgar atípica, deficiência de biotina, epidermólise bolhosa hereditária, candidíase.

Diagnóstico
Dados laboratoriais
- **Zinco < 70 μg/dℓ no plasma**
  - Atenção: muitas vezes há um falso aumento dos valores, decorrente de múltiplos fatores; assim, são necessárias múltiplas determinações.

Tratamento
Medidas terapêuticas gerais
- Tratamento da doença de base
- Adaptação da alimentação

Tratamento sistêmico
- **Substituição de zinco**
  - Sulfato de zinco/zinco-DL-aspartato
  - Durante toda a vida na acrodermatite enteropática
  - **Cura rápida das alterações cutâneas**
  - Atenção: determinação de cobre no soro, uma vez que o zinco inibe sua absorção

Figura 18.3

a Placas descamativas bem-delimitadas, eritematosas a acastanhadas, acrodermatite enteropática.

b Múltiplas placas de cor marrom e bem-delimitadas nas mãos, acrodermatite enteropática.

c Placas branca-acastanhadas bem-delimitadas com formação de bolhas, acrodermatite enteropática.

d Erosões planas, eritematosas e inflamatórias da região perianal, acrodermatite enteropática.

e Múltiplas placas de cor marrom e bem-delimitadas nos pés, acrodermatite enteropática.

f Erosões eritematosas inflamatórias bem-delimitadas na região genital, acrodermatite enteropática.

19 Tumores da Pele

19.1 Cisto escrotal, 259

19.2 Miliária, 261

19.3 Queratose (ceratose) seborreica, 263

19.4 Acantose *nigricans*, 265

19.5 Carcinoma basocelular, 267

19.6 Queratose actínica, 269

19.7 Doença de Bowen, 271

19.8 Ceratoacantoma, 273

19.9 Carcinoma espinocelular, 275

19.10 Tricoepitelioma, 277

19.11 Siringoma, 279

19.12 Mancha café com leite, 281

19.13 Nevo de Ota, 283

19.14 Nevo halo, 285

19.15 Nevos melanocíticos congênitos, 287

19.16 Melanoma maligno | Parte I, 289

19.16 Melanoma maligno | Parte II, 291

19.17 Dermatofibrossarcoma protuberante, 293

19.18 Lipoma, 295

19.19 Carcinoma de células de Merkel, 297

19.20 Granuloma piogênico, 299

19.21 Sarcoma de Kaposi, 301

19.22 Micose fungoide, 303

19.23 Síndrome de Sézary, 305

258 Capítulo 19 Tumores da Pele

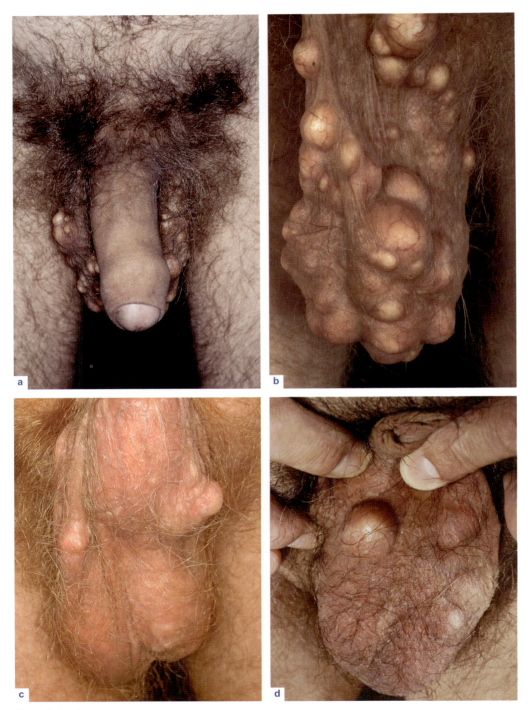

Figura 19.1 a-d

Capítulo 19 Tumores da Pele   **259**

19.1 Cisto escrotal

Sinônimo: sebocistomatose escrotal

Epidemiologia
É encontrado apenas em homens.

Etiopatogenia
As causas ainda não são conhecidas.
- Cavidades cujas paredes têm revestimento epitelial
  - Cistos verdadeiros.

Clínica
Manifestações cutâneas
- Quase sempre **cistos múltiplos**, **cor da pele** e **amare-lados**, arredondados, tensos, com 0,5 a 1,5 cm de ta-manho, às vezes dolorosos, outras vezes com abertura visível e **exsudação clara cérea**.

Sinais/sintomas associados
- Calcificações e cicatrizes.

Locais preferidos
- Escroto.

Complicações
- Infecções.

Diagnóstico diferencial
Outros tumores benignos ou malignos, furúnculos.

Diagnóstico
Anamnese e exame clínico.

Tratamento
Tratamento cirúrgico
- **Excisão,** inclusive da cápsula como um todo.

Figura 19.1

a, c Cistos escrotais múltiplos, arredondados, amarelados e cor da pele.

b, d Cistos escrotais múltiplos, cor da pele, amarelados, em parte com telangiectasias.

260 Capítulo 19 Tumores da Pele

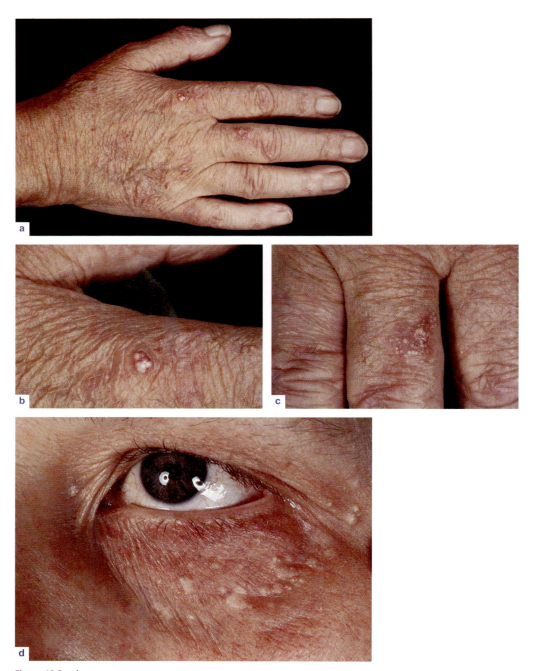

Figura 19.2 a-d

Capítulo 19 Tumores da Pele **261**

19.2 Miliária

Sinônimo: brotoeja

Epidemiologia
- Prevalência: 50% no primeiro ano de vida
- Principalmente crianças e pessoas jovens.

Etiopatogenia
As causas exatas ainda não são conhecidas.
- Formação de uma cavidade epitelial
  - Cisto verdadeiro.

Clínica
Miliária primária
- Pequenos cistos branco-amarelados que medem 1 a 3 mm, sem bactérias/inflamação
- Locais preferidos:
  - Pálpebras
  - Bochechas
  - Região temporal.

Miliária secundária
- Epitélio em processo de cornificação (queratinização) que se desloca sob a epiderme
- Causas
  - Físicas
    - Pós-traumatismo, queimaduras, rádio/crioterapia
  - Medicamentosas
    - Imiquimode, inibidores de *BRAF* (p. ex., vemurafenibe), dovitinibe (inibidor de receptor de tirosinoquinase)
  - Doenças cutâneas
    - Epidermólise bolhosa hereditária/adquirida, pênfigo bolhoso, porfiria cutânea tardia, lúpus vulgar, sarcoidose cutânea.

Miliária eruptiva
- Lesões numerosas de aparecimento espontâneo
- Locais preferidos
  - Cabeça
  - Pescoço.

Miliária em placa
- Agregação das lesões em bordas eritematosas
- Locais preferidos
  - Periauricular
  - Periorbital.

Miliária múltipla
- Causada por genodermatoses
  - Síndrome de Brooke-Spiegler (autossômica dominante)
  - Síndrome do carcinoma basocelular.

Diagnóstico diferencial
Tumores anexiais (siringomas), hidradenomas, verrugas, xantelasmas, pseudocistos, acne neonatal.

Diagnóstico
Anamnese e exame clínico.

Exame complementar
- Dermatoscopia.

Tratamento
Medidas terapêuticas gerais
- Em geral, sem necessidade de tratamento
  - Regressão espontânea possível (principalmente em lactentes)
  - Geralmente, persiste na idade adulta.

Tratamento tópico
- Retinoide.

Tratamento cirúrgico
- Abertura/pequena incisão nas lesões para espremer o conteúdo.

Figura 19.2

a Lesões branco-amareladas agrupadas na mão direita, miliária.

b *Close-up* do dorso da mão da Figura 19.2 a.

c *Close-up* do dedo médio da Figura 19.2 a.

d Lesões perioculares múltiplas sob o olho esquerdo, miliária.

262 Capítulo 19 Tumores da Pele

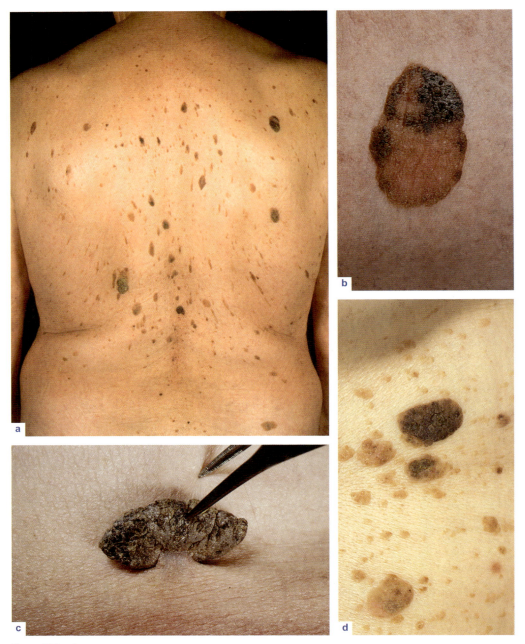

Figura 19.3 a-d

19.3 Queratose (ceratose) seborreica

Sinônimos: verruga seborreica, verruga senil

Epidemiologia
- Prevalência: > 90% a partir dos 60 anos
- Principalmente em idades mais avançadas.

Etiopatogenia
As causas exatas ainda não são conhecidas.
- Eventualmente, exposição à radiação UV, predisposição genética, mutações de oncogenes
- **Benignas**, sem tendência à degeneração maligna.

Clínica
Manifestações cutâneas
- Geralmente assintomáticas, bem-delimitadas, algumas medindo milímetros a centímetros em tamanho, grandes, arredondadas, de cor **marrom-acinzentadas** a tumores **pretos**
  - Colorações, formas, tamanhos e disposições variáveis
  - *Christmas tree pattern* (padrão árvore de Natal) → distribuição das lesões exantemáticas no dorso ao longo das linhas de clivagem da pele.

Forma especial
- Síndrome Leser-Trelat
  - Aparecimento rápido/eruptivo de múltiplas queratoses seborreicas (obrigatoriamente paraneoplásicas).

Locais preferidos
- Principalmente na cabeça, no pescoço, no tórax e/ou no dorso
- Não acomete mucosas, palmas das mãos e plantas dos pés.

Diagnóstico diferencial
Nevos queratinocíticos epidérmicos, carcinomas basocelulares, melanomas, lentigo maligno (melanoma *in situ*), nevos melanocitários, queratose (ceratose) actínica, doença de Bowen, verrugas vulgares, fibromas.

Diagnóstico
Anamnese e exame clínico.

Exames complementares
- Dermatoscopia
  - Pseudocistos córneos
  - Ásperos
  - Aberturas pseudofoliculares
  - Coloração amarelada/marrom/preta.

Histopatologia
- Acantoses, papilomatose, hiperqueratose, cistos córneos, cistos pseudocórneos
- Subtipo
  - Acantótico, hiperqueratótico, adenoide, irritativa, bowenoide, clonal, melanoacantoma (variante rara)
- Atenção: excluir tumores malignos.

Tratamento
Intervenção clínica
- Laser/crioterapia.

Tratamento cirúrgico
- Para excluir tumores malignos/por motivos estéticos
  - Curetagem
  - Excisão com raspagem
  - Eletroterapia
  - Eletrodissecação.

Figura 19.3

a Múltiplas queratoses seborreicas marrom-acinzentadas, bem-delimitadas no dorso.

b Queratoses seborreicas bem-delimitadas, marrom-acinzentadas.

c Queratoses seborreicas pedunculadas, de coloração preta-marrom.

d Múltiplas queratoses seborreicas bem-delimitadas, de coloração preta-marrom.

264 Capítulo 19 Tumores da Pele

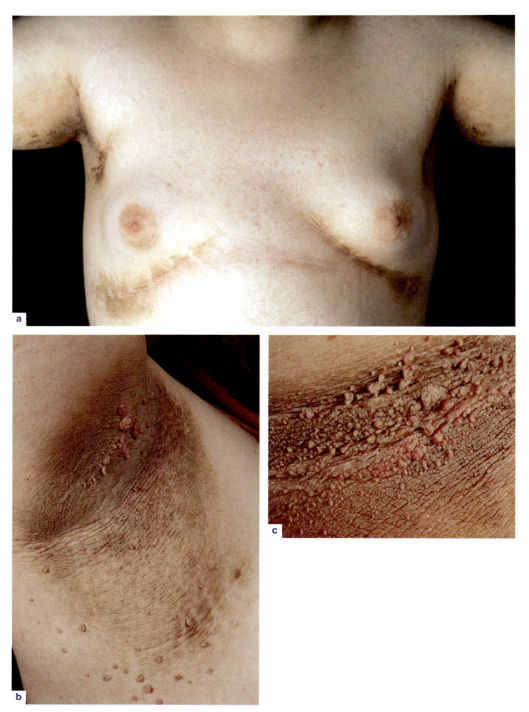

Figura 19.4 a-c

Capítulo 19 Tumores da Pele **265**

19.4 Acantose *nigricans*

Sinônimos: acantoma acantolítico disqueratótico, acantose nigricante

Epidemiologia
Acomete igualmente homens e mulheres.

Etiopatogenia
Hiperproliferação epidérmica decorrente de superestimulação de receptores das tirosinoquinases.
- Receptor do fator de crescimento de fibroblastos (FGFR, do inglês *fibroblast growth factor receptor*) ↑
- Receptor do fator de crescimento semelhante à insulina (IGFR, do inglês *insulin-like growth factor receptor*) ↑
- Receptor do fator de crescimento epidérmico (EGFR, do inglês *epidermal growth factor receptor*) ↑.

Clínica
Manifestações cutâneas
- **Hiperqueratoses planas**, pouco delimitadas, marrom-acinzentadas e **hiperpigmentações** que diminuem do centro em direção à periferia, com **pápulas**/nódulos em parte tumorais semelhantes a **verrugas**.

Classificação
- Paraneoplásicas (muito raras)
  - Acantose *nigricans* maligna
    - Tumores, principalmente adenocarcinoma do estômago (60%), mais raramente câncer de fígado, útero, pulmão ou mama
- Não paraneoplásicas (muito frequentes)
  - **Acantose *nigricans* benigna** (pseudoacantose *nigricans*)
    - Doença de base endocrinológica (principalmente diabete melito)
    - Obesidade
    - Raramente síndromes hereditárias, medicamentos.

Sinais/sintomas associados
- Macerações, prurido, odor fétido.

Locais preferidos
- Intertriginosos, nuca, pescoço, raramente face, palmas das mãos, plantas dos pés, mucosa oral.

Diagnóstico diferencial
Pênfigo vulgar, doença de Hailey-Hailey.

Diagnóstico
Anamnese e exame clínico
- Descartar a possibilidade de tumor maligno.

Tratamento
Medidas terapêuticas gerais
- Tratamento da doença de base (se possível)
- Em caso de neoplasia, iniciar tratamento correspondente.

Tratamento tópico
- Ácido salicílico
- Medicamentos de uso externo à base de ureia
- Se necessário, desinfecção, antimicóticos.

Tratamento sistêmico
- Anti-histamínicos se houver prurido.

Tratamento cirúrgico
- Se necessário, remoção superficial.

Figura 19.4

a Hiperqueratoses axilares e mamárias mal delimitadas e marrom-acinzentadas na pseudoacantose *nigricans*.

b Hiperqueratoses pouco delimitadas, marrom-acinzentadas com múltiplas pápulas verrucosas na axila, pseudoacantose *nigricans*.

c Hiperqueratoses marrom-acinzentadas com múltiplas pápulas verrucosas na pseudoacantose *nigricans*.

266 Capítulo 19 Tumores da Pele

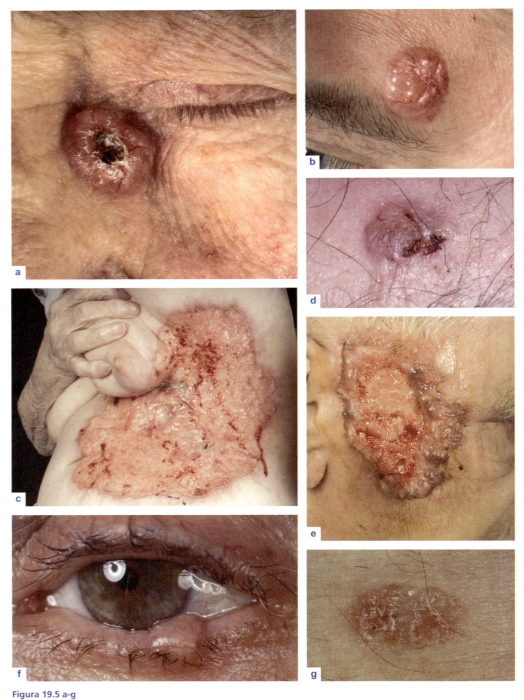

Figura 19.5 a-g

19.5 Carcinoma basocelular

Sinônimos: basalioma, epitelioma basocelular, CBC

Epidemiologia
- **Tumor maligno mais frequente na Europa Central**
- Incidência: 200/100.000 habitantes/ano (Alemanha)
- Homens e mulheres são igualmente acometidos
- Principalmente pessoas com mais de 60 anos e fototipos I/II.

Etiopatogenia
Linhagem germinativa ou mutação esporádica
- *PTCH1* – Mutação do gene supressor de tumor Sonic Hedgehog (SHH)
- Resistência à apoptose dos queratinócitos.

Clínica
Carcinoma basocelular nodular (> 50%)
- Nódulos maiores/menores geralmente solitários, de crescimento lento, bem-delimitados, com base larga, borda semelhante a colar de pérolas; na evolução, há atrofia central, sangramentos e ulcerações (*ulcus rodens*/*ulcus terebrans*)
- Carcinoma basocelular pigmentado: carcinoma basocelular com inclusões de melanina marrom-azulada (diagnóstico diferencial: melanoma maligno)
- Carcinoma basocelular cístico: caráter cístico, principalmente nas pálpebras, porção superior da face e orelha externa
- *Ulcus rodens* (< 1%): carcinoma basocelular noduloulceroso com crescimento central, indolor, ulcerativo superficial e crostas
- *Ulcus terebrans* (< 1%): carcinoma basocelular com crescimento central, indolor, ulceroso, destrutivo e crostas.

Carcinoma basocelular esclerodermiforme (25%)
- Placa pouco saliente, de crescimento horizontal, pouco delimitada, amarelo-esbranquiçada, cicatricial fibrosa, grosseira, em parte com telangiectasias, principalmente na região da cabeça.

Carcinoma basocelular superficial (15%)
- Placa de crescimento lento, bem-delimitada, arredondada/oval, vermelho-amarronzada, em parte lamelar escamosa fina, evoluindo com erosões e ulcerações principalmente no tronco e nos membros.

Genodermatoses
- Síndrome do nevo basocelular (síndrome de Gorlin-Goltz) → múltiplos carcinomas basocelulares (herança autossômica dominante) que ocorrem antes dos 20 anos de idade, defeitos ósseos, do sistema nervoso central (SNC) e cardíacos
- Síndrome de Bazex-Dupré-Christol: herança dominante ligada ao cromossoma X, caracteriza-se por carcinomas basocelulares precoces, hipotricose, hipoidrose, alopecia, atrofodermia
- Síndrome de Rombo: herança autossômica dominante, caracteriza-se por carcinoma basocelular precoce, hipoidrose, acrocianose, queratose folicular, atrofodermia.

Locais preferidos
- Região da cabeça e pescoço (80%), principalmente centrofacial: nariz (30%) > tronco > couro cabeludo inferior > restante da superfície da cabeça.

Fatores predisponentes
- **Lesão cutânea crônica**
  - Radiação UV/radiação ionizante, carcinógenos (arsênico, petróleo, tabaco, contrastes), imunossupressão
- Associação com xeroderma pigmentoso, albinismo.

Complicações raras
- Carcinoma basocelular metastizante (< 0,1%) com metastização linfogênica e hematogênica no pulmão e nos ossos.

Diagnóstico diferencial
Tricoblastoma/Tricoepitelioma, verrugas seborreicas, doença de Bowen, queratoses actínicas, fibromas, hiperplasias/tumores das glândulas sebáceas, melanoma.

Diagnóstico
Anamnese e exame clínico.

Exames complementares
- Dermatoscopia revela vasos arboriformes, em parte sobre um fundo pigmentado e estruturas semelhantes a folhas/raios de rodas
- TC/RM principalmente se houver crescimento destrutivo/infiltrativo/metastizante.

Histopatologia
- Citoplasma basófilo estreito, com grandes núcleos celulares ovais, células periféricas semelhantes a paliçadas (= folículos pilosos/estrato basal), fenda entre células tumorais e estroma tumoral, bem como atrofia da epiderme ulcerada.

Tratamento
Medidas terapêuticas gerais
- Evitar ou reduzir a causa, proteção contra radiação UV.

Tratamento tópico
- Se houver contraindicações à cirurgia e não for possível ressecção apenas do tecido canceroso
  - Imiquimode, 5-fluoruracila
  - Tratamento fotodinâmico com 5-ácido aminolevulínico (5-ALA)/metil amino-levulinato (MAL).

Tratamento sistêmico
- Nos carcinomas basocelulares metastizantes
  - Vismodegibe, sonidegibe (inibidores da via Hedgehog).

Radioterapia
- Pós ou intraoperatória/quando a ressecção completa não é possível
- Atenção: pacientes com aumento da sensibilidade à radiação (p. ex., síndrome do carcinoma basocelular, xeroderma pigmentoso, lúpus eritematoso [LE], esclerodermia).

Intervenção clínica/cirúrgica
- **Excisão**: em 95% dos casos, a extirpação completa é possível, tratamento de primeira escolha
- Alternativas: curetagem, ablação com *laser*, crioterapia
  - Atenção: taxas de recidiva mais elevadas.

Figura 19.5
a Carcinoma basocelular nodular com ulceração central no ângulo medial do olho.

b Carcinoma basocelular com telangiectasias e superfície lisa acima da sobrancelha lateral esquerda.

c *Ulcus terebrans* do flanco esquerdo.

d Carcinoma basocelular esclerodermiforme frontotemporal direito.

e *Ulcus terebrans* frontotemporal direito.

f Carcinoma basocelular cístico na pálpebra inferior.

g Carcinoma basocelular superficial representado por uma placa avermelhada e descamativa.

268 Capítulo 19 Tumores da Pele

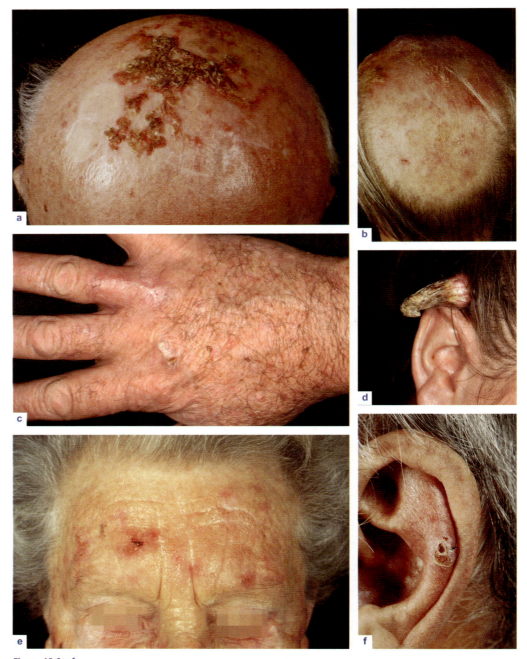

Figura 19.6 a-f

19.6 Queratose actínica

Sinônimo: queratose solar

Epidemiologia
- Prevalência: 11,5% entre os 60 e os 70 anos
- Mulheres são mais afetadas do que os homens, na proporção 2:1, principalmente pessoas com mais de 40 anos e tipo cutâneo I/II.

Etiopatogenia
Queratinócitos epidérmicos atípicos
- Pré-cancerose facultativa.

Clínica
Manifestações cutâneas
- Geralmente placas/hiperqueratoses assintomáticas, eventualmente pruriginosas/inflamatórias, **múltiplas**, medindo 0,5 a 2 cm, **ásperas**, **eritematosas de cor marrom** (cancerização de campo), em parte com telangiectasias, hipo/e hiperpigmentações.

Classificação segundo Olsen
- Grau I: alterações pouco palpáveis/visíveis, ligeiramente eritematosas com telangiectasia
- Grau II: alterações facilmente palpáveis e visíveis
- Grau III: alterações avermelhadas/acastanhadas, hiperceratose claramente aumentada, sangramento na remoção
- Corno cutâneo: variante máxima.

Fatores de risco
- Mutações do DNA induzidas por **radiação UV/radiação ionizante** (principalmente no gene *p53*) nos queratinócitos
- Associação com imunossupressão, inflamações crônicas, papilomavírus humano (HPV), cicatrizes, xeroderma pigmentoso, albinismo.

Locais preferidos
- Áreas cutâneas expostas à radiação UV (principalmente rosto, couro cabeludo, dorso das mãos).

Complicações
- Carcinoma espinocelular invasivo.

Diagnóstico diferencial
Queratoses seborreicas pigmentadas, doença de Bowen, carcinoma basocelular, verrugas vulgares/seborreicas, lentigo senil/maligno.

Diagnóstico
Anamnese e exame clínico.

Histopatologia
- **Queratinócitos atípicos** na epiderme
  - Carcinoma espinocelular *in situ*: alterações celulares malignas acima da membrana basal
  - Carcinoma espinocelular invasivo que atinge a derme
    - Via de transdução de sinal MAPK
    - Tempo de latência: 10 a 29 anos.

Tratamento
Medidas terapêuticas gerais
- Evitar ou reduzir a causa.

Tratamento tópico
- 5-fluoruracila
- Imiquimode
- Mebutato de ingenol (indutor de apoptose e de reação imune)
- Diclofenaco de sódio em gel de ácido hialurônico.
- Intervenção clínica
- Laserterapia/crioterapia
- Tratamento fotodinâmico
  - Com 5-ALA ou MAL + luz vermelha
    - MAL também pode ser combinado com luz do dia (luz do dia-MAL-PDT).

Tratamento cirúrgico
- **Curetagem**
- Excisão (principalmente com carcinoma espinocelular invasivo).

Figura 19.6

a Queratoses actínicas múltiplas na forma de placas eritematosas de coloração marrom no couro cabeludo.

b Múltiplas queratoses actínicas com placas eritematosas no couro cabeludo.

c Múltiplas queratoses actínicas eritematosas no dorso da mão.

d Corno cutâneo na região da orelha direita.

e Múltiplas queratoses actínicas eritematosas na testa.

f Corno cutâneo na orelha externa.

270 Capítulo 19 Tumores da Pele

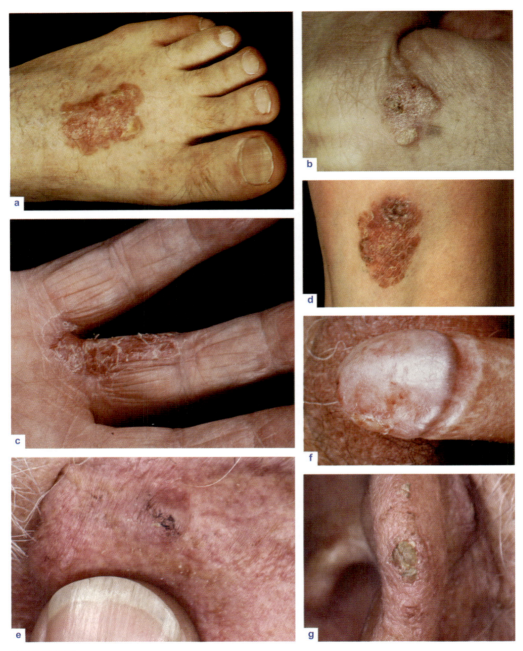

Figura 19.7 a-g

Capítulo 19 Tumores da Pele **271**

19.7 Doença de Bowen

Sinônimo: disqueratose maligna

Epidemiologia
Acomete principalmente pessoas com mais de 60 anos e fototipos cutâneos I/II.

Etiopatogenia
Proliferação intraepidérmica de queratinócitos altamente atípicos e polimórficos.
- **Carcinoma espinocelular *in situ*.**

Clínica
Manifestações cutâneas
- **Placas isoladas**, bem-delimitadas, planas/elevadas, **eritematosas**, levemente **descamativas** e **crostosas** de 2 a 10 cm de tamanho, com possível transição para crescimento nodoso ulcerado, raramente com aspecto múltiplo confluente.

Forma especial
- Eritroplasia de Queyrat: doença de Bowen da mucosa genital.

Fatores predisponentes
- Carcinógenos (**arsênico**, petróleo, tabaco, corantes)
- Radiação UV/ ionizante
- Infecções por HPV (principalmente tipos 16 e 18).

Locais preferidos
- Tronco, raramente face, dedos, leito ungueal, região genital.

Complicações
- Carcinoma espinocelular invasivo.

Diagnóstico diferencial
Psoríase vulgar, queratoses actínicas, carcinoma espino-celular invasivo, LE cutâneo.

Diagnóstico
Anamnese e exame clínico.

Histopatologia
- Excisão/biópsia para confirmar o diagnóstico
- **Carcinoma espinocelular *in situ***: alterações celulares malignas acima da membrana basal que pode evoluir para câncer espinocelular invasivo, penetrando derme, geralmente um carcinoma espinocelular bowenoide diferenciado (pleomórfico pouco diferenciado).

Tratamento
Medidas terapêuticas gerais
- Evitar ou reduzir a causa.

Tratamento tópico
- 5-fluoruracila (eventualmente + ácido salicílico)
- Imiquimode.

Intervenção clínica
- Laserterapia/crioterapia
- Terapia fotodinâmica
  - Com 5-ALA ou MAL + fonte de luz
    - MAL também é usado em combinação com luz do dia (luz do dia-TFD-MAL).

Tratamento cirúrgico
- **Excisão**
- Alternativa: curetagem.

Figura 19.7

a Doença de Bowen na forma de placas eritematosas bem-delimitadas, levemente descamativas no dorso do pé.

b Doença de Bowen como placa bem-delimitada, cor da pele e levemente descamativa.

c Doença de Bowen como placa eritematosa, levemente descamativa.

d Doença de Bowen como placa eritematosa, bem-delimitada, levemente descamativa e crostosa.

e Doença de Bowen como pequena placa cor da pele no pavilhão auricular dorsal.

f Eritroplasia de Queyrat com placas pouco delimitadas, eritematosas, levemente descamativas na glande do pênis.

g Doença de Bowen como placa crostosa bem-delimitada, de cor marrom, no pavilhão auricular.

19

272 Capítulo 19 Tumores da Pele

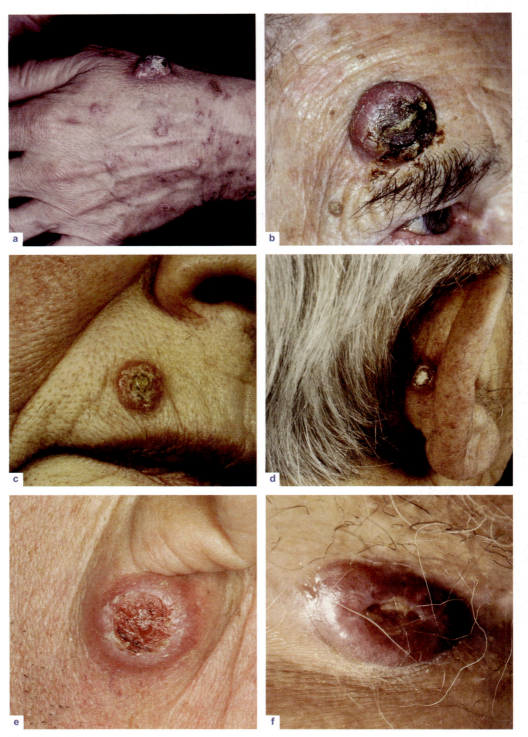

Figura 19.8 a-f

Capítulo 19 Tumores da Pele **273**

19.8 Ceratoacantoma

Sinônimos: molusco sebáceo, molusco pseudocarcinomatoso

Epidemiologia
Homens são mais afetados do que as mulheres, principalmente pessoas com mais de 60 anos.

Etiopatogenia
Carcinoma espinocelular altamente diferenciado.

Clínica
Manifestações cutâneas
- **Nódulo eritematoso azulado**, bem-delimitado, arredondado e elevado, 0,5 a 3 cm de tamanho, geralmente de crescimento rápido, semelhante a um **hemisfério**, com **achatamento central/depressão**/elevação e **oclusão queratótica**, delimitada circularmente por **elevação marginal**
- A cura ocorre com formação de cicatriz (tecido fibrótico).

Formas especiais
- Ceratoacantomas simples múltiplos
  - Decorrentes de exposição crônica à luz UV ou TNF-α-, inibidores *BRAF*
- Ceratoacantomas eruptivos generalizados
  - Têm cerca de 1 cm em tamanho, muitas vezes centenas de ceratoacantomas altamente pruriginosos, principalmente na imunodepressão
- Ceratoacantoma gigante
  - Crescimento progressivo, com quadro clínico clássico
    - Principalmente nariz, pálpebras, dorso das mãos
- Ceratoacantoma centrífugo marginado
  - Crescimento progressivo sem o quadro clínico clássico
    - Formas singulares, crescimento plano de até 20 cm, com atrofias e múltiplas rolhas cornificadas
    - Principalmente no dorso das mãos, mais raramente no dorso dos pés.

Fatores predisponentes
- Exposição à radiação UV/ionizante
- Carcinógenos (principalmente breu, alcatrão, abuso de álcool etílico e/ou tabaco, suramina [corante azo azul de tripano])
- Medicamentos (bloqueador de TNF-α, inibidores de *BRAF*)
- Infecção por HPV, imunossupressão, doenças genéticas (síndrome de Muir-Torre).[1]

Locais preferidos
- Rosto, dorso da mão e dos pés.

Complicações
- Crescimento rápido em tamanho, crescimento destrutivo, muito raramente metastização.

Diagnóstico diferencial
Foliculite, furúnculo, carcinoma basocelular, molusco contagioso.

Diagnóstico
Anamnese e exame clínico.

Histopatologia
- Extirpação mais completa possível (atenção: não se faz biópsia) → Avaliação da arquitetura global.

Tratamento
Medidas terapêuticas gerais
- Evitar ou reduzir a causa
- Em geral, possível cura espontânea após vários meses (recidivas são raras).

Tratamento tópico
- 5-fluoruracila (tópico ou como injeção intralesional).

Intervenção clínica
- Crioterapia
- Radioterapia.

Tratamento cirúrgico
- **Excisão**
- Alternativa: curetagem.

Figura 19.8

a Ceratoacantoma do dorso da mão com cornificação central (dorso da mão).

b Grande ceratoacantoma da testa com cornificação central.

c Ceratoacantoma do lábio superior com cornificação central.

d Ceratoacantoma no dorso da orelha externa com tampão córneo central.

e Ceratoacantoma da bochecha com cornificação central.

f Ceratoacantoma com plugue cornificado central parcialmente solto.

---

[1] N.R.T. A síndrome de Muir-Torre é uma genodermatose autossômica dominante rara que se caracteriza por tumores sebáceos na pele e tumores malignos sistêmicos. É considerada uma variante do câncer colorretal hereditário não associado à polipose.

274 Capítulo 19 Tumores da Pele

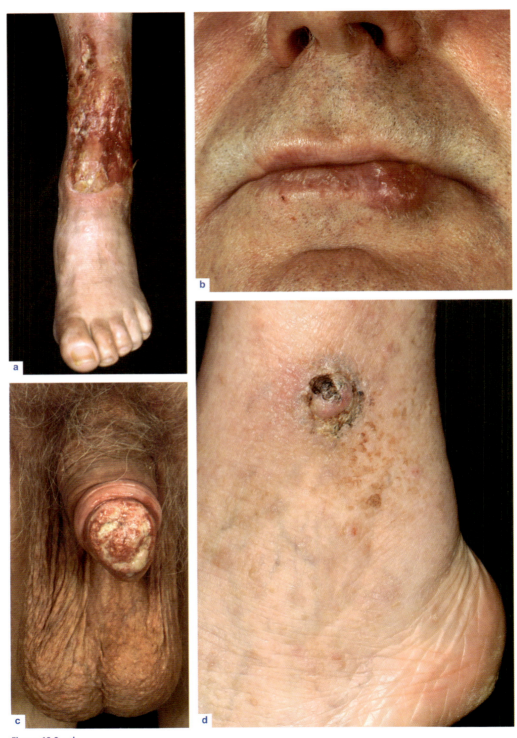

Figura 19.9 a-d

Capítulo 19 Tumores da Pele **275**

19.9 Carcinoma espinocelular

Sinônimos: carcinoma de células basais, espinalioma

Epidemiologia
- Incidência: 40/100.000 habitantes/ano
- Homens são mais acometidos do que mulheres (2:1), principalmente pessoas com mais de 50 anos e fototipos I/II.

Etiopatogenia
Neoplasia maligna dos queratinócitos epidérmicos.

Clínica
Manifestações cutâneas
- Pápulas/placas/hiperqueratoses geralmente assintomáticas, eventualmente pruriginosas/inflamatórias **múltiplas**, 0,5 a 2 cm de tamanho, **ásperas**, **eritematosas de cor marrom** (cancerização em campo) com **telangiectasias**, hipo e hiperpigmentações em áreas cutâneas expostas à radiação UV (queratoses actínicas), que após longa permanência apresentam **aumento de tamanho progressivo**, infiltrações do tecido adjacente e **úlceras** inflamatórias **indolores**
  - Úlcera de Marjolin (rara): carcinoma como consequência de inflamação crônica, por exemplo, em cicatrizes, queimaduras, fístulas, ulcerações.

Classificação pT
- Diâmetro tumoral
  - pT1 = < 2 cm, pT2 = 2 a 5 cm, pT3 = > 5 cm
    - pT1-3a: espessura do tumor – < 2 mm + apenas derme (em 0% de metastização)
    - pT1-3b: espessura do tumor – 2 a 6 mm + apenas derme (6% de metastização)
    - pT1-3c: espessura do tumor – > 6 mm + subcutâneo (20 % de metastização)
    - pT4a: espessura do tumor – < 6 mm + mais profundo que o subcutâneo (25 % de metastização)
    - pT4b: espessura do tumor – > 6 mm + mais profundo que o subcutâneo (40% de metastização).

Fatores predisponentes
- **Exposição à radiação UV/ionizante**
- Exposição crônica ao calor (fogo aberto, fogão de aquecimento, altos-fornos)
- Contato com carcinógenos (arsênico, petróleo, corantes, abuso de álcool etílico e tabaco)
- Queratoses (ceratoses) actínicas, doença de Bowen, imunossupressão, inflamações crônicas, cicatrizes, xeroderma pigmentoso, albinismo, infecções por HPV (principalmente tipos 16 e 18).

Locais preferidos
- **Áreas cutâneas expostas à luz UV** (principalmente cabeça [80%], membros, lábios, dorso das mãos).

Complicações
- Metastização.

Diagnóstico diferencial
Queratoses actínicas, carcinoma espinocelular *in situ*, queratoses seborreicas pigmentadas, doença de Bowen, carcinoma basocelular, verrugas vulgares/seborreica, lentigo senil/maligno, melanoma.

Diagnóstico
Anamnese e exame clínico.

Exames de imagem
- Na suspeita de metástases locais/a distância: linfossonografia, radiografia de tórax, ultrassonografia (US) abdominal, tomografia computadorizada (TC).

Histopatologia
- Excisão/biópsia para confirmar o diagnóstico
- Carcinoma espinocelular *in situ* → alterações celulares malignas acima da membrana basal
  - **Carcinoma espinocelular invasivo** → invasão da derme
    - Por meio da via de transdução do sinal MAPK (proteinoquinase ativada por mitógeno)
    - 5 a 10% das queratoses actínicas (10 a 20 anos de latência).

Tratamento
Medidas terapêuticas gerais
- Evitar ou reduzir a causa, inclusive proteção contra radiação UV
- Exames de acompanhamento.

Intervenção clínica
- Crioterapia (em carcinomas de baixo risco)
- Radioterapia
  - Adjuvante para
    - Tumores inoperáveis ou ressecção R1/R2 sem possibilidade de nova ressecção
    - Fatores de risco de infiltração extensa da bainha perineural
    - Acometimento extenso de linfonodos.

Tratamento sistêmico
- Medicamentos experimentais para metástases cutâneas (atenção: não são tratamentos-padrão)
  - Quimioterapia: 5-fluoruracila, cis-/carboplatina, doxorrubicina, bleomicina
  - Inibidores do controle imunológico: cemiplimabe, pembrolizumabe, nivolumabe
  - Inibidores de EGFR: cetuximabe, panitumumabe, gefitinibe, lapatinibe.

Tratamento cirúrgico
- **Excisão**
  - Atenção: bom prognóstico e baixa probabilidade de metastização com excisão precoce
- Alternativa: curetagem (em carcinomas de baixo risco).

Figura 19.9
a Úlcera de Marjolin – câncer espinocelular de grande área como úlcera da perna com cobertura de fibrina.

b Carcinoma espinocelular como nódulo eritematoso do lábio inferior.

c Carcinoma espinocelular como úlcera com cobertura fibrinosa da glande do pênis.

d Carcinoma espinocelular como nódulo cor da pele, em parte coberto por crostas.

19

276 Capítulo 19 Tumores da Pele

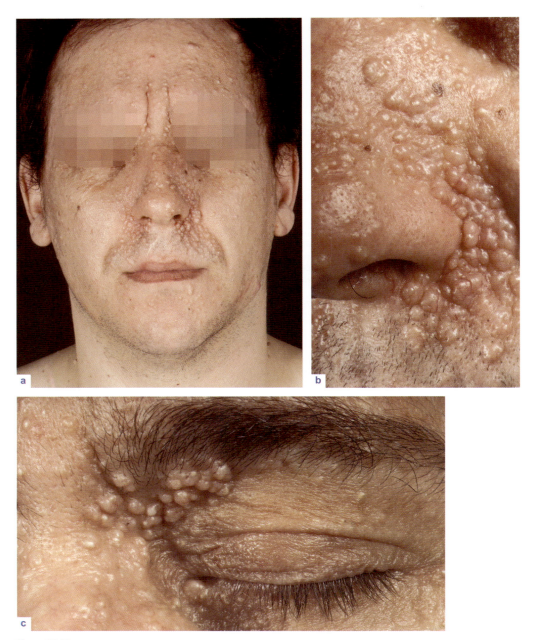

Figura 19.10 a-c

Capítulo 19 Tumores da Pele

19.10 Tricoepitelioma

Sinônimos: síndrome de Brook, epitelioma adenoide cístico, tricoblastoma superficial

Epidemiologia
Início na infância com progressão do quadro.

Etiopatogenia
Tumor anexial mesenquimatoso-epitelial.

Clínica
Manifestações cutâneas
- **Nódulos cor da pele** isolados/múltiplos, bem-delimitados e **agrupados**, em parte confluentes, com **superfície brilhante** e **telangiectasias.**

Formas especiais (raras)
- Síndrome de Brooke
  - Mutações no gene *CYLD*
  - Tricoepiteliomas múltiplos e simétricos
- Síndrome Brooke-Spiegle
  - Mutações no gene *CYLD*
  - Tricoepiteliomas múltiplos + cilindromas e espiradenomas do couro cabeludo.

Fatores predisponentes
- Predisposição familiar, mutações gênicas.

Locais preferidos
- Face, couro cabeludo, região do pescoço.

Complicações
- Recidivas frequentes, carcinomas basocelulares, cilindrocarcinomas, tumores das glândulas salivares/tumores renais (nas mutações no gene *CYLD*).

Diagnóstico diferencial
Carcinoma basocelular, cilindrocarcinomas, siringomas, fibromas, fibrofoliculomas, adenoma sebáceo.

Diagnóstico
Anamnese e exame clínico.

Histopatologia
- Para descartar degenerações malignas.

Tratamento
Intervenção clínica
- Laserterapia/crioterapia.

Tratamento cirúrgico
- Excisão
- Dermoabrasão.

Figura 19.10

a Tricoepiteliomas múltiplos cor da pele na face, parcialmente agrupados.

b *Close-up* da Figura 19.10 **a.**

c *Close-up* da Figura 19.10 **a.**

278 Capítulo 19 Tumores da Pele

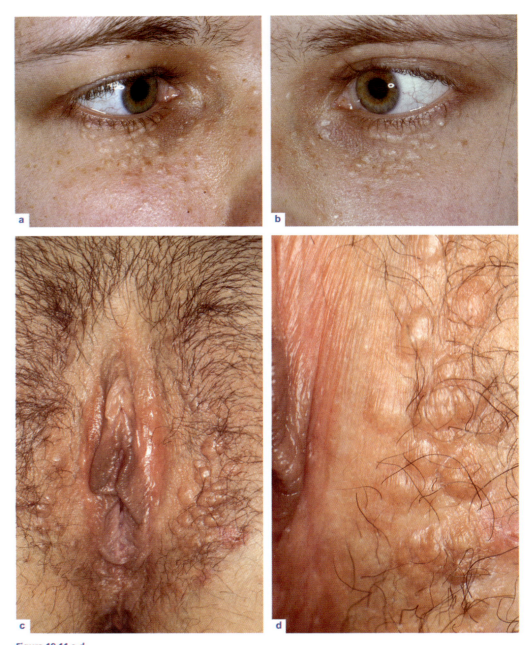

Figura 19.11 a-d

Capítulo 19 Tumores da Pele **279**

19.11 Siringoma

Sinônimo: siringoma de células claras

Epidemiologia
Homens são menos afetados que mulheres, principalmente na faixa etária entre 20 e 30 anos.

Etiopatogenia
Tumores écrinos **benignos** das glândulas sudoríparas.

Clínica
Manifestações cutâneas
- Pequenas **pápulas** crônicas, **assintomáticas**, geralmente **múltiplas**, **simétricas**, frequentemente **agrupadas**, cor da pele, em parte eritematosas e outras vezes pruriginosas, medindo 1 a 3 mm.

Classificação
- Siringoma solitário
- Siringoma eruptivo
- Siringoma disseminado
- Siringoma maligno
  - "Carcinoma anexial microcístico"
  - Raro.

Fatores predisponentes
- Associação com síndrome de Down.

Locais preferidos
- Face, principalmente região orbital, e região genital
- Não acomete palmas das mãos/plantas dos pés.

Diagnóstico diferencial
Miliária, xantelasmas, verrugas, glândulas sebáceas ectópicas, urticária pigmentosa, condiloma acuminado.

Diagnóstico
Anamnese e exame clínico.

Histopatologia
- Quando há suspeita de carcinoma anexial microcístico.

Tratamento
Medidas terapêuticas gerais
- **Não há necessidade de tratamento.**

Intervenção clínica /cirúrgica
- Por motivos estéticos
  - Excisão
  - Dermoabrasão
  - Laserterapia.

Figura 19.11

a Múltiplos siringomas, em parte agrupados e confluentes, perioculares à direita.

b Múltiplos siringomas, em parte agrupados e confluentes, perioculares à esquerda.

c Múltiplos siringomas agrupados e confluentes da região genital.

d *Close-up* da Figura 19.11 c.

280 Capítulo 19 Tumores da Pele

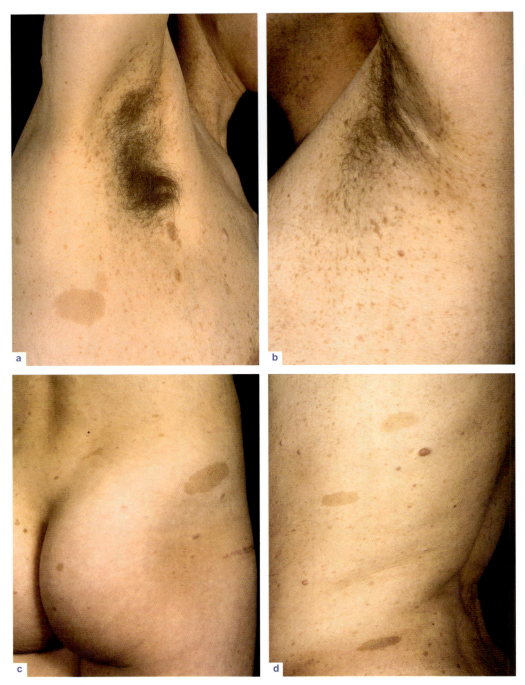

Figura 19.12 a-d

Capítulo 19 Tumores da Pele **281**

19.12 Mancha café com leite

Epidemiologia
Prevalência: 10 a 15%.

Etiopatogenia
Geralmente inata ou adquirida na infância.

Clínica
Manifestações cutâneas
- **Máculas** assintomáticas, **bem-delimitadas**, ovais arredondadas, **marrom-claras**, hiperpigmentadas, com vários centímetros de tamanho
- Aumento de tamanho geralmente apenas durante a infância.

Fatores predisponentes
- Associação com neurofibromatoses, síndrome de McCune-Albright, síndrome de Cobb, síndrome de Turner, esclerose tuberosa, síndrome de Bloom, entre outras
  - > 5 manchas café com leite frequentemente associadas com síndromes
  - Neurofibromatose 1 (NF-1): neurofibromatose periférica
    - Mutação no gene NF1: normalmente, produz neurofibromina (inativa o oncogene *RAS*)
    - Manchas café com leite a partir do 1º mês de vida – 2º ano de vida, neurofibromas plexiformes subcutâneos/pedunculados e grandes neurofibromas
  - NF-2: neurofibromatose central
    - Mutação no gene NF2: normalmente, produz merlina (proteína de supressão tumoral)
    - Neurinomas uni/bilaterais do nervo acústico + perda auditiva a partir dos 20 a 30 anos, mais raramente manifestações cutâneas
  - NF-3 a 8
    - Formas mais raras
  - Síndrome de McCune-Albright
    - Mutação no gene *GNAS1*
    - Tríade de sintomas: hiperpigmentações dispostas de modo segmentar (linhas de Blaschko), displasia fibrosa, puberdade precoce.

Locais preferidos
- Tronco e membros.

Diagnóstico diferencial
Nevos melanocíticos congênitos.

Diagnóstico
Anamnese e exame clínico.
- Investigar eventual doença de base na presença de múltiplas manchas café com leite.

Tratamento
Medidas terapêuticas gerais
- Não há necessidade de tratamento para manchas café com leite.

Intervenção clínica /tratamento cirúrgico
- Por motivos estéticos
  - Dermoabrasão
  - Laserterapia/crioterapia
  - Atenção: frequentemente os resultados não são bons, com cicatrizes e recidivas.

Figura 19.12

a Várias manchas café com leite grandes e punctiformes no flanco direito e na região axilar.

b Múltiplas manchas café com leite no flanco esquerdo e na região axilar.

c Uma grande mancha café com leite solitária e múltiplas pequenas manchas café com leite na região do quadril direito.

d Três grandes manchas café com leite e múltiplas manchas café com leite pequenas no flanco esquerdo.

282 Capítulo 19 Tumores da Pele

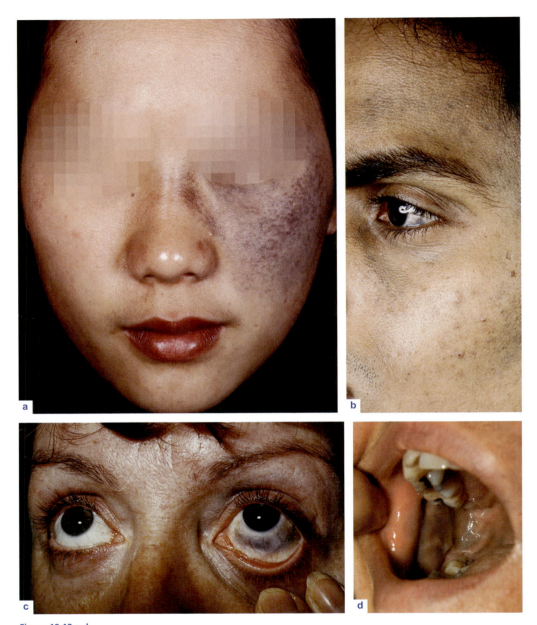

Figura 19.13 a-d

Capítulo 19 Tumores da Pele **283**

19.13 Nevo de Ota

Sinônimo: melanocitose oculodérmica

Epidemiologia
Homens são menos afetados do que mulheres, principalmente asiáticos, africanos.

Etiopatogenia
Nevo melanocítico congênito
- Raramente adquirido.

Clínica
Manifestações cutâneas
- **Hiperpigmentações** pouco delimitadas, frequentemente **salpicadas**, unilaterais, raramente bilaterais, **azul-escuras**, **avermelhadas** a marrons, desbotadas, algumas finamente nodulares.

Forma especial
- Nevo de Hori
  - Adquirido e bilateral.

Fatores predisponentes
- Associação com catarata, glaucoma e surdez.

Locais preferidos
- Região periorbital, bochecha, esclera, mucosas nasal e bucal, tímpano, faringe.

Complicações
- Melanomas malignos, tumores intracerebrais produtores de melanina (muito raros).

Diagnóstico diferencial
Nevo flâmeo, hemangioma, sarcoma de Kaposi, nevo azul.

Diagnóstico
Anamnese e exame clínico.

Tratamento
Medidas terapêuticas gerais
- Não há cura espontânea
- Meios cosméticos para encobrir a hiperpigmentação.

Intervenção clínica
- Laserterapia.

Tratamento cirúrgico
- Excisão.

Figura 19.13
a Nevo de Ota na região esquerda da bochecha.
b Nevo de Ota na testa esquerda e esclera.
c Nevo de Ota na esclera esquerda.
d Nevo de Ota na mucosa da bochecha direita.

284 Capítulo 19 Tumores da Pele

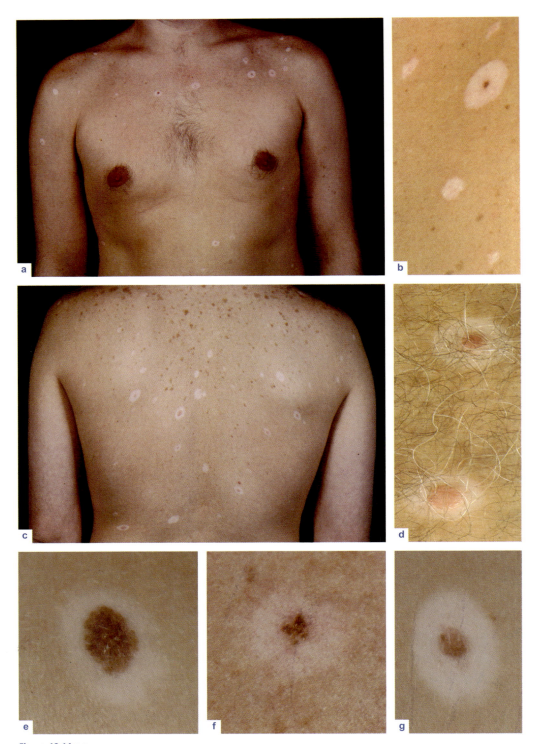

Figura 19.14 a-g

Capítulo 19 Tumores da Pele   **285**

19.14 Nevo halo

Sinônimos: nevo de Sutton, leucodermia centrífuga adquirida

Epidemiologia
Principalmente adultos jovens.

Etiopatogenia
Nevos com hipopigmentação circundante
- Predisposição familiar
- Discute-se uma reação autoimune.

Clínica
Manifestações cutâneas
- Nevos únicos/múltiplos, ovais arredondados, inicialmente avermelhados, pouco ou não elevados, de marrons a cor da pele, com tamanhos de 0,5 a 2 cm, com **hipopigmentação esbranquiçada** diretamente adjacente, eventualmente com perda completa da pigmentação do nevo central.

Fatores predisponentes
- Associação com vitiligo (em 20%) e melanoma metastizante eventualmente como sinal de regressão (raro).

Local preferido
- Tronco.

Complicações
- Degeneração maligna.

Diagnóstico diferencial
Não há.

Diagnóstico
Anamnese e exame clínico.

Histopatologia
- Na suspeita de malignização.

Tratamento
Medidas terapêuticas gerais
- **Sem necessidade de tratamento**
- Exame dermatológico regular
- Tratamento cirúrgico
- Na suspeita de degeneração maligna
  – Excisão.

Figura 19.14

a   Múltiplos nevos halos na região torácica.

b   Nevos halos com despigmentação completa ou parcial.

c   Múltiplos nevos halos no dorso.

d   Nevos halos

e-g   Nevos halos.

19

286 Capítulo 19 Tumores da Pele

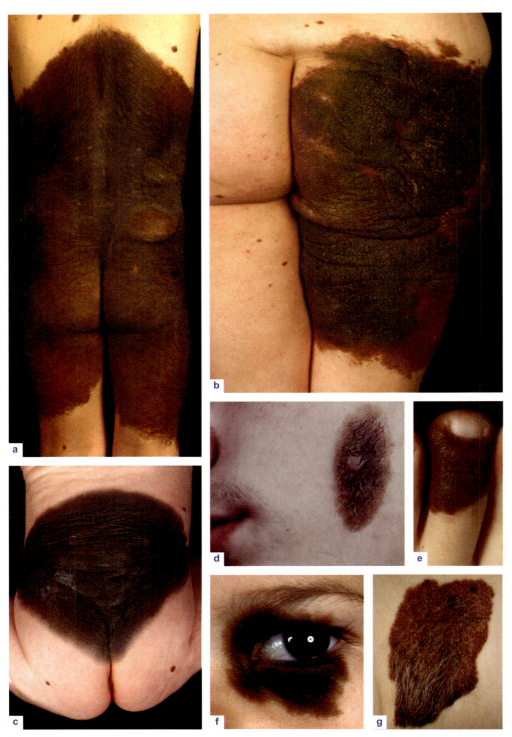

Figura 19.15 a-g

19.15 Nevos melanocíticos congênitos

Sinônimo: nevo pigmentoso e piloso

Epidemiologia
- Prevalência: 1% (quanto maiores os nevos congênitos, mais raros são)
- Acometem homens e mulheres na mesma proporção.

Etiopatogenia
Disfunção da migração dos melanócitos
- Ocorre no período pré-natal
- Relaciona-se frequentemente com mutações em *NRAS*
- Supõem-se mutações em *BRAF*.

Clínica
Manifestações cutâneas
- Nevo bem-delimitado, unilateral/simétrico, frequentemente plano no início; na evolução, torna-se papuloso e elevado, **pilificado ou não, de cor preta-amarronzada,** por vezes com múltiplos nevos satélites.

Classificação
- Nevos pequenos:
  - < 1,5 cm
- Nevos médios
  - M1: 1,5 a 10 cm
  - M2: > 10 a 20 cm
- Nevos grandes
  - L1: > 20 a 30 cm
  - L2: > 30 a 40 cm
- Nevos muito grandes (nevos gigantes)
  - G1: > 40 a 60 cm
  - G2: > 60 cm.

Formas especiais
- Nevos pigmentados e pilosos (nevos tipo "pele de animal")
  - Pilificação com pelos relativamente grossos
- Nevos gigantes do tipo "calção de banho"
  - Simétricos na região das nádegas
- Melanose neurocutânea (rara)
  - Nevos melanocíticos congênitos, pilificados, com pequenos nevos congênitos na região da coluna vertebral/cabeça, com participação do SNC
  - Sintomas neurológicos, distúrbios cerebrais e do comportamento são possíveis
  - Frequentemente, melanomas (metastizante) e melanomas leptomeníngeos que se manifestam precocemente em adultos jovens
  - Letalidade: 50% no 1º ano de vida.

Fatores predisponentes
- Mutações genéticas.

Locais preferidos
- Tronco, nádegas, cabeça.

Complicações
- **Melanomas malignos**
  - Quanto maior o nevo congênito, maior é o risco de malignização
    - Risco global = 0,7%
    - Com tamanho > **20 cm = 5%.**

Diagnóstico diferencial
Não há.

Diagnóstico
Anamnese e exame clínico.

Histopatologia
- Na suspeita de degeneração maligna.

Tratamento
Medidas terapêuticas gerais
- **Triagem cutânea regular**

Tratamento cirúrgico
- Na presença de sinais de risco/principalmente degeneração maligna/por motivos estéticos
  - Excisão
    - Se necessário, várias sessões/necessidade de cobertura por cirurgia plástica
  - Dermoabrasão
    - Usada com frequência no lactente.

Figura 19.15

a Nevo gigante pilificado com tipo "calção de banho" na região inferior do corpo.

b Nevo gigante pouco pilificado na região glútea direita.

c Grande nevo congênito simétrico de um lactente na região inferior das costas.

d Nevo congênito pigmentado e piloso na bochecha esquerda com pilificação.

e Nevo congênito não pilificado de tamanho médio no dedo do pé.

f Nevo não pilificado de tamanho médio na região periocular direita.

g Nevo pilificado de tamanho médio na coxa.

288   Capítulo 19   Tumores da Pele

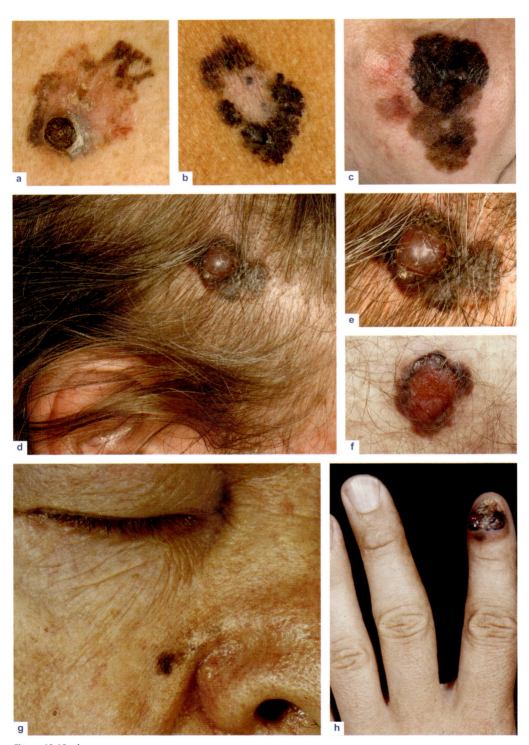

Figura 19.16 a-h

19.16 Melanoma maligno | Parte I

Sinônimo: câncer de pele

Epidemiologia
- Prevalência de tempo de vida: 2%
- Incidência: 26/100.000 habitantes/ano
- Taxa de mortalidade: 3 a 4/100.000 habitantes/ano
- Homens e mulheres são acometidos na mesma proporção, principalmente tipo de pele I/II e pessoas com mais de 50 anos, raramente antes dos 40 anos.

Etiopatogenia
As causas exatas dos melanomas permanecem desconhecidas.
- Células de origem
  - Melanócitos/melanoblastos/células-tronco de melanócitos
- Características celulares
  - Proliferação celular autônoma ↑ + plasticidade funcional ↑ + resistência à apoptose ↑ + capacidade de invasão ↑
  - Modulação do sistema imunológico por meio de expressão **PD-L1** e **PD-L2**
- Mutações induzidas por radiação UV/mutações espontâneas e predisposição genética (mutação da linha germinal)
  - Altas doses isoladas de radiação UV (queimaduras solares) implicam em risco de melanoma mais elevado do que doses UV cumulativas
  - Mutações: principalmente $BRAF^{V600E}$ (em 40 a 50%), $NRAS^{Q61L/R}$ (em 15 a 50%), *c-KIT* (em 5%), *GNAQ* e *GNA11* (sobretudo em melanomas da úvea e nevos azuis)
  - Sinalização da MAPK = receptor de tirosinoquinase → *NRAS* → *BRAF* → *MEK* → *ERK* → proliferação celular.

Clínica
Classificação
- **Melanoma maligno de disseminação superficial** (60 a 70%)
  - Em cerca de 30% de um HV resultante de um nevo com tamanho progressivo e limites relativamente **irregulares** e variações de cores do **preto, marrom, cinza a azul**, também em combinação com uma superfície plana/não elevada e irregular; na evolução, forma placas/pápulas/nódulos pequenos e grandes
- **Melanoma nodular** (15 a 20%)
  - Frequentemente, uma progressão em tamanho com delimitação relativamente precisa, superfície lisa, **nodular**, pouco crescimento em superfície, mas crescimento acentuado em **profundidade**, em parte com borda levemente marrom ao nível cutâneo e variantes de **cor escura** (do **preto, marrom-escuro** a **azulado-preto**), bem como **ulcerações** e sangramentos frequentes
- **Lentigo maligno (melanoma *in situ*)** (5 a 15%)
  - Aumento das dimensões do lentigo maligno, com uma configuração limitada, coloração de **marrom** a **preta**, irregular, levemente elevada; sua superfície mede cerca de 5 cm, com nódulos escuros e projeções marrons não elevadas terminando em pele normal

- **Melanoma acrolentiginoso** (5 a 15%)
  - Plano, com aumento de tamanho progressivo, hiperpigmentação irregular, marrom a preta, por vezes com **estrias ungueais hiperpigmentadas**, > 3 mm, com crescimento nodular-infiltrativo e transição para erosões, **ulcerações**, sangramentos e **onicodistrofias** com delimitação difícil para diagnóstico
- **Melanoma maligno amelanótico** (raro)
  - Placa hipopigmentada/despigmentada, geralmente avermelhada, com modificação nodular e em parte com erosões/ulcerações e sangramentos durante a evolução
- **Melanoma de mucosa** (raro)
  - Inicialmente, mácula preta-amarronzada com placa/nódulo aumentando em área e espessura com o passar dos anos, bem como erosões e ulcerações com sangramentos na evolução
- **Melanoma de coroide** (raro)
  - Melanoma que se origina da coroide

Fatores predisponentes
- Exposição crônica à luz UV, tipos cutâneos I/II, imunossupressão
- Predisposição genética, síndrome do nevo displásico, xeroderma pigmentoso.

Locais preferidos
- Melanoma maligno de disseminação superficial: tronco, membros inferiores
- Melanoma nodular: tronco, cabeça, nuca
- Lentigo maligno (melanoma *in situ*): rosto, região do pescoço
- Melanoma acrolentiginoso: palma das mãos, planta dos pés, pododáctilos, quirodáctilos (principalmente falange distal e região ungueal)
- Melanoma maligno amelanótico: tronco, cabeça e membros
- Melanoma mucoso: região bucal, garganta, sistema digestório, regiões genital e anorretal
- Melanoma maligno da úvea (a úvea ou trato uveal é constituída pela íris, pelo corpo ciliar e pela coroide).

Complicações
- Metástases para linfonodos/pele, metastização hematogênica (fígado, pulmão, cérebro/SNC, esqueleto, coração, glândulas suprarrenais)
- Perda visual com defeitos do campo visual (no melanoma da úvea).

Figura 19.16
a-c   Melanoma de disseminação superficial.

d   Melanoma nodular temporal esquerdo.

e   Melanoma nodular (*Close-up* da Figura 19.16 d).

f   Melanoma de disseminação superficial.

g   Melanoma lentigo-maligno do sulco nasolabial direito.

h   Melanoma acrolentiginoso na falange terminal do dedo indicador esquerdo.

290 Capítulo 19 Tumores da Pele

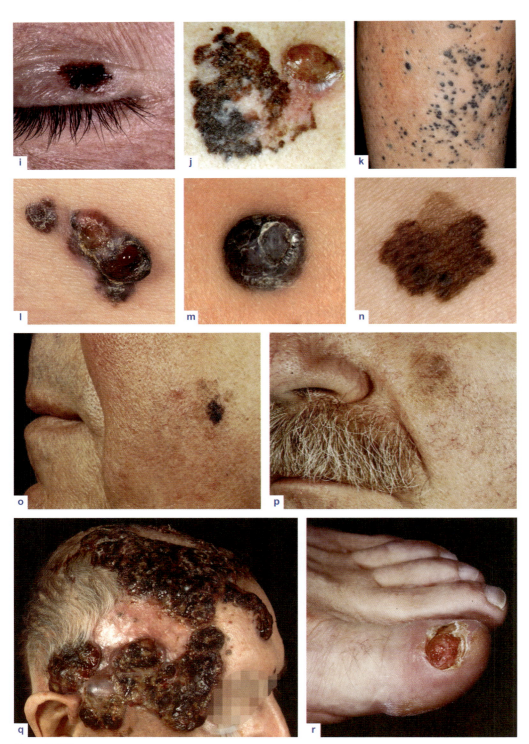

Figura 19.16 i-r

Capítulo 19 Tumores da Pele **291**

19.16 Melanoma maligno | Parte II

Diagnóstico diferencial

Nevos melanocíticos, nevo azul/nevo de Spitz, carcinoma basocelular pigmentado, verruga seborreica/vulgar, queratoses actínicas pigmentadas, lentigo maligno, hemangiomas, angioqueratomas, granuloma piogênico, outros tumores.

Diagnóstico

Anamneses e exame clínico.
- **Regra ABCDE**
  - **A**ssimetria + **b**ordas (irregulares) + **c**oloração (alteração da cor) + **d**iâmetro > 5 mm + **e**volução (alterações nos últimos 3 meses)
  - Atenção: inspeção de todo o corpo + palpação de linfonodos.

Exames complementares
- **Dermatoscopia**
- Eventualmente, diagnóstico adicional/estadiamento: ultrassonografia do tumor primário e dos linfonodos, PET-TC de crânio, tórax e abdome, ressonância magnética do crânio.

Histopatologia
- Melanoma *in situ*
  - Não ultrapassa a membrana basal
- Melanoma invasivo
  - Ultrapassa a membrana basal
  - Espessura tumoral: T1 = ≤ 1 mm; T2 = 1,01 a 2 mm; T3 = 2,01 a 4 mm; T4 > 4 mm
  - Adicionais: a = sem ulcerações, b = com ulcerações
- Análises de mutações.

Exames laboratoriais
- Proteína S100 (marcador tumoral), proteína C reativa elevada, lactato desidrogenase (LDH) elevado.

Tratamento

Medidas terapêuticas gerais
- Acompanhamento cuidadoso, adaptado ao estágio tumoral
  - Exame físico, ultrassonografia dos linfonodos, determinação da proteína S100, exames de imagem.

Tratamento tópico
- Tratamento pós-operatório/paliativo para erosões/ulcerações.

Tratamento sistêmico
- Inibidores da MAPK: tratamento direcionado
  - Inibidores de *BRAF* (p. ex., dabrafenibe, vemurafenibe)
  - Inibidores de *MEK* (p. ex., cobimetinibe, trametinibe)
  - Frequentemente, inibidores de *BRAF + MEK*
- Inibidores de controle imunológico: bloqueiam o efeito inibidor de CTLA-4 e PD-1 sobre linfócitos T, resultando em intensificação da resposta celular
  - Anticorpo monoclonal contra CTLA-4 (p. ex., ipilimumabe)
  - Anticorpos monoclonais contra PD-1 (p. ex., nivolumabe, pembrolizumabe)
  - Frequentemente, anticorpos contra CTLA-4- + anticorpos contra PD-1 (receptores de morte programada 1)

- Inibidores de *c-KIT*
  - Por exemplo: imatinibe, nilotinibe
- Alternativas: imunoterapia, quimioterapia.

Intervenção clínica
- Radioterapia
  - Se houver contraindicações à cirurgia, ressecção R1-/R2 sem possibilidade de nova ressecção/margem de segurança insuficiente
  - Após linfadenectomia: com três linfonodos acometidos/ruptura da cápsula/metástases de linfonodos > 3 cm/recidiva linfogênica.

Tratamento cirúrgico
- **Excisão do tumor primário** com margem de segurança de:
  - 0,5 cm no melanoma *in situ*
  - 1 cm: com ≤ 2 mm de espessura
  - 2 cm: com > 2 mm de espessura
- **Extirpação de linfonodo sentinela**
  - A partir de > 0,75 a 1 mm de espessura → marcador linfático (azul patente de Guerbet associado a tecnécio 99m)
- Linfadenectomia radical se houver metástases em linfonodos.

Profilaxia
- **Proteção contra radiação UV**
  - Filtro solar, roupas longas que impeçam a passagem de luz UV, coberturas para proteção de cabeça e rosto
- **Rastreamento de câncer de pele.**

Figura 19.16

i, j   Melanoma maligno de disseminação superficial.

k   Metástases cutâneas de um melanoma maligno.

l, m   Melanoma nodular maligno.

n   Melanoma maligno de disseminação superficial.

o, p   Lentigo maligno (melanoma *in situ*) da bochecha esquerda.

q   Metástases de um melanoma maligno na região da cabeça.

r   Melanoma acrolentiginoso (MAL) (falange distal do hálux esquerdo).

292 Capítulo 19 Tumores da Pele

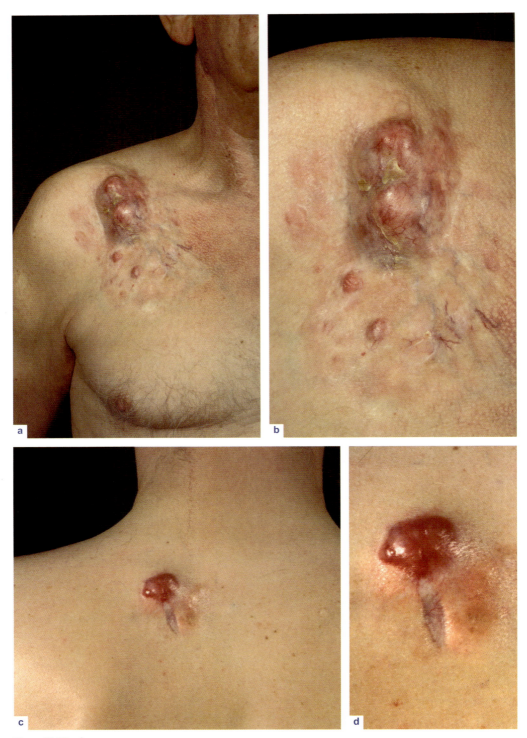

Figura 19.17 a-d

19.17 Dermatofibrossarcoma protuberante

Sinônimos: DFSP, tumor de Bednar

Epidemiologia
- Prevalência: 1/100.000 habitantes
- Incidência: 0,8 a 5/1 milhão de habitantes/ano
- Homens e mulheres são igualmente afetados, principalmente entre 20 e 50 anos.

Etiopatogenia
- As causas exatas ainda não são conhecidas.
- Tumor fibroblástico maligno, localmente **agressivo** = **sarcoma** cutâneo mais comum)
  - Translocação cromossômica 17q22: 22q13 (em > 90%)
  - *COL1A1*-proteína de fusão PDGF-beta elevada → ligação ao receptor PDGF → estímulo de crescimento contínuo.

Clínica
Manifestações cutâneas
- **Placa** de crescimento continuado e **assintomático** durante anos, **azulada** a cor **da pele**, inicialmente pouco elevada e não aderida a planos profundos; evolui para um **tumor** aderido a planos profundos de 1 a 10 cm, com superfície cutânea tensa e telangiectasias.

Estágios
- Estágio I: tumor primário
- Estágio II: metástases em linfonodos
- Estágio III: metástases a distância.

Formas especiais
- Tumor de Bednar
  - DFSP pigmentado
- Fibroblastoma de células gigantes
  - DFSP juvenil
- DFSP com transformação fibrossarcomatosa
  - Forma de progressão com taxa mais elevada de metastização.

Locais preferidos
- Tronco (principalmente região do ombro, membros).

Complicações
- Crescimento intracutâneo e subcutâneo infiltrativo e destrutivo
- Metástases linfáticas e pulmonares (< 1%).

Diagnóstico diferencial
Cicatrizes, queloide, carcinoma basocelular, dermatofibroma, linfoma cutâneo de células B.

Diagnóstico
Anamnese e exame clínico.

Exames complementares
- Ultrassonografia/ressonância magnética (pré-operatória quando as lesões são grandes)
- Ultrassonografia dos linfonodos e tomografia computadorizada/ressonância magnética (na suspeita de metastização).

Histopatologia e hibridização fluorescente *in situ*
- Biópsia para assegurar o diagnóstico.

Tratamento
Medidas terapêuticas gerais
- Exames de controle frequentes

Intervenção clínica
- Radioterapia
  - Se houver contraindicações a cirurgia, ressecção R1 e R2, margem de segurança insuficiente, recidivas múltiplas.

Tratamento sistêmico
- Imatinibe (taxa de resposta de 50%)
  - Inibidor da tirosinoquinase
  - No dermatofibrossarcoma não recidivante, recidivante e/ou metastizante
- Eventualmente, quimioterapia para dermatofibrossarcomas com transformação fibrossarcomatosa.

Tratamento cirúrgico
- **Excisão**
  - **1 a 3 cm de margem de segurança**
  - Cirurgia micrográfica (menos recidivas)
  - Atenção: o desfecho com excisão precoce é bom, mas as recidivas locais são frequentes.

Figura 19.7

a Tumores azulados ou cor da pele com superfície cutânea tensa e telangiectasias do ombro direito no DFSP.

b *Close-up* Figura 19.17 a.

c DFSP na forma de um tumor solitário, bem-delimitado e azulado, com cicatriz alongada na região superior do dorso.

d *Close-up* da Figura 19.17 c.

294　Capítulo 19　Tumores da Pele

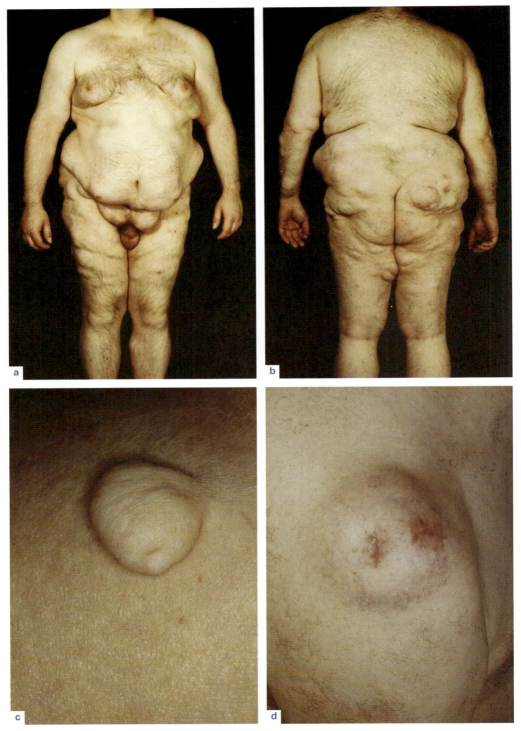

Figura 19.18 a-d

Capítulo 19 Tumores da Pele **295**

19.18 Lipoma

Epidemiologia
Homens são mais acometidos do que mulheres, principalmente entre 40 e 70 anos.

Etiopatogenia
Tumor benigno de tecido adiposo
- Predisposição genética na lipomatose.

Clínica
Manifestações cutâneas
- Geralmente **nódulos/tumores assintomáticos, isolados**, raramente múltiplos, relativamente **macios** e **arredondados**, com tamanho de até 10 cm, encontrados a profundidades variáveis, visíveis/palpáveis.

Formas especiais
- Lipomatose dolorosa (doença de Dercum)
  - Lipomas subcutâneos dolorosos (principalmente em mulheres com sobrepeso/obesidade na menopausa)
- Lipomatose (2 a 3%)
  - Lipomas múltiplos
  - Tipo I
    - Doença de Madelung (lipomatose simétrica múltipla): tipo nucal localizado
  - Tipo II
    - Comprometimento da cintura escapular → tipo pseudoatlético
  - Tipo III
    - Comprometimento da cintura pélvica → tipo ginecoide
  - Tipo IV
    - Tipo abdominal
- Síndrome de lipodistrofia
  - Perda de gordura nos membros e no rosto
  - Perda de gordura no abdome, no tórax e na nuca
  - Associação com medicamentos antirretrovirais e durante a evolução com desenvolvimento de uma síndrome metabólica.

Sinais/sintomas associados
- Raramente, dores/distúrbios neurológicos.

Fatores predisponentes
- Associação com neurofibromatose, síndrome de Gardner, síndrome de Gorlin-Goltz, síndrome de Wermer, síndrome de Proteus.

Locais preferidos
- Tronco, nuca (giba de búfalo), pescoço (doença de Madelung), coxas.

Complicações
- Lipomas múltiplos, dor, distúrbios neurológicos.

Diagnóstico diferencial
Cistos, fibromas, paniculite, neurofibromas, metástases e outros tumores.

Diagnóstico
Anamnese e exame clínico.

Histopatologia
- Para exclusão de tumores malignos.

Tratamento
Tratamento cirúrgico
- Excisão em caso de dor/ou por motivos estéticos.

Figura 19.18

a, b Lipomatose com múltiplos tumores de diversos tamanhos (lipomas) em todo o tegumento.

c Lipoma solitário.

d Lipoma solitário com duas cicatrizes sobrejacentes.

296 Capítulo 19 Tumores da Pele

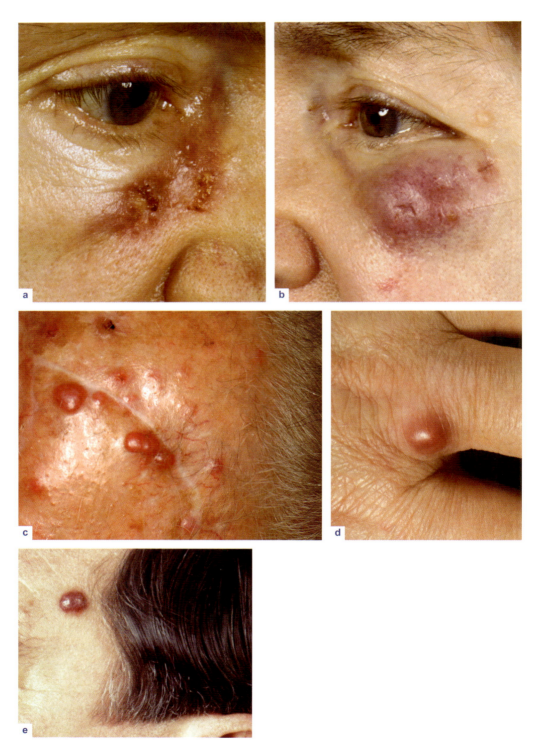

Figura 19.19 a-e

19.19 Carcinoma de células de Merkel

Sinônimos: CCM, carcinoma neuroendócrino, carcinoma trabecular

Epidemiologia
- Incidência: 0,13/100.000 habitantes/ano (na Europa)
- Homens são mais afetados do que mulheres, principalmente pessoas com menos de 60 anos
- Taxa de sobrevida de 5 anos = 66 a 75% (tumores primários < 2 cm), 50 a 60% (tumores primários > 2 cm), 42 a 52% (metástases de linfonodos), 17 a 18% (metástases a distância).

Etiopatogenia
As causas exatas permanecem desconhecidas
- **Tumor cutâneo altamente maligno**
  - Diferenciação epitelial e neuroendócrina
  - Poliomavírus de célula de Merkel (MCPyV), em 80% dos casos.

Clínica
Manifestações cutâneas
- **Nódulos lisos** assintomáticos, geralmente únicos, relativamente **pouco delimitados**, de crescimento relativamente rápido, **eritematosos** azulados, elevados, hemisféricos de até 4 cm, em parte como placas crostosas ulcerativas.

Fatores predisponentes
- Exposição à radiação UV, imunossupressão (principalmente em infecções pelo HIV, linfomas de células B, pós-transplante de órgão).

Locais preferidos
- Exposição de áreas cutâneas à luz UV, região da cabeça/do pescoço (50%), membros (30%)
- Associação com carcinoma basocelular, carcinoma espinocelular e outros processos malignos.

Complicações
- Alta taxa de recidivas, **metástases** precoces nos **linfonodos** (em 20% dos diagnósticos primários), **metástases a distância** (em 10% no diagnóstico inicial).

Diagnóstico diferencial
Carcinoma basocelular, carcinoma espinocelular, melanomas, linfoma de célula B, angioma, hidradenoma, rabdomiossarcomas, metástases (principalmente câncer de pulmão de pequenas células).

Diagnóstico
Anamnese e exame clínico
- Critérios **AEIOU: a**ssintomático + **e**xpansão rápida + **i**munossupressão + adulto mais velho (**o**lder) + pele exposta à luz **UV**.

Histopatologia
- Classificação histológica
  - Tipo trabecular: "melhor" prognóstico
  - Tipo intermediário: prognóstico mediano
  - Tipo pequenas células: pior prognóstico
- Imuno-histologia
  - Citoqueratina-20 **(CQ-20) positiva**
  - Fator de transcrição da tireoide (**TTF-1**) **negativo** + **eventualmente** determinação de: Melan-A, S100B, LCA (do inglês *leukocyte common antigen*)

- Atenção: na suspeita de um carcinoma de célula de Merkel, recomenda-se excisão primária em vez da biópsia.

Exames complementares (estadiamento)
- Ultrassonografia de linfonodo (LN) e do abdome, tomografia computadorizada de tórax e abdome, ressonância magnética do crânio, eventualmente ^{18}F-FDG-PET/CT na presença de metástases de linfonodos.

Dados laboratoriais
- Enolase neuroespecífica e cromogranina A geralmente positivas.

Tratamento
Medidas terapêuticas gerais
- Alta taxa de recidivas, sendo necessários controles de evolução frequentes
- Cura raramente é possível.

Intervenção clínica
- Radioterapia (RT)
  - RT adjuvante (mesmo após ressecção completa, eventualmente não na presença de fatores prognósticos favoráveis)
  - Eventualmente nas recidivas locais, metástases *em trânsito*, metástases para linfonodos clinicamente evidentes/metástases a distância.

Tratamento sistêmico
- Imunoterapia
  - Eventualmente se houver contraindicação à cirurgia, doença local avançada, metástases à distância
  - Avelumabe (anticorpo monoclonal humano contra PD-L1)
- Quimioterapia
  - Eventualmente se houver contraindicação à imunoterapia.

Tratamento cirúrgico
- Excisão
  - Estágio I: margem de segurança de 1 cm
  - Estágio II: margem de segurança de 2 cm
- **Excisão de linfonodo sentinela**
- Linfadenectomia se houver linfonodo sentinela positivo/metástases em linfonodo.

Figura 19.19

a Carcinoma de células de Merkel como placas pouco delimitadas, eritematosas marrons, crostosas perioculares à direita.

b Carcinoma de células de Merkel na forma de nódulo eritematoso azulado, pouco delimitado, plano, liso e arredondado periocular à esquerda.

c Múltiplos pequenos nódulos bem-delimitados, eritematosos, em parte confluentes como metástases locais e telangiectasias no couro cabeludo em um CCM.

d Carcinoma de célula de Merkel como pequeno nódulo eritematoso solitário no dedo médio.

e Carcinoma de célula de Merkel como nódulo eritematoso solitário azulado na fronte esquerda.

298 Capítulo 19 Tumores da Pele

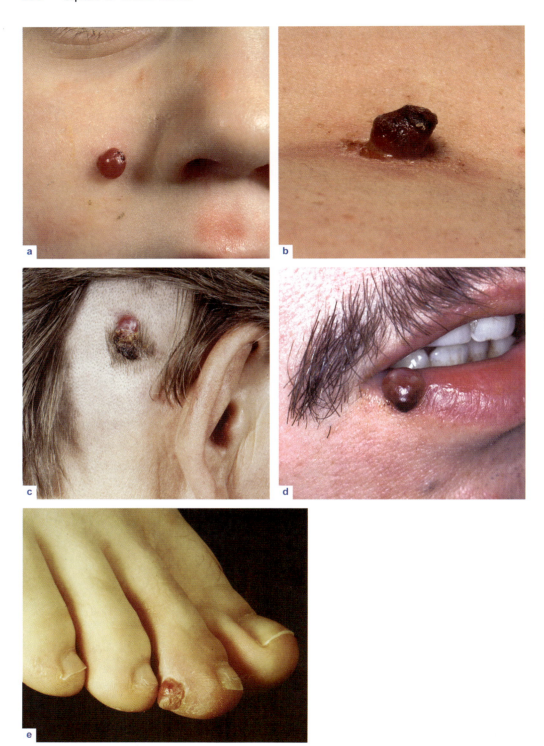

Figura 19.20 a-e

Capítulo 19 Tumores da Pele **299**

19.20 Granuloma piogênico

Epidemiologia
Acomete principalmente pessoas entre 20 e 50 anos.

Etiopatogenia
Tumor vascular benigno
- Proliferação hipertrófica de tecido de granulação
- Mutações de *BRAF* e *RAS*.

Clínica
Manifestações cutâneas
- Geralmente um **nódulo assintomático**, de crescimento rápido, bem-delimitado, **eritematoso azulado** a azul-escuro, medindo até 3 cm, frequentemente com erosões, **ulcerações**, sangramentos e formação de crostas.

Formas especiais
- Granuloma piogênico subcutâneo
- Granuloma piogênico intravascular
- Granuloma piogênico disseminado (tumores múltiplos)
- *Epulis gravidarum* (epulis gravídico associado à gestação)
- Granuloma piogênico com satelitose (principalmente em crianças e jovens).

Sinais/sintomas associados
- Raramente, dores.

Fatores predisponentes
- **Traumatismos, gestação.**

Locais preferidos
- Falange terminal, face (lábios), couro cabeludo.

Complicações
- Recidivas frequentes.

Diagnóstico diferencial
Melanomas (amelanóticos), angiossarcomas, hemangio-endotelioma epiteloide, tecido de granulação na unha encravada.

Diagnóstico
Anamnese e exame clínico.

Histopatologia
- Para exclusão de tumores malignos
- CD31 positivo
- KI-67 positivo.

Tratamento
Tratamento tópico
- Glicocorticoide.

Intervenção clínica
- Laserterapia/crioterapia.

Tratamento cirúrgico
- **Excisão.**

Figura 19.20
a Granuloma piogênico na forma de nódulo eritematoso azulado da prega nasolabial direita.

b Granuloma piogênico como nódulo erosivo com crostas.

c Granuloma piogênico na forma de nódulo eritematoso azulado e com crostas no couro cabeludo.

d Granuloma piogênico na forma de nódulo sólido azul-escuro junto ao lábio inferior.

e Granuloma piogênico na forma de nódulo eritematoso azulado no segundo dedo do pé.

300 Capítulo 19 Tumores da Pele

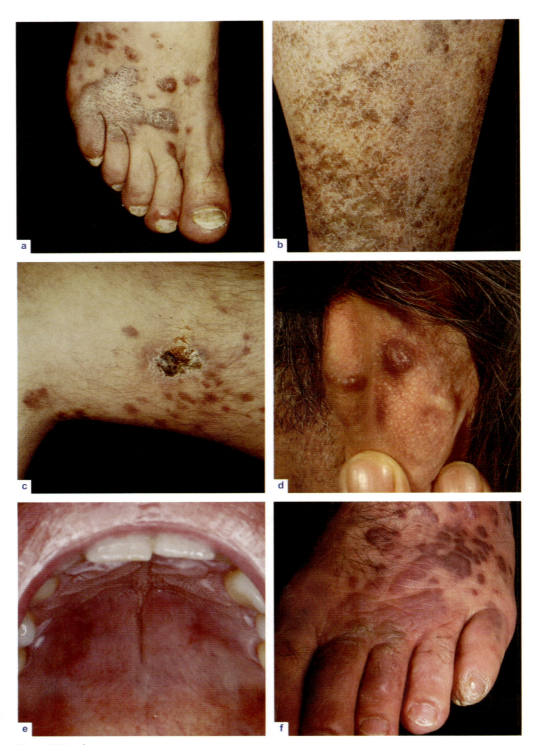

Figura 19.21 a-f

Capítulo 19 Tumores da Pele **301**

19.21 Sarcoma de Kaposi

Sinônimo: sarcoma hemorrágico idiopático

Epidemiologia
- Incidência: 1/10 milhões de habitantes/ano (tipo clássico)
- Homens são mais afetados do que mulheres.

Etiopatogenia
As causas exatas ainda não são conhecidas.
- Doença sistêmica multilocular primária
- **Infecção por herpes-vírus humano do tipo 8 (HHV-8)**
  - Principalmente transmissão sexual.

Clínica
Manifestações cutâneas
- Inicialmente, **máculas** eritematosas a **marrom-escuras**, uni/bilaterais assintomáticas, lentamente progressivas, com **formação de edema** acentuado; evoluem para **placas nodulares** eritematosas de coloração marrom-clara, frequentemente **ulcerativas**, sangrantes, e depois para necrose.

Classificação
- Sarcoma de Kaposi clássico
  - Principalmente nos membros inferiores de homens idosos provenientes da região do Mediterrâneo, Rússia e Polônia
- Sarcoma de Kaposi endêmico
  - Sarcoma de Kaposi linfadenopático fulminante e agressivo
  - Principalmente nos membros de homens jovens e crianças provenientes do continente africano
- Sarcoma de Kaposi associado à imunossupressão
  - Após transplante de órgãos, sob medicação imunossupressora
  - Principalmente pele, mucosas, órgãos internos
- Sarcoma de Kaposi associado à infecção por HIV
  - Principalmente pele, mucosas, órgãos internos.

Fatores predisponentes
- Infecção por HHV-8
  - Em todos os sarcomas de Kaposi em estágios avançados, a comprovação de HHV-8 pode ser negativa
- Outros fatores: imunossupressão (principalmente infecção pelo HIV, transplante de órgão, lúpus eritematoso sistêmico), homossexualidade, promiscuidade.

Locais preferidos
- **Membros** (inferiores), tronco, região da cabeça, mucosas.

Complicações
- Acometimento de órgãos internos (pulmão, fígado, coração, sistema digestório), evoluções agressivas e infiltrativas com óbito após algumas semanas.

Diagnóstico diferencial
Linfomas, angiomas, hemangiomas, histiocitomas, acroangiodermatite.

Diagnóstico
Anamnese e exame clínico.

Exames complementares (estadiamento)
- Ultrassonografia de linfonodos, se necessário, esofagogastroduodenoscopia (endoscopia digestiva alta) e retoscopia, radiografia de tórax, tomografia computadorizada, ressonância magnética de abdome.

Histopatologia
- Vasos sanguíneos de paredes finas com focos de extravasamento de eritrócitos e depósitos de hemossiderina e, posteriormente, glóbulos intracitoplasmáticos hialinos
- CD31 positivo, CD34 positivo, marcadores linfáticos endoteliais (podoplanina ou D2-40, LYVE-1, PROX-1)
- HHV-8 positivo → reação em cadeia da polimerase (DNA de HHV-8)/imuno-histoquímica (LNA de HHV8 [*latente nuclear antigen*]).

Tratamento
Medidas terapêuticas gerais
- Tratamento compressivo, drenagem linfática, fisioterapia
- Se necessário, redução/troca de medicação imunossupressora.

Tratamento tópico
- Bleomicina/Interferona (intralesional)
- Retinoide (9-*cis*-ácido retinoico).

Intervenção clínica
- Radioterapia
- Crioterapia.

Tratamento sistêmico
- Quimioterapia
  - Doxorrubicina lipossomal (peguilada)
    - Alternativas: daunorrubicina lipossomal, paclitaxel.
- Imunoterapia
  - **Interferona-α** (2a, b)
- **Tratamento antirretroviral** na infecção pelo HIV.

Tratamento cirúrgico
- Excisão
- Atenção: é possível ocorrer fenômeno de Koebner em novos tumores no pós-operatório decorrentes de traumatismo local.

Figura 19.21

a Sarcoma de Kaposi na forma de placas eritematosas marrons descamativas no dorso do pé.

b Sarcoma de Kaposi na forma de placas e máculas descamativas de cor marrom na perna.

c Sarcoma de Kaposi na forma de mácula eritematosa e placa erosiva na coxa.

d Sarcoma de Kaposi na forma de nódulo retroauricular marrom-azulado.

e Sarcoma de Kaposi na forma de mácula eritematosa azulada e placas no palato duro.

f Sarcoma de Kaposi na forma de placas planas marrons e azuladas no dorso do pé.

302 Capítulo 19 Tumores da Pele

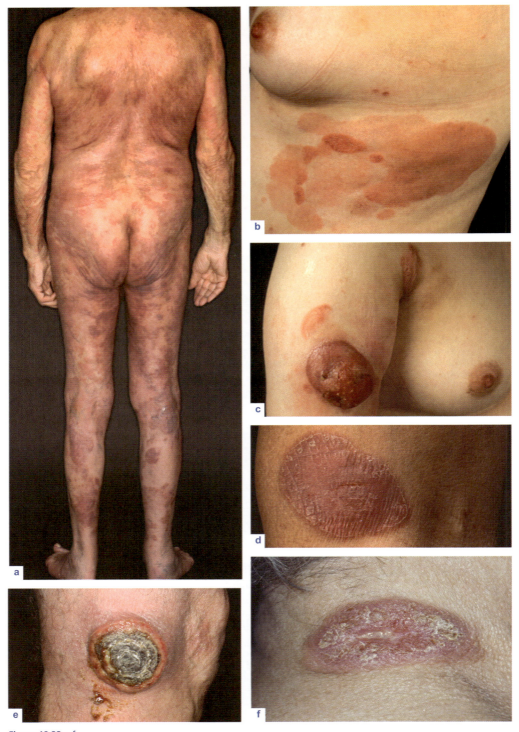

Figura 19.22 a-f

19.22 Micose fungoide

Sinônimos: MF, linfoma de células T cutâneo, granuloma fungoide

Epidemiologia
- Incidência: 0,5/100.000 habitantes/ano
- Homens são mais afetados do que mulheres (2:1), principalmente acima dos 40 anos.

Etiopatogenia
As causas exatas ainda são desconhecidas.
- **Linfoma periférico de células T, baixa malignidade** → **linfócitos T auxiliares CD4+** neoplásicos.

Clínica
Manifestações cutâneas
- **Estágio de eczema**
  - Múltiplas **placas** crônicas, **estagnadas** (geralmente durante anos/décadas), bem-delimitadas, quase sempre ovais, **eritematosas a acastanhadas**, cada vez mais lamelares descamativas e pouco pruriginosas; normalmente poupa o rosto e em parte com poiquilodermia
- **Estágio de placa**
  - Múltiplas placas com evolução crônica progressiva em tamanho (durante anos), bem-delimitadas, geralmente ovais, **fortemente eritematosas** a **marrom-azuladas**, descamativas, pruriginosas e elevadas, poiquilodermia e alopecia
- **Estágio de tumor**
  - Na evolução, formam-se tumores **nodulares** eritematosos azulados, frequentemente **ulcerados** com **eritrodermia**, prurido, **linfadenopatia**, piora do estado geral e **comprometimento de órgãos**.

Subtipos
- Reticulose pagetoide localizada/disseminada com epidermotropia acentuada
- Micose fungoide (MF) foliculotrópica (rara): pápulas foliculares, em parte confluentes, formando placas (fenômeno de queratose folicular)
- Pele flácida granulomatosa (muito raro): formações tissulares granulomatosas + perda das fibras elásticas.

Classificação
- T1: máculas, pápulas e placas ≤ 10 % da área de superfície corporal (ASC)
- T2: máculas, pápulas e placas ≥ 10 % da ASC
- T3: ≥ 1 tumor ≥ 1 cm
- T4: eritrodermia (≥ 90 % da ASC)
- N1-3: linfonodos palpáveis + histologia, B1 (linfócitos atípicos no sangue), B2 (≥ 1.000/µL de células de Sézary), M1 (vísceras).

Locais preferidos
- Porções de pele não expostas à luz, principalmente tronco, braços, coxa.

Complicações
- Comprometimento das mucosas e de órgãos (baço, fígado, pulmão, sistema digestório, SNC), infecções, transformação em linfoma celular difuso de células B.

Diagnóstico diferencial
Doenças eczematosas, psoríase vulgar, pitiríase rósea, tínea (tinha) corporal.

Diagnóstico diferencial de eritrodermia: SCALPID → S (síndrome de Sézary, escabiose, eczema seborreico), C (eczema de contato), A (eczema atópico), L (líquen rubro, lues, linfoma, síndrome de Lyell), P (psoríase, pênfigo, pitiríase rubra pilar), I (ictiose), D (fármacos [*drugs*]).

Diagnóstico
Anamnese e exame clínico.
- Principalmente exame dos linfonodos, palpação do fígado e baço, pesquisa de febre, perda de peso e sudorese noturna (os chamados sintomas B)

Exames de imagem
- Para o estadiamento: ultrassonografia de linfonodos e abdome, radiografia de tórax, eventualmente PET-TC de corpo inteiro.

Histopatologia
- **Estágio de placa sem infiltração**: com frequência, achados inespecíficos
- **Estágio de placas disseminadas**: epidermotropismo (linfócitos T atípicos [células de Lutzner], em parte com núcleos cerebriformes [células de Sézary]) + microabscessos de Pautrier (acúmulos de linfócitos na epiderme) + mucinose folicular associada com MF
- Imunopatologia: linfócitos T auxiliares maduros, CD4+.

Exames laboratoriais
- Linfocitose → reação em cadeia da polimerase → população de linfócitos T monoclonais
- Eosinofilia.

Tratamento
Tratamento tópico
- Glicocorticoides
  - Alternativas: imiquimode, cloridrato de mecloretamina.

Intervenções clínicas
- **Fototerapia (radiação UV)**
- **Radioterapia**
- Fotoférese.

Tratamento sistêmico
- **Bexaroteno, interferona-α**
  - Alternativas: doxorrubicina, gencitabina, alentuzumabe
- Transplante alogênico de células-tronco.

Tratamento cirúrgico
- Possível excisão de focos isolados.

Figura 19.22
a Estágio de placas da MF com múltiplas placas eritematosas azuladas disseminadas, em parte confluentes.

b Estágio de eczema da MF no flanco esquerdo.

c Estágio de tumor da MF com um tumor eritematoso azulado, bem-delimitado e ulcerado no braço.

d Estágio de placa da MF com uma placa eritematosa azulada, bem-delimitada e levemente descamativa.

e Estágio de tumor da MF com um tumor solitário necrótico no joelho.

f Estágio de placa da MF com uma placa eritematosa azulada, levemente descamativa com ulceração central na região da nuca.

304 Capítulo 19 Tumores da Pele

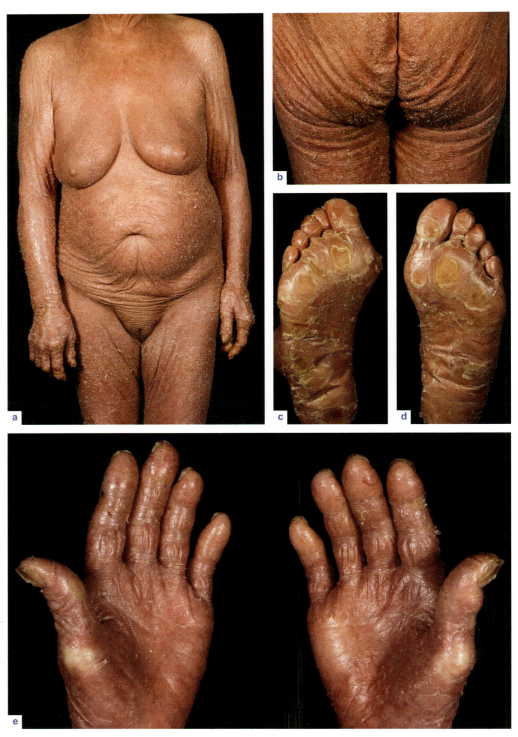

Figura 19.23 a-e

Capítulo 19 Tumores da Pele   **305**

19.23 Síndrome de Sézary

Sinônimo: linfoma de células T cutâneo com eritrodermia esfoliativa

Epidemiologia
- Homens são mais acometidos do que mulheres, principalmente dos 50 aos 70 anos
- Taxa de sobrevida de 5 anos < 30%.

Etiopatogenia
As causas exatas ainda não são conhecidas.
- **Linfoma periférico de célula T**
  - Com frequência, CD3+, CD4+, CD7-, CD8-, CD27+ e CD158 k+.

Clínica
Manifestações cutâneas
- Lesões eritematosas inflamatórias (**eritrodermia**), com **descamações** grosseiras e laminares finas em todo o tegumento e com **prurido** intenso, infiltração do tecido celular subcutâneo generalizado (**anasarca**), **hiperqueratoses palmoplantares**, linfadenopatia; na evolução, ocorrem hiperpigmentações marrom--avermelhadas (**melanoeritrodermia**), onicodistrofia e alopecia.

Classificação
- T1: mácula, pápula e placas ≤ 10% da superfície corporal
- T2: mácula, pápula e placas ≥ da superfície corporal
- T3: ≥ 1 tumor ≥ 1 cm
- T4: eritrodermia (≥ 90% da superfície corporal)
- N1-3: linfonodo palpável + histologia, B1 (linfócitos atípicos no sangue), B2 (≥ 1.000/µℓ células de Sézary), M1 (vísceras).

Locais preferidos
- Todo o tegumento.

Diagnóstico diferencial
Eritrodermia: SCALPID → **S** (síndrome de Sézary, escabiose, eczema seborreico), **C** (eczema de contato), **A** (eczema atópico), **L** (líquen rubro, lues, linfoma, síndrome de Lyell), **P** (psoríase, pênfigo), **I** (ictiose), **D** (fármacos [*drugs*]).

Diagnóstico
Anamnese e exame clínico.

Histopatologia
- Linfócitos T atípicos (células de Lutzner), em parte com núcleos cerebriformes (células de Sézary)
- Microabscessos de Pautrier (acúmulo de linfócitos na epiderme)
- Imuno-histologia: geralmente CD3+, CD4+, CD7-, CD45Ro+.

Diagnóstico por imagem
- Ultrassonografia (US) de linfonodos, se necessário, biópsia de linfonodos e biópsia de medula óssea
- Para o estadiamento: US de linfonodos, tomografia computadorizada (TC) de corpo inteiro, se necessário, PET-TC.

Dados laboratoriais
- **Linfocitose** → reação em cadeia da polimerase → população de linfócitos T monoclonais
  - Pré-síndrome de Sézary < 1.000 células de Sézary/µℓ + eritrodermia e sinais/sintomas clínicos
  - Síndrome de Sézary → > 1.000 células de Sézary/µℓ + eritrodermia e sinais/sintomas clínicos
  - Razão de linfócitos T CD4/CD8 → > 10.

Tratamento
Tratamento tópico
- Glicocorticoides.

Intervenção clínica
- **Fotoférese**
  - Fotoférese extracorpórea (se necessário, acrescentar PUVA [psolareno + radiação UVA] + interferona-α2a)
- Fototerapia
  - PUVA + interferona-α/bexaroteno.

Tratamento sistêmico
- Clorambucila, glicocorticoide, metotrexato, bexaroteno, gencitabina, alentuzumabe, brentuximabe vedotina
- Transplante alogênico de células-tronco
- Radioterapia
  - Irradiação de corpo inteiro.

Figura 19.23

a Eritrodermia na síndrome de Sézary.

b *Close-up* da região glútea da Figura 19.23 a.

c Eczema com hiperqueratoses plantares, síndrome de Sézary.

d Eczema com hiperqueratoses plantares, síndrome de Sézary.

e Eczema com hiperqueratoses palmares, síndrome de Sézary.

Índice Alfabético

A

Abrasão, 7
Abscessos, 223
- fistulosos, 223
Acantoma acantolítico disqueratótico, 265
Acantose, 3
- *nigricans*, 265
- nigricante, 265
Aciclovir, 17, 19, 21, 25
Ácido salicílico, 121, 193
Acitretina, 121
Acne, 221
- inversa, 223
- rosácea, 225
- vulgar, 221
Acrodermatite contínua supurativa, 123
Adenolipomatose simétrica, 243
Aftas, 15
- na cavidade bucal, 203
- na região genital, 203
Aftoide de Pospischill-Feyter, 15
Agente fotossensibilizador, 143
Albendazol, 87
Alcoolismo, 243
Alergia(s), 91
- do tipo 4, 109
- tardia, 109
Alopecia, 183
- areata, 229
- areolar sifilítica, 71
- autoimune, 229
- difusa específica, 71
Amoxicilina, 97
Anasarca, 305
Angioedema, 93
- adquirido, 93
- hereditário, 93
Angioma, 185
Antagonistas do cálcio, 199
Anticorpos
- IgG, 57, 153
- IgM, 57
Anti-histamínicos, 93
Antissépticos, 247
Apremilaste, 121
Artralgia, 201
Artrite, 125
- interfalângica distal, 127
- mutilante, 127
- psoriásica, 127
- soronegativa, 127
Astrocitomas, 179
Atopia, 27
Atrofia, 245
- branca, 211
- cutânea, 165
Autoanticorpos
- IgA, 157
- IgG, 155

B

Balanite, 247
- circinada, 125
Balanopostite, 69, 247
- crônica, 247
- herpética, 19
- ulcerosa, 247
Basalioma, 267
Berne, 83
Bicho geográfico, 87
Biópsia
- da lesão, 157
- da pele perilesional, 159
- perilesional, 157

Blefarite, 103
Bolha(s), 3, 5, 43
- em forma de anel, 157
- estáveis, 155, 157
- flácidas, 95, 153, 195
- hemorrágicas, 155
- tensas, 157
Borreliose cutânea de Lyme, 57
Bradicina, 93
Brotoeja, 261
Bubão, 73, 75
Bulla repens, 51
Borrelia burgdorferi, 57

C

Cancro
- duro, 71
- mole, 75
Candida albicans, 63
Candidíase, 95
- atrófica crônica, 63
- da mucosa bucal, 63
- eritematosa aguda, 63
- hiperplástica crônica, 63
- pseudomembranosa aguda, 63
Carbúnculo, 49
Carcinoma(s), 245
- basocelular, 183, 267
- de células
-- basais, 275
-- de Merkel, 297
- espinocelular, 273, 275
- *in situ*, 271
- invasivo, 237
- neuroendócrino, 297
- trabecular, 297
Carrapatos, 57
Catapora, 23
Catarata, 179
Ceftriaxona, 57
Ceratoacantoma, 273
Ceratose pilar, 191
Cerebelite, 23
Cervicite
- gonorreica, 69
- herpética, 19
Chlamydia trachomatis, 73
Cicatriz(es), 3, 7
- hipertróficas, 163
- patológicas, 163
Ciclosporina, 111, 121
Cisto(s)
- escrotal, 259
- múltiplos, 259
Claudicação intermitente unilateral, 205
Climatoterapia, 121
Clobetasol, 155
Cobreiro, 25
Comedão, 3, 221
Comissurite, 235
Complexo
- de sinais anorretais, 73
- de sintomas anorretais, 73
Compressas úmidas, 141
Condiloma(s)
- acuminado, 13
- gigante, 13
- planos, 71
Condrodistrofia, 239
Conjuntivite, 73, 125
Coriorretinite, 203
Corona veneris, 71
Corpúsculos de Henderson-Petterson, 27
Corynobacterium minutissimum, 55
Creme de permetrina, 85

Crianças-borboleta, 151
Cronificação, 105
Crostas, 3, 7
- hemorrágicas amareladas, 17
Cutis marmorata, 209

D

Dactilite, 127
Dapsona, 157, 159
Depósitos de IgA, 159
Derivado sintético de vitamina D3, 121
Dermatite
- associada à incontinência, 97
- atópica, 21, 101
- das fraldas, 97
- de contato alérgica, 99
- de Duhring-Brocq, 159
- esfoliativa do recém-nascido, 95
- fototóxica, 143
- herpetiforme, 159
-- senil, 155
- intertriginosa, 95
- perioral, 227
- por radiação, 147
- seborreica, 103
- solar, 141, 179
- ulcerosa, 207
Dermatofibrossarcoma protuberante, 293
Dermátomo herpetiforme, 25
Dermatoscopia, 291
Dermatose
- bolhosa crônica da infância, 157
- neutrofílica febril aguda, 115
- por IgA linear, 157
Descamação, 3, 305
- lamelar fina, 103
Despigmentação, 3
Diabetes melito, 135
Dieta livre de glúten, 159
Difenilciclopropenona, 229
Dimeticona, 85
Disqueratose folicular, 193
Ditranol, 121
Doença
- celíaca, 159
- de Baerensprung, 55
- de Behçet, 115, 203
- de Bowen, 271
- de Buerger, 205
- de Darier, 21, 193
- de Devergie, 119
- de Duhring, 159
- de Hailey-Hailey, 21, 195
- de Raynaud, 199
- de Ritter von Rittershain, 201
- de Unna, 103
- de von Recklinghausen, 177
- enxerto *versus* hospedeiro, 131
- mão-pé-boca, 29
- reumática inflamatória sistêmica, 239
Doxiciclina, 57

E

Ectoparasitas, 81
Eczema, 3
- alérgico de contato, 99
- atópico, 101
- de contato com urina/fezes, 97
- endógeno, 101
- generalizado, 85
- herpético, 21
- herpetiforme, 21
- pós-escabiose, 85
- seborreico, 103

308 Índice Alfabético

Eczemátide seborreica, 103
Edema, 247, 301
- angioneurótico, 93
- crônico da perna, 211
- de Quincke, 93
- eritematoso da pele, 143, 167
- nodular, 49
- plano eritematoso, 141
Elastose, 3
Elefantíase genitoanorretal ulcerosa, 73
Enantema, 3, 31, 169
- mucoso, 131
Encefalite, 29
Ensaio
- imunoenzimático, 71
- imunológico quimioluminescente
  magnético, 71
Enterite, 125
Epidermólise, 111
- bolhosa
-- congênita, 151
-- distrófica, 151
-- juncional, 151
-- simples, 151
- por queratinócitos apoptóticos, 111
Epitelioma basocelular, 267
Erisipela, 45
- crônica recidivante, 45
Eritema, 3, 45
- bolhoso crônico, 155
- crônico migratório, 57
- exsudativo multiforme *minus/majus,* 111
- infeccioso, 37
- intertriginoso e flexural simétrico, 109
- nodoso, 125, 203, 241
- nodular, 241
- perinasal bilateral plano, 169
- pérnio, 145
- prodrômico, 147
Eritrasma, 55
Eritrodermia, 3, 119, 305
Erosão(ões), 3, 7, 195, 245
- dolorosas, 17, 21, 95, 153
Erupção
- fixa, 109
- variceliforme de Kaposi, 21
Escabiose, 85
Escama, 3, 7
Escarlatina, 33
Escarlatiniforme, 3
Esclerodermia
- circunscrita, 165
- cutânea sistêmica
-- difusa, 167
-- limitada, 167
- difusa progressiva, 167
- localizada, 165
- sistêmica, 167
-- progressiva, 167
Esclerose sistêmica, 167
Escore
- ABSIS, 153
- de Paracelso, 207
- DLQI, 121
- ESC, 121
- PASI, 121
- PDAI, 153
Escoriação(ões), 3, 7, 101
Esfoliação, 3
Espinalioma, 275
Espinha, 3
Espondilite, 127
Estafilococos, 47, 51
Estase linfática, 213
Éster de ácido fumárico, 121
Estomatite aftosa, 15
Estreptococos, 45

Exantema(s), 3
- em asas de borboleta, 37
- fototóxico, 143
- hemorrágico, 201
- maculopapular, 131
- em asas de borboleta, 35
-- vermelho-claro, 39
- maculopapulosos, 109
- mão-pé-boca, 29
- medicamentoso liquenoide, 109
- periorificial, 95
- polimórfico, 23
- sifilítico, 71
- simétrico agudo, 201
- súbito, 39
- viral, 109
Excisão do linfonodo sentinela, 295, 297
Exposição a UV, 141
Exsudação, 235
- clara cérea, 259
Extirpação cirúrgica, 137

F

Fácies escarlatinosa, 33
Facomatose pigmentovascular, 187
Falsa febre aftosa, 29
Farmacodermia, 109
Febre, 115
- dos três dias, 39
Fenômeno
- de Köbner, 3, 129
- tricolor, 199
Ferida, 7
Fisioterapia, 165
Fissura, 7
Flebotomíneos, 79
Folicular, 3
Foliculite, 49
- simples, 47
- superficial, 47
Folículos terminais intertriginosos, 223
Fotoférese, 305
Fotossensibilização, 143
Fototerapia, 217
Furúnculo, 49
Furunculose, 49

G

Gangrena cutânea, 23
Gengivoestomatite herpética, 15
Genodermatose, 151, 193, 195
Gestação, 299
Gigantismo do membro afetado, 189
Glicocorticoides, 99, 109, 111, 115, 121, 129, 135, 141, 163, 165, 181, 247
Glomerulonefrite pós-estreptocócica aguda, 43
Goma sifilítica, 71
Gonorreia, 69
Granuloma(s)
- anular, 133
- do cabeleireiro, 137
- do ordenhador, 137
- fungoide, 303
- piogênico, 299

H

Haemophilus ducreyi, 75
Halo, 3
Hemangiectasia hipertrófica, 189
Hemangioma(s), 185
- congênito
-- de involução rápida, 185
-- que não evolui, 185
Hemangiomatose disseminada, 185
Hematúria, 69

Hemorragias
- palmares, 159
- plantares, 159
Hepatoesplenomegalia, 73
Herpes
- genital, 19
- labial, 17
- simples labial, 17
Herpes-vírus humano, 15, 23, 39, 301
Herpes-zóster, 25
Herpetiforme, 3
Hiperidrose, 47
Hiperpigmentação(ões), 3, 55, 165, 265, 283
- cutânea, 141, 143
- esbranquiçada, 285
- puntiformes, 177
Hiperplasia
- endotelial, 185
- epidérmica, 213
Hiperqueratose(s), 7, 11, 71, 191
- palmoplantares, 305
- planas, 265
Hipertensão
- pulmonar, 29
- venosa, 211
Hipervolemia, 211
Hipopigmentação, 3
Histamina, 91
Histoincompatibilidade, 131
Histologia, 109
HIV, 125

I

Impetigo, 43
- contagioso, 43
- de Bockhart, 47
Imunidade pós-infecciosa, 39
Imunobiológicos, 121
Imunofluorescência
- direta, 153, 155, 157, 159
- indireta, 155, 157, 159
- negativa, 195
Imunoglobulina
- A1, 201
- intravenosa, 111
Imunossupressão, 27, 131
Índice ItpA, 71
Induração, 165, 245
Infecção(ões)
- bacterianas, 109
- por *Borrelia,* 165
Inflamação
- da glande, 247
- do leito ungueal, 51
- do prepúcio, 247
Insuficiência venosa crônica, 211
Interferona-α, 301
Intertrigo, 95
Ivermectina, 85, 87

L

Lâmina lúcida, 157
Lâmpada de Wood, 55
Larva(s)
- de moscas, 83
- *migrans,* 87
Leishmania, 79
Leishmaniose
- cutânea, 79
- tegumentar americana, 79
Lentigo maligno, 289
Lesão(ões)
- avermelhadas, 13
- brancas, 13
- cutânea crônica, 267
- da cutícula, 51
- eritematosas, 85, 235

Índice Alfabético   309

- erosivas, 235
- pruriginosas, 85
- tortuosas, 87
Leucemias, 115
Leucodermia
- centrífuga adquirida, 285
- específica, 71
Leucoplaquia oral, 237
Leucoplasia oral, 237
Leveduras do gênero *Malassezia*, 65
Linafadenite, 19
Linfadenopatia, 37
Linfadenose cutânea benigna, 57
Linfedema, 213
Linfócitos T, 109
Linfocitose, 229, 305
Linfogranuloma venéreo, 71
Linfoma
- de células T cutâneo, 303
-- com eritrodermia esfoliativa, 303
- periférico de células T, 301, 303
Língua em framboesa, 33
Linhas de Blaschko, 101
Lipoma(s), 295
- múltiplos, 295
Lipomatose
- dolorosa, 295
- simétrica benigna, 243
Líquen
- escleroso, 245
-- atrófico, 245
- plano, 129
- rubro, 109, 129
Liquenificação, 3, 245
Liquenoide, 3
Livedo, 3
- anular, 209
- racemoso, 209
- reticular, 209
Lúpus eritematoso sistêmico, 169

M
Maceração, 3, 47
Mácula(s), 3, 5
- avermelhadas, 185
- azuladas, 185
- eritematosas, 165
- marrom-claras, 281
- vermelho-amarronzadas, 55
Malformação venular, 187
Mancha(s)
- café com leite, 281
- de Koplik, 31
- de óleo, 121
- vinho do Porto, 187
Melanoeritrodermia, 305
Melanoma(s), 179
- acrolentiginoso, 289
- de coroide, 289
- de mucosa, 289
- malignos, 287, 289
-- amelanótico, 289
-- de disseminação superficial, 289
- nodular, 289
Meningite asséptica, 29
Meningoencefalite, 23, 73
Metástases, 297
Metotrexato, 121
Micose(s), 109
- fungoide, 303
Míiase, 83
- externa, 83
- furunculoide, 83
- linear *migrans*, 83
Miliária, 261
- em placa, 261
- eruptiva, 261

- escarlatinosa, 33
- múltipla, 261
- secundária, 261
Molusco contagioso, 27
Morbiliforme, 3
Morfeia, 165

N
Nappes claires, 119
Necrobiose lipoídica, 135
Necrólise epidérmica tóxica, 109, 111
Necrose, 3
- das pontas dos dedos, 167
Neisseria gonorrhoeae, 69
Neuralgia pós-herpética, 95
Neurinomas
- bilaterais do acústico, 177
- unilaterais do acústico, 177
Neurodermite, 101
Neurofibromatomas plexiformes
  subcutâneos, 177
Neurofibromatose, 177
- central, 177
- do nervo acústico, 177
- periférica, 177
Neurossífilis tardia, 71
Nevo(s)
- de Ota, 283
- de Sutton, 285
- epidérmico verrucoso inflamatório
  linear, 181
- epitelimatoso sebáceo, 183
- flâmeo, 187, 189
- halo, 285
- melanocítico congênito, 283, 287
- pigmentoso e piloso, 287
- sebáceo, 183
- varicoso ósteo-hipertrófico, 189
- vascular misto, 187
Nicotina
- abstinência de, 205
Nódulo(s), 3, 5
- assintomáticos, 295
- bilaterais, 241
- de prurigo, 101
- eritematoso, 273, 297

O
Obesidade, 223
Oligoartrite assimétrica, 127
Onicocriptose, 231
Onicólise semilunar purulenta, 51
Onicomadese, 29
Órteses para unha, 231
Ortonixia, 231
Ostiofoliculite, 47

P
Panarício, 51
- profundo, 51
Paniculite, 241
Papilomatose por estase, 213
Papilomavírus humano, 11
Pápula(s), 3, 5, 133, 217, 265
- com edentação central, 27
- cor de pele, 27
- eritematosas, 79, 101
-- inflamatórias, 227
- escoriadas, 159
- hiperqueratóticas, 193
- inflamatória eritematosa, 75
- macias, 185
- marrom-amareladas, 193
- pruriginosas, 129, 159
- simétricas múltiplas, 193
Parafolicular, 3

Parestesias, 205
Paroníquia(s)
- aguda, 51
- crônica, 51
- sifilíticas, 71
Parvovírus B19, 37
Patergia, 3
Pediculose, 81
- corporal, 81
- da cabeça, 81
- pubiana, 81
Pênfigo
- do idoso, 155
- vulgar, 109, 153
Penfigoide
- bolhoso, 155
- por IgA, 157
Penicilina V, 33
Periostite sifilítica, 71
Perleche, 235
Perniose, 145
Peróxido de benzoíla, 221
Petequia, 3
Picadas de insetos, 133
Pioderma gangrenoso, 207
Piodermite, 3
Piolho(s)
- da cabeça, 81
- de roupa, 81
- dos pelos pubianos, 81
- infestação por, 81
Pitiríase
- rósea, 117
- rubra pilar, 119
- versicolor, 65
Placa(s), 3, 5, 117
- atróficas crônicas, 135
- bilaterais, 241
- crônicas esbranquiçadas, 245
- eritematosas, 103
-- de forma anelar, 61
- hiperqueratóticas, 183
- inflamatórias planas, 103
- intertriginosas, 95
- macias, 185
- mucosas, 71
- nodulares ulcerativas, 301
- verrucosas, 183
Pneumonia da varicela-zóster, 23
Poiquilodermia, 3, 131, 169
Polaciúria, 69
Poliartrite, 127
Policondrite recidivante, 239
Polirradiculite do tipo Guillain-Barré, 23
Preparados à base de ureia, 191, 193
Proctite herpética, 19
Propranolol, 185
Proteção solar, 141, 193
Proteína C reativa, 45
Prurido, 3, 105, 195, 245
Prurigo
- nodular, 105
- simples subagudo, 105
Pseudoalergias, 91
Pseudoleucodermia, 119
Psoríase, 109
- pustulosa, 123
- vulgar, 121
Púrpura, 3
- de Henoch-Schönlein, 201
- *jaune d'ocre*, 211
- palpável, 201
Pus, 3
Pústula(s), 3, 5, 7, 95, 207
Pustulose
- exantemática generalizada aguda, 109
- palmoplantar, 123

310   Índice Alfabético

Q
Queilite angular, 235
Queimação, 235
Queimadura(s)
- por frio, 145
- solar, 141
Queloides, 163
Queratinócitos atípicos, 269
Queratodermia, 3
- blenorrágica, 125
Queratose(s), 3
- actínicas, 179, 269
- folicular, 191
- pilar, 191
- seborreica, 263
- solar, 269

R
Radiação
- ionizante, 147, 269
- UV, 269
Radiodermatite, 147
- crônica, 147
Rágade(s), 3, 7, 21
- nas comissuras dos lábios, 235
Reação(ões)
- em cadeia
-- da polimerase, 69, 73
-- de ligase, 73
- fototóxicas, 143
Remodelação óssea, 127
Retinoide, 221
Rosácea, 225
- fimatosa, 225
- perioral, 227
Roséola
- infantil, 39
- sifilítica, 71
Rubéola, 35

S
Sarampo, 31
Sarcoma
- de Kaposi, 301
- hemorrágico idiopático, 301
Sarna, 85
- crostosa, 85
Schwannoma, 179
- vestibular, 177
Sebocistomatose escrotal, 259
Sifilides tuberosas, 71
Sífilis, 71
- cardiovascular, 71
- maligna, 71
Sinal
- da vela, 121
- de Auspitz, 121
- de Nikolsky, 3, 53, 111, 155
Síndrome
- CREST, 167
- da pele escaldada estafilocócica, 95
- da varicela congênita, 23
- de Brook, 277
- de farmacodermia com eosinofilia e sintomas sistêmicos, 109, 111
- de Gregg, 35
- de Klippel-Trénaunay, 187, 189
- de lipodistrofia, 295

- de Löfgren, 241
- de Madelung, 243
- de Meyenburg-Altherr-Uehlinger, 239
- de Proteus, 187
- de Raynaud, 167, 199
- de Reye, 23
- de Sézary, 305
- de Stevens-Johnson, 111
- de Sturge-Weber-Krabbe, 187
- de superposição de SJS/NET, 111
- de Sweet, 115
- estafilogênica de Lyell, 95
- Laser-Trelar, 263
- mão-pé-boca, 29
- osteoangio-hipertrófica, 189
- PELVIS, 185
- PHACE, 185
- uretro-óculo-sinovial, 125
Siringoma, 279
- de células claras, 279
Sorologia reumatológica, 127
Staphylococcus aureus, 43, 95

T
Tabagismo, 205, 223
Targetiforme, 3
Tecido
- adiposo subcutâneo, 243
- de granulação, 231
- fibrótico, 223
- não encapsulado, 243
Telangiectasia, 3, 135, 185
Terapia UV, 121
Teste
- alérgico, 99
- de aglutinação do *Treponema pallidum*, 71
- de provocação, 109
- ELISA, 57
- epicutâneo, 99, 109
- molecular, 57
- VDRL, 71
Tetraciclinas, 143
Tínea
- da barba, 61
- das mãos, 61
- das unhas, 61
- dos pés, 61
- facial/corporal, 61
- inguinal, 61
Tireoidite
- autoimune, 229
- de Hashimoto, 115
Tonsilite sifilítica, 71
Traquioníquia, 229
Tratamento antirretroviral, 301
Traumatismos, 133, 299
Tríade de Lewis, 91
Triagem cutânea regular, 287
Tricoblastoma superficial, 277
Tricoepitelioma, 277
Tricograma, 229
Treponema pallidum, 71
Trombose do seio venoso, 49
Tumor(es)
- assintomáticos, 295
- cutâneos, 179, 297
- de Bednar, 293
- não melanocíticos, 179
- oculares, 179

U
Úlcera(s), 3, 7, 211
- crônicas recidivantes, 203
- múltiplas, 203
- por estase venosa, 209
- varicosa, 209
- venosa, 209
Ulceração(ões), 299
- crônica, 207
Unha encravada, 231
Uretrite, 69, 125
- gonorreica
-- anterior, 69
-- posterior, 69
- herpética, 19
Urtica, 5
Urticária, 3, 91
- crônica recidivante, 93
- papulosa crônica, 105

V
Vacina tetraviral, 31
Varicela, 23
Varicose primária, 189
Vasculite
- leucocitoclástica com complexos imunes IgA, 201
- por imunoglobulina A, 201
Vasodilatação localizada, 91
Vasospasmos, 199
Venodiluição, 209
Vergões fugazes, 91
Verruciforme, 3
Verruga(s), 265
- anogenitais, 13
- seborreica, 263
- senil, 263
- virais, 11
- vulgares, 11
Vesícula(s), 3, 5, 15, 43
- agrupadas, 19
- com halo eritematoso, 29
- herpetiformes, 159
- intraepidérmicas, 101
- pruriginosas, 17, 21, 25
Vírus
- Coxsackie, 29
- da rubéola, 35
- do sarampo, 31
- molusco contagioso, 27
- varicela-zóster, 23, 95
Vitiligo, 217
Vulvovaginite herpética, 19

X
Xantelasmas, 251
Xantomas, 251
Xeroderma pigmentoso, 179

Z
Zóster, 25
- generalizado, 25
- oftálmico, 25
- ótico, 25
Zosteriforme, 3

2023/1